亞斯伯格的孩子們
自閉症在納粹維也納的起源

伊迪絲·薛弗——著

吳哲良、黃明慧——譯

by
Edith Sheffer

ASPERGER'S CHILDREN
THE ORIGINS OF AUTISM IN NAZI VIENNA

獻給我的兒子

艾瑞克

目錄

緒：重探幽暗群島

朱元鴻

　　曾覺得讀一本書像探一座島嶼。然而讀薛弗（Edith Sheffer）這本《亞斯伯格的孩子們》，我的感覺卻猶如重探一盤暮景翳翳的群島。意思是，這本書有幾重層次不同的景，勾喚出曾經讓我留下感動的其他閱讀。我將以這些情感印象的思緒來介紹這本書。

昨日的世界

　　故事的大時空，是20世紀三○、四○年代的維也納。這對那些曾經耽溺於歐洲與歷史的人們來說，已經足夠引起一陣深沉的鼻酸。歐洲文化的心，在巴黎、柏林、倫敦，還在那沒人能夠遺漏的——維也納。物華雍容、人傑地靈，對於維也納風華的繾綣，褚威格（Stefan Zweig）的自傳《昨日的世界》[1] 可以說致獻了最深情的留戀，也是悲絕的悼念。維也納目睹了希特勒最落魄的時刻，而希特勒的勢力卻在維也納最落魄的時刻耀武揚威地開進了它。[2] 褚威格於1942年在巴西以六十之齡偕妻雙雙服巴比妥鎮靜劑自殺。此時，維也納仍在漫漫黯夜之下，未曾被釋放。新世界的陽光撫慰不了隨著歐洲精神家園一同破碎的心。碰巧，以巴比妥藥物離世，也正是亞斯伯格的故事裡許多孩子們的生命被終結的方式，「euthanasia」——兩個希臘字的連結：好死。

薛弗這本書，描述的不是離散流亡的旅程，相反地，卻帶著我們回到漫漫黯夜籠罩下的維也納，讓讀者們觀看黯夜裡人影幢幢的活動：機構的設置、職務的布建、順從意識形態的表態、調度與升遷、執行診斷與轉介遣送的可怕任務，以及判分孩子們生死的機緣與說詞。

醫療概念史的縫補

薛弗在第一章裡描述了維也納黯夜驟降時倉皇離去的繆思們，[3]尤其是佛洛伊德、精神分析學圈以及猶太裔執業者的社會網絡，被有些人稱為「猶太科學」的分子。從薛弗引述的一些評論裡可以看出，興起於維也納的精神分析在智識上頗有菁英的自恃，對當時亞斯伯格所屬的兒童醫院矯治教育的實務工作「不屑一顧」。

薛弗在第二章細心耙梳了一段兒童自閉症醫療概念史裡重要而有趣的連結：維也納的兒童矯治教育的臨床實務如何影響了美國兒童精神醫學創始人李奧・肯納（Leo Kanner）對於自閉症的理解與診斷。常被遺忘的兩位先驅：醫生喬爾格・弗蘭克（Georg Frankl）和心理學家安妮・韋斯（Anni Weiss），他們曾經是亞斯伯格在維也納矯治教育診所的工作夥伴。兩位都是猶太裔，當維也納反猶氣氛日趨狂熾，韋斯與弗蘭克先後於1934年與1937年移民美國，稍後成為肯納自閉症診斷與臨床研究的核心夥伴。他們兩位在1934年至1937年期間分別發表了數篇有關自閉症兒童的臨床研究，早於肯納於1943年發表的〈情感接觸的自閉障礙〉（"Autistic Disturbances of Affective Contact"），也早於亞斯伯格1938年演講發表的〈心智異常的兒童〉（"The Mentally Abnormal Child"）。肯納最著名的研究個案：崔普萊特（Donald Triplett），即以弗蘭克的研究為基礎。

　　相較於這一段精心耙梳還原自閉症醫療概念史細節的貢獻，薛弗在第一章裡敘述精神分析學圈自維也納離散的脈絡裡提及的許多知識菁英的名字，裡面有兩位人物：布魯諾‧貝特海姆（Bruno Bettelheim）與梅蘭妮‧克萊因（Melanie Klein），我詫異她竟一筆帶過，再無著墨。事實上，20世紀中葉，從四〇年代到六〇年代，一個兒童自閉症的研究與治療典範已經形成並且影響深遠，這個典範既不是亞斯伯格的也不是肯納的，而是精神分析的建構。當時世界上最著名也是最具影響力的兒童精神病理學專家貝特海姆在其《空堡壘》（The Empty Fortress）一書中指出，「自閉症始於溝通的崩潰」。這是一種以佛洛伊德理論為主導的氛圍，一種根深蒂固的文化信念：父母最終應對孩子的精神病理負責。貝特海姆重申了這樣的主張：「我始終堅信幼兒自閉症的誘發因素是父母希望自己的孩子不存在。」[4]

　　克萊因作為貝特海姆的先驅，運用了佛洛伊德的理論，創新了對前伊底帕斯衝突的分析及其對平衡自我發展的影響。根據克萊因的分析，哺乳期的嬰兒會感到與乳房有關的愉悅感和強烈的焦慮感。嬰兒與哺乳母親的乳房之間的矛盾關係通過內向投射成為「好」和「壞」的對象，克萊因稱之為「幻像」。嬰兒後來獲得了將這些偶發的幻象整合為連貫的母親形象。這種整合表明嬰兒從「前客體」階段的「偏執－類分裂位置」過渡到克萊因稱為「抑鬱心理位置」的客體關係階段。根據克萊因的說法，幼兒是否具有成功解決和超越這兩個階段特定焦慮的能力，可以預測在兒童後期和成年期是否出現精神疾病。[5]

　　貝特海姆將克萊因的「偏執－類分裂位置」概念改編成自閉症兒童自己建起的「堡壘」，以防禦在發展關鍵時期由於缺乏適當照顧和／或「對母親的情緒過於敏感」而導致的挫折。克萊因的分析框架同時被溫尼科特（Donald Winnicott）、馬勒（Margret Mahler）、塔斯汀（Francis Tustin）、拉岡（Jacques Lacan）、克莉斯蒂娃（Julia Kristeva）等其他著名的精神分析家所採用。這裡我不展開他們各自對於克萊因模式的改編與引伸。[6] 在這個精神分析的典範之下，直到九〇年代中期，兒童自閉症一直被認為是一種因為父母不照顧或是冷酷對待幼兒而造成的心因性障礙（psychogenic disorder）。

然而，自七〇年代起，精神分析曾經占主導地位的自閉症建構逐漸在心理學、精神醫學和整個大眾文化中退潮。現在我們知道，被嚴重忽視或虐待的兒童不會成為自閉症，而精神分析在治療自閉症方面的效果非常有限。回顧過去，精神分析治療對自閉症兒童通常弊大於利。今天，在世界大部分地區，也許除了法國和阿根廷之外，精神分析似乎與自閉症在病因學解釋以及治療方法兩端都失去了相關性。在精神分析圈子之外，它的方法已不再為人們所熟知，並且在當前的自閉症研究中很少受引用。精神分析隱喻，例如前伊底帕斯衝突、客體關係、創傷後壓力症候，現在對於自閉症都已經過時了。

科學史學家伊恩‧哈金（Ian Hacking）在他的《瘋狂漫遊者》（Mad Travellers）一書中講述了一種被遺忘的精神異常流行病。他引入了「暫時性精神疾病」（transient mental illness）一詞，意思是曾經出現在某些地方，流行一時，後來卻逐漸消失的精神疾病。它可能對社會階層或性別具有選擇性，僅在某些時間和地區存在。他舉「歇斯底里」為例，尤其是19世紀末在法國廣泛流行的表現形式。他考查的另一個例子是「漫遊症」，一種強迫和無法控制的流浪症，在法國和德國發生並且一度流行，但在美國沒有發生；在歐陸的診斷案例於1886年首次出現，卻在1910年後消失。哈金的目的是提供一個科學史的架構，來理解某些特定文化環境為某些精神疾病的短暫出現與流行提供非常大的可能性。自閉症不是「暫時性精神疾病」。然而在20世紀中葉曾占主導地位的「精神分析建構的自閉症」恰好就是「暫時性精神疾病」的一個例子。

克萊因在1930年發表的論文〈象徵形構在自我發展中的重要性〉（"The Importance of Symbol-Formation in the Development of the Ego"）報告了一個四歲男孩迪克（Dick）的臨床病史，後來臨床醫生將迪克視為一個自閉症兒童的案例。克萊因的迪克案例詮釋環繞在爸爸的陽具和媽媽的身體，[7] 而這項研究受到眾多精神分析理論家的引述和詮釋，其中包括貝特海姆、塔斯汀，更著名的是拉岡和克莉斯蒂娃。在精神分析的傳統中，克萊因「非凡的臨床見解」受到了克莉斯蒂娃等人物的稱讚。如今，大多數致力於自閉症研究而不屬於精神分析的人，卻可能發現克萊因的迪克分析是滿紙荒唐臆想，徹頭徹尾的胡扯，而其治療方法則近乎殘酷的虐待行為。不同典範的自閉症領域專業人士相遭遇時，猶如來自不同文化或不同時代，幾乎無法彼此交談。

這裡談自閉症概念的典範轉移，但是別誤以為如今典範轉移已經完成。在法國、瑞士和比利時的法語區以及阿根廷，許多專家仍然植根於克萊因和拉岡的思想。父母，特別是母親，仍因為孩子的自閉症而飽受歸咎與社會污名。一位瑞士裔法國母親抱怨：「精神分析是（這裡）唯一的方法，他們的決定就是命令。」[8] 而僅僅在十多年前，自閉症兒童若想要上學，唯有在母親同時接受精神分析治療的條件下才能夠註冊。

薛弗全然忽略了興起於維也納，智識上享有進步菁英地位的精神分析，對於自閉症兒童的建構，曾經在四〇以迄七〇年代是個龐大以至於在歐美世界遮蔽亞斯伯格與肯納臨床研究的支配性典範。到了20世紀末，對於自閉症而言，精神分析的詮釋機器已經鏽蝕，然而已成為教條頑固近乎信仰的分析治療實作，卻不能被當作古怪的馬戲，因為在某些國度，那仍是學術機構與國家診斷政權所認可的唯一方式，對於自閉症兒童與他們的父母，仍然具有壓迫性的宰制力。

死亡賦格

《亞斯伯格的孩子們》所考察的是另個曾經支配一時的典範，從1933以迄1945的十二年間，隨著納粹德國的崛起而擴張，由意識形態決定，其實踐後果牽涉成千上萬兒童的生與死。

納粹德國期間「猶太人屠殺」（Holocaust）的文獻於今十分豐富。然而關於這期間智能殘疾者「安樂死方案」（euthanasia program）的研究迄今仍然稀少。概念上我們必須區分這是兩件事，不能將後者混同為前者的附帶部分。針對智能殘疾大規模執行的強制「安樂死方案」，具有實驗的性質，比起相同技術實施於撲殺猶太人的「最終解決方案」要早了九個月。這項計畫謀殺的智能殘疾人超過六萬，包括智能不足的兒童，部分遺體供作大腦研究的材料。牽涉的行政措施包括：執行安樂死之前攝影存檔、遺體處置、偽造死亡原因、開立死亡證明書、致寄親屬弔慰信。醫師需要在六十一項死亡原因的列單中挑選一項，虛構死亡前的徵狀與處置。死亡地點不會是某某「安樂死中心」，而是散布各地城鎮的醫院診所。[9]

這個計畫若要構成研究問題，至少牽涉當時相互關聯的四個方面，而每個方面當時都被視為進步的正價：優生（eugenics）、安樂死（euthanasia）[10]、精神醫學改革（psychiatric reform）、國家的資源節約政策。英國歷史學者布雷（Michael Burleigh）為這個主題貢獻了少有的深入研究。他指出，至少有些重度障礙兒童的父母是希望能解脫掉照顧的負擔，也有些父母希望為家庭的後代繁衍清除掉一些污損的基因。當時的國安單位針對「安樂死方案」進行了一些民意調查，其結果是這項政策並沒有遭到顯著多數的反對或譴責。當然，納粹政權積極的意識形態宣傳具有顯著的灌輸效果。布雷考察了從1936年到1941年之間，納粹政權製作的十幾部宣傳教育的紀錄影片，例如《遺傳疾病》（*Erbkrank*）、《沒有生命的存在》（*Dasein ohne Leben*）。即便是早已執行大規模安樂死方案的1941年，納粹仍然拍攝電影宣傳安樂死的進步性。劇情片《我控訴》（*Ich klage an*），票房超過一千五百萬人次，在柏林連續放映五十一天，在慕尼黑三週有超過二十七萬人觀賞，還獲得盟友法西斯義大利頒的威尼斯雙年影展的獎項。故事是：黑特教授的年輕妻子漢娜罹患了腦與脊髓神經病變的多發性硬化症。出於悲憫、愛與責任，黑特教授親手「解放」了他的妻子。他因此受到嚴重的指控。原本不諒解他的朋友梁醫師在了解收容院情況後轉而支持他。法官與陪審團傾向於免起訴。而在法庭保持沉默的黑特教授最後發表了一段激昂的演說：我承認我依據她的意願，解放了我那患有不治之症的妻子。我在此承擔指控。現在我控訴。我控訴那些老舊信仰與過時法律的支持者。這不只涉及我自己，也涉及成千上萬那些受折磨而沒有希望的人，他們的生命被不自然地延長，他們的折磨因為我們而不自然地加重……[11]

　　這部劇情片以一件個別的悲劇來倡議一個解放的政策理性，公開呼籲獎掖安樂死。「成千上萬」沒有希望的人，意味著醫療資源的耗竭。照顧心智失能的人對其親屬是財務與精神上的負擔。如果親人在情緒上不堪執行安樂死，那麼國家應該為他們決斷執行。這是《亞斯伯格的孩子們》故事背景的納粹政策，以及當時披靡的意識形態。薛弗從第三章之後的全書，以亞斯伯格在維也納的兒童醫院，他的長官、同僚夥伴、助理與後進,以及轉介與遣送的機構,所有相關人士以及亞斯伯格自己在職務上的行事作風、姿態、表情、說詞、判斷,細膩地描繪了在納粹官方政策與意識形態之下所謂的「精神醫學改革」的實作狀態。這是作者這本書一項重要貢獻。

閱讀本書可能難免對納粹時期包括亞斯伯格在內的精神醫師產生反感。[12] 這是因為本書故事鏡頭聚焦於精神醫學部門。如歷史學者布雷的提問:那麼對於表達道德價值相關專業的律師、法官、神職人員,在納粹時期又是什麼狀態與姿態呢?畢竟安樂死方案最早一批受害者許多是由教會的收容機構轉介遣送的。這部分,在本書裡也讀不到。如今我們認知,兒童安樂死方案是以人類兒童為對象的謀殺實驗。於是有了受害者與加害者。然而在這兩個詞項之間,仍然有著五十道差等的陰影,有合謀涉入的、默從涉入的、表裡不一的、旁觀袖手的、心懷內疚的……哲學家亞斯培(Karl Jaspers)在《德國人的罪責問題》(*The Question of German Guilt*)裡列出的四個層次:刑事犯罪、政治罪責、道德罪責、形上罪責,[13] 若用在檢視書中精神醫學部門執行兒童安樂死的案例上,可能也有著無法約簡的複雜度。

布雷在檢討納粹德國「安樂死方案」原本就稀少的研究文獻時,遺憾地評論:對於那些被殺的受害者的研究更是極度稀少。若是如此,我們得感佩薛弗在第七、八兩章裡,以精心的檔案研究生動地重建了許多院內兒童與青少年在生死邊緣來回於命運渡口的故事。她╱他們有些沒能活下來、有些倖存、有些最後生死未卜,然而都讓讀者跟著她╱他們生死邊緣的周折而緊扣心弦,尤其為她╱他們不時綻放卻不被認識的人性感到惋惜。

保羅・策蘭(Paul Celan)在〈死亡賦格〉(*Todesfuge*)這首詩裡用「金髮的瑪格麗特」與「銀髮的蘇樂美」來象徵日耳曼女孩與猶太女

孩，一個可能判分生死的種族差別，然而同樣地日夜啜飲著（納粹的）黑色乳汁。在納粹的兒童醫院裡，判分生死的界線沒那麼清楚，需要由精神醫師診斷，而診斷也沒有一條界線一條準繩，卻可能是包含著性別、出身階級，以及院內日常互動裡誰也說不準的一團線索構成醫療人員的一團印象，落筆為診斷紀錄，再打印成為請示執行安樂死的公文。

在納粹政權之下，智能障礙的兒童如同阿岡本（Giorgio Agamben）所界定的「裸命」：可以被取走性命，而取其性命者不涉及法律責任。而且取其性命的方式，既不具有法律上判處死刑的意義（sentenced to death），也沒有宗教上犧牲的意義（sacrificed），說得委婉是安樂死，說得直白是像害蟲一樣被撲滅（exterminated）。

兒童精神病院

在納粹「安樂死方案」期間尚未有日後被稱為自閉症或亞斯伯格症那樣類別的兒童。他們還是在一個大麻袋裡混著放的一顆什麼番薯、芋頭或土豆，當時人們俗稱白癡、弱智或瘋癲。也就是說，那時候還沒有什麼父母、醫師、鄰居、老師、親友會以「自閉症」或「亞斯伯格症」來看待某位屬於這個類別的兒童。那個混著收的大麻袋，亞斯伯格當時稱之為精神異常，今日回溯的概稱是智能障礙。然而若探討同時期智能障礙在英國與美國的歷史，我們理解納粹對待智能障礙的意識形態並非絕無僅有。英、美社會同樣在優生意識形態之下，將智能障礙者視為社會負擔或是具有潛在威脅的社會問題；強制絕育是受到辯論而局部被允許的管理手段；也有少數菁英倡議為遺傳性智能障礙者進行安樂死；[14] 大型收容機構既是永久隔離的照顧，也是全日候的控制與規訓；婚姻的限制、移民禁制、公立學校教育的排除。簡言之，在20世紀前半的英、美社會，智能障礙者即便有著受國家福利照顧的身分，其公民權是被抽空而無法聲求的。相較之下，納粹德國的獨特之處在於以種族的健康素質以及國家經濟為理由而對智能障礙者執行系統性的撲滅計畫。

　　對於智能障礙者與精神異常者的收容與處置，英國歷史學者波特（Roy Porter）曾經回溯了歐洲自16世紀以來樣態繁多的機構與手段。[15]前蘇聯對待異議分子的機構與處置方式，以及今日仍存在於世界各處收容與治療精神疾病的機構，都仍有待於深入的調查、理解與比較。薛弗在第七、八章對於院內兒童與醫療人員互動的細膩與生動描述，處處讓我們想起社會學家高夫曼（Erving Goffman）在《精神病院》（*Asylums*）這部經典研究裡對於他命名為「全控機構」（total institution）諸般特質的分析。這部研究的基礎是高夫曼在馬里蘭州一所精神病院進行三年（1954-1957）的田野研究。我相信精神病院各式各樣，變異繁多。但高夫曼分析院內醫療人員的世界時，有一項特質也就是使得薛弗能夠研究重建個案故事的條件：從病員入院的第一刻起，他的每一個動向、行為表現與狀況都會由不同任務的醫療人員記錄，這些記錄會累加、彙整、形成病歷檔案，供任何需要判讀裁決的時候取出。即便病員已經肉體上死亡或消失，他遺留的病歷檔案仍然存活於院內官僚的檔案系統，仍然可以成為可行動的實體。[16]甚至於院內病員為自己經營出高夫曼所謂「陽奉陰違的秘密生活」（underlife），也都可能從病歷檔案或醫療人員的報告文字中找到訊息。例如亞斯伯格記錄克莉絲汀（Christine Berka）如何「卑鄙……耍心機」，記錄瑪格麗特（Margarete Schaffer）如何表現「可疑的恭順」其實出於「低劣的動機」（兩案見第七章）。而這些重建案例又顯示高夫曼的另一項洞見：

在全控機構裡，病員的待遇受到改善或是遭遇更嚴苛的處置，包括最終釋放出院或是遭送死亡作業，並非依據什麼清楚的明文判準或是客觀的診斷，而往往是院內各種任務的醫員與病員之間日常互動裡因緣複雜的印象判斷。

不是……不是……

讀完這本書，原來有些依稀期待的內容，變得不重要了。或許有些關心自閉症或亞斯伯格症的讀者會期待讀到一本由作者對亞斯伯格著作——例如〈兒童時期的「自閉精神異常」〉（"The 'Autistic Psychopaths' in Childhood"）——進行學術申論的書。不，這本書不是薛弗論亞斯伯格論文的一本論文。

這本書引起了讀者熱烈的爭辯：亞斯伯格是個好人，還是個壞人？薛弗是否做了摘奸發伏的工作？或者這本書詆毀中傷了一位心懷悲憫的兒童精神醫師？我希望讀者不會停留在辯護好人或是指控壞人的簡化爭論。在納粹兼併奧地利之前，亞斯伯格在維也納兒童醫院裡是一位愛心照顧院內兒童的醫師。在納粹兼併奧地利之後，在撲滅心智障礙兒童的殺戮機器裡，亞斯伯格的職務是當中的一部分。沒有證據顯示亞斯伯格親手執行殺害，但經他簽署轉介遺送的兒童裡有許多遭到殺害。戰後亞斯伯格並未因殺害兒童而遭到起訴，並得以安享在精神醫學界的名聲。在納粹期間他是共謀者，而他自己也是那段艱困時期的倖存者。這之間有著亞斯伯格的五十道陰影。薛弗這本書不是亞斯伯格道德人格的起訴書，更不是下定論的法槌。

這本書有景闊，也有景深：文化史的，醫療概念史的，納粹文化研究的，全控機構裡攸關生死的日常互動……或許每位讀者可以在閱讀中勾喚出自己重層疊影的群島。

朱元鴻2019年10月緒於台中西屯

註釋

1　Stefan Zweig [1942], *The World of Yesterday*, translated by Anthea Bell (Lincoln: UP Nebraska, 2013).

2　原文為「…march into it in triumph…」。

3　這個表達，來自我印象深刻的一本論文集的書名標題：*The Muses Flee Hitler: Cultural Transfer and Adaptation 1930-1945*, edited by Jarrell C. Jackman and Carla M. Borden (Washington D.C.: Smithsonian Institution, 1983).

4　Bruno Bettelheim, *The Empty Fortress: Infantile Autism and the Birth of the Self* (New York: The Free Press, 1967), 125.

5　Melanie Klein, "Notes on Some Schizoid Mechanisms," in *The Writings of Melanie Klein, Volume III: Envy and Gratitude and Other Works 1946-1963* (New York: The Free Press, 1975).

6　關於自閉症研究與治療前後數個典範的解構，請參閱我的一篇英文論文：Yuan-horng Chu, "Sensory Threshold and Embodied Sociality: On the Political Use of the Autistic Body," in *Përdorimet Politike Të Trupit: Filozofî, Esthetikë, Anthropologji*, edited by Orgest Azizi (Tiranë: Botim Zenit, 2017), 237-253.

7　迪克喜歡玩具火車，克萊因在治療時這麼教他："Dick-little-train, Daddy-big-train… The station is mummy; Dick is going into mummy…" 見Melanie Klein, "The Importance of Symbol-Formation in the Development of the Ego," in *The Writings of Melanie Klein, Volume I: Love, Guilt and Reparation and Other Works*, 1921-1945 (New York: The Free Press, 1975).

8　Adam Feinstein, *A History of Autism: Conversations with the Pioneers* (Oxford, UK: Willey-Black Well, 2010), 113-114.

9　Michael Burleigh, *Death and Deliverance: "Euthanasia" in Germany c. 1900-1945* (London: Pan Books, 1994), 145-147.

10　「Eugenics」與「euthanasia」字首的「eu」為希臘字的「優」、「好」，完全是正價的。

11　引自Burleigh, 1994, 209.

12　在Amazon本書的書評欄裡，有些評者給本書一顆星的差評，因為覺得作者中傷了亞斯伯格（原來受認知）的形象。

13　Karl Jaspers, *The Question of German Guilt*, translated by E. B. Ashton (New York: Dial Press, 1947).

14　Foster Kennedy, "The Problem of Social Control of the Congenital Defective: Education, Sterilization, Euthanasia," *American Journal of Psychiatry* no.99(1942): 13-16.

15　Roy Porter, *Madness: A Brief History* (Oxford: Oxford UP, 2002).

16　「…will survive as an actionable entity…」，見Irving Goffman, *Asylums* (NY, Garden City: Anchor Books, 1961), 75.

譯者序：歧論「亞斯伯格」

吳哲良

> 當專有名詞指示（indicate）其固有屬性時，同時也就劃分、區隔、限定、禁制、排除……專有名詞是識別（identification）的過程——藉著劃界，區分界內／界外、屬／非屬，在排除中確立主體。
>
> ——朱元鴻，《我們活在不同的世界》[1]

「亞斯伯格」不是獨特單一的專有名詞（proper name），正是因為他是所有專屬（proprietory）的主體；亞斯伯格難以是專有名詞，因為他們的主體皆獨特單一。

在當代的語境中，亞斯伯格這個名稱本身已然是一個悖論。「它」作為一項診斷類別，一再借用某一主體的名，卻未真正召喚這個主體。當「亞斯伯格」成為每一位被診斷主體的「專有」代名詞時，他們的主體性反而簡化為幾項具有形容詞屬性的人格特質或社會標籤，使得「亞斯」（Asperger's syndrome，口語亦簡稱「AS」）成為取替其專有名詞的「不正之名」（improper name）——而這都是從瑞士精神科醫生蘿娜・維恩（Lorna Wing）於1981年紀念漢斯・亞斯伯格並且轉渡他對自閉精神異常（autistic psychopathy）的臨床定義，以及在1984年《精神疾病診斷與統計手冊》第四版（DSM-IV）把「亞斯伯格」正式納入精神醫學診斷的疾病分類體系之後，亞斯伯格的己身專屬之所有權才產生質變。

　　儘管《精神疾病診斷與統計手冊》第五版（DSM-V）取消「亞斯伯格症候群」此一診斷類別，改以納入自閉症頻譜障礙（Autistic Spectrum Disorder，簡稱ASD），卻仍經常從醫療相關專業人士、教育工作者、家長、一般大眾、媒體聽到「亞斯伯格」的疾病指稱——「亞斯」已經成為流通於日常生活的「類診斷」話語，一項形式上廢除卻依舊實用的社會標籤，或有標秀殊異或有責難怪異的語用效果。坊間的大眾心理學叢書甚至亦可見到從凡常的行為與認知表現中列舉具有「亞斯特質」的「類測驗」，讓一般民眾進行審視自我或他人的「粗診」。日常生活中的「類診斷」話語的背後其實彙雜著不同學科領域的知識話語，譬如精神醫學診斷、治療學派、特殊教育、社會工作等。每門學科領域都有其特定的分析視域與行動介入的規訓話語，其背後是由各自的「語法政體」（phrase regimens）所規約，並且衍生出一套一套的言說文類（genres of discourse），讓不同學科之間異質的話語邏輯得以彼此耦合。然而，異質性的話語邏輯或言說文類之間的耦合處，存在著「歧論」（a differend）：「歧論是語言的不穩定狀態和瞬間，某些必須能夠用語句表達的東西在這其中還無法表達。」[2] 因此，當我們在日常生活中遇到孤僻、難搞、不合群、特立獨行、缺乏同理等諸般負向人際「特質」的個體，但又無法確知這些主體性未明的「他者」在基因、認知神經、心理、發展等方面出了哪些「問題」時，「亞斯伯格」這個類診斷專有名詞彷彿賦予「他們」某種主體性，「我們」也能夠對「這類的人」產生似有若無的理解與定位。弔詭的是，有關漢斯・亞斯伯格醫生的生命主體依然是隱而未顯的。

　　誠如本書的作者伊迪絲・薛弗所言：「當亞斯伯格的研究成為主流時，它的歷史脈絡卻被淨化了。或者更確切地說，它之所以成為主流，也許正因為它的歷史脈絡受到淨化。」（頁333）[3] 她嘗試返回亞斯伯格本人的生命及生涯史，去探究那過度宣傳，甚至未曾發聲的「亞斯伯格」的歷史。因此，書本的主標題《亞斯伯格的孩子們》可以包含幾個層面的理解：當代醫療診斷類別下所指稱的「亞斯伯格症候群」的孩子們；回溯亞斯伯格本人在奧地利第一共和國、納粹德國階段與後納粹時期有關自閉精神異常的孩童的論述和處遇的流變。薛弗更核心的用意是去釐清亞斯伯格是否受到主流觀點的「錯解」，以及是否有孩童曾因亞斯伯格服膺於納粹德國的民族共同體理念而間接致令他們成為「錯枉」下的受害者。

　　然而，若讀者仿同台灣「轉型正義」所盛行的追懲「元兇」的政治態度來獵捕亞斯伯格之「惡」，不僅可能在作者旁徵博引各種文獻史料的審視與詮釋過程中，對亞斯伯格驟下過度論斷的錯枉，甚至因而忽視薛佛藉由政治史、社會史、醫療史、口述史、檔案、文獻等多元歷史言說文類，搭建出一個多重的「聽證空間」，讓在司法性的語法政體中難以藉由直接證據、證詞或見證推展的究責正義，轉而透過歷史性的語法政體進行歷史聽證，並從中掂量歷史問責的可能——事實上，任何司法正義的伸張與究責都無法繞過歷史的聽證程序。這個多重的聽證空間是一個讓歧論政治（politics of the differend）得以發生的空間，也就是讓在不同語法政體的耦合過程中應該卻難以表露的話語得以「發聲」。薛佛除了運用醫生、護士的診察紀錄與觀察筆記、檔案照片、孩童的圖畫及其在後納粹時期的口述史來「再現」這些難以教育或矯治的孩童所可能遭遇的處境，她在方法論上則是採取「鉅觀心態史」（macro-mentalities）與「微心態史」（micro-mentalities）的雙重路徑，來捕捉亞斯伯格的思維與心境。納粹德國為了打造朝向雅利安種族看齊、融入的民族共同體，「在思想、身體和精神方面不符合納粹標準的兒童，可能會面臨一堆標籤伺候。理想典範倍增，缺陷的界定也跟著倍增；在納粹德國的診斷政權中，這是同枚硬幣的一體兩面」（頁102）。這個診斷政權之所以能夠達到「以類造人」（making up people）的效果，是由納粹的民族理念、官僚系統以及集結醫療、社工、特殊教育等專業人士的專家體制所共同形塑而成，兒童精神醫學也不斷建制出一套隨著意識形態的擴展而衍生轉化的話語文類。在納粹診斷政權的「知識／權力」（knowledge / power）的形構底下，醫療、社工、特殊教育的專業工作者極有可能進行自我檢視的主體化規訓。儘管如此，行動者在規訓歷程中與權力當局維持的角色距離（role distance）是耐人尋味的。在薛佛看來，亞斯伯格很多時候是出於自願去選擇他的同事、工作環境以及與安樂死計畫的聯繫：「如果亞斯伯格在這段時期處於嚴重的危險中或遭受迫害，這似乎並沒有阻礙他的事業蒸蒸日上。」（頁316）當然，處於極權政治制度之中，意志或行動的自發、自願的自由度仍是模稜難斷的。薛佛於是進一步從微觀的角度去審視亞斯伯格在戰後的潛在心態。她發現亞斯伯格著手探究醫療人員對兒童早期死亡（絕症或安樂死）的態度及其與宗教之間的關聯；她甚至懷疑在納粹政權倒臺三年後，亞斯伯格眼見周遭納粹同僚面臨清洗和恥辱，而開始對個人誠信的界限感到擔憂：

> 亞斯伯格在他的文章〈自由意志的決定因素：一項科學發現〉中指出，個人擁有的行動自由是有限的，因而自由意志也是有限的。然而，由於個人擁有充分的思想自由，思想才是衡量一個人的真正尺度。放棄不道德的行為——對自己而言——比從事不道德行為本身更重要……所以亞斯伯格認為最終重要的不是做錯了什麼，而是知道它是錯的。這是一種內在的心智狀態，不需要外在的贖罪。（頁319-320）

經由薛佛的歷史梳理，這本著作究竟對亞斯伯格追究了多少分量的歷史責任，留待讀者自行推敲衡量。《亞斯伯格的孩子們——自閉症在納粹維也納的起源》的旨趣與價值超乎歷史書寫的設定與格局，對當代社會更具切身攸關的意義。我們對納粹極權的省思往往停留於歷史層面的批判，卻輕忽納粹診斷政權「以類造人」的邏輯與範式在民主政體中依然有效，甚至從醫療專業場域的診斷術語到日常生活的「類診斷」話語當中都可能辨識出此診斷政體的遺緒變體。因此，追溯「自閉症在納粹維也納的起源」讓潛伏於歷史脈絡淨化後的「亞斯伯格」歧論狀態得以浮現前臺，並揭露極權政治話語在當代生命政治的社會效用。此外，如果「亞斯伯格」至今仍是流通於日常生活的「類診斷」話語，並且以浮泛的社會標籤形式被徵用來劃分或排拒那些與社群格格不入或不合群的個體，那麼，趨向或激進簇擁政治共同體的正常人們是否可能是當代的「漢斯·亞斯伯格」——假使亞斯伯格的歷史定位曾是可疑的？「亞斯特質」或許不再只是衡量他人「異常度」的量尺，也應該是我們反思自身「屈從度」的試劑。

致謝

本書譯本是交通大學文化研究國際中心的一項翻譯計畫，在此十分感謝計畫主持人朱元鴻教授對翻譯工作的支持以及對譯稿給予仔細而關鍵的校閱意見。本翻譯計畫的統籌者國際研究中心的蘇淑芬女士，在翻譯、編輯與出版等繁雜的工作之間擔任稱職的協調者，讓整個計畫進度得以順利推展。編輯群的郭佳和黃瑪琍女士十分專業地進行編輯、排版與封面設計等工作。交大出版社的陳建安先生也在翻譯及圖片來源版權方面排除萬難，在此一併致謝。此外，台大醫院精神部蕭嬿妮治療師對於翻譯內容中與自閉症相關的知識背景與實務經驗，提供富有參考價值的諮詢。尤其要特別感謝黃明慧博士，除了主責第八、九章的翻譯工作之外，她發揮在研究領域與德文方面的專長，共同釐清與討論翻譯過程中的諸多疑義，確保翻譯文字的準確度與品質。

註釋

1　　朱元鴻（2000）〈告別式已結束：我們活在不同的世界嗎？——紀念孔恩〉，《我們活在不同的世界：社會學框作筆記》。台北：台灣社會研究雜誌社，頁51-94。

2　　J. F. Lyotard, *The Differend: Phrases in Dispute*, translated by Georges Van Den Abbeele (Minneapolis: UP Minnesota, 1988), 13.

3　　本文未標示出處之頁碼，皆出自本書。

導言

　　蝴蝶和蒼蠅有什麼區別？哈洛（Harro）說：「蝴蝶不像蒼蠅那樣
在房間裡長大。」這是哈洛的一次智力測驗，而他選擇談論蒼蠅：

> 牠有一個全然不同的發展歷程！蒼蠅媽媽在地板的細縫裡產下很
> 多很多的卵，幾天後蛆就會爬出來。我曾經在一本書裡讀到這個
> 關於地板的說法──我一想到就會笑個半死──從這個小縫裡往
> 外探是個什麼模樣？一個巨大的腦袋，小小的身體，大象一樣的
> 長鼻？過沒幾天，牠們把自己包在繭裡面，然後就會突然冒出一
> 些可愛的小蒼蠅。[1]

哈洛和其他孩子在一個房間裡長大，他們也像繭一樣養在維也納大
學兒童醫院（University of Vienna Children's Hospital）漢斯・亞斯伯格
（Hans Asperger）的矯治教育診所（Curative Education Clinic）裡。他們
就像形狀奇特的幼蟲，冒了出來。他們的特殊差異在第三帝國（Third
Reich）愈加引人反感，而病房裡的醫生和護士們正努力培養這群孩
子。亞斯伯格認為，只要有適當的「理解、愛和引導」，他們就能「在
社會群體的有機組織中找到自己的位置」。[2]

　　亞斯伯格說，他重視他所治療的孩子們的獨有特質，會根據他們
的個別需求訂製他的介入方式。他有一套整體性的方法。孩子們在優

雅開放的韋德霍夫病樓（Widerhofer Pavilion）參與一系列從體育、戲劇到音樂的活動。亞斯伯格和孩子們坐著，彎起高大的身軀，以同樣的高度跟孩子們互動。他以專注的目光，把他們行為的各種面向記錄在他的博士後論文中。哈洛是他的新診斷——自閉精神異常（autistic psychopathy）——的案例研究之一。

哈洛的學校把這個男孩轉介到亞斯伯格的矯治教育診所進行評估。該機構的報告宣稱，這名八歲半的孩子很少遵從對他的要求。哈洛反駁而且抱怨說，他沒做作業是因為功課「太笨了」。他遭到同學們的嘲笑，還因為一些瑣碎小事打傷了其他男生。據說，哈洛甚至在上課時爬行，並做出「同性的性行為」。[3] 他的老師強調，這男孩有能力表現優異，「如果他想要的話」。可是，哈洛每個科目都不及格，而且還留級。

他很難接受測試，在一般的任務中經常不合作，也表現不佳。在某些領域，哈洛展現了超出他年齡的技能。例如，在數學方面，他用自己的方法解題。47減15等於多少？ 32 ——「要麼加3，而且把3加到應該要去掉的東西上，或是先去掉7，再去掉8」。亞斯伯格將這種「非凡的獨創性」視為許多這類男孩身上擁有「特殊能力」的證據。[4]

在亞斯伯格看來，問題在於哈洛沒有社交感受（social feelings）。亞斯伯格說，哈洛在一個群體中我行我素，在病房裡「從來不表現得溫暖、信任或有活力」。哈洛抗拒「日常生活中重要的社交習慣」。他不和其他孩子一起玩，大部分時間都在角落看書，一副漠不關心的樣子。當他被取笑時，亞斯伯格認為哈洛「缺乏幽默感」。他「眼神茫然」，「面部表情和手勢很少」。[5]

亞斯伯格判斷哈洛表現出自閉精神異常。但哈洛的智力讓他落在自閉範圍中「有利」的那一端。這意味著他有接受矯正以及參與社群

的能力。像哈洛這樣的兒童可以接受「社會融入」(social integration) 13
的指導,而且在專業技術的職業方面具有「社會價值」。[6] 亞斯伯格寫
道,這些有前途的孩童所需要的是針對他們的認知和情感發展進行個
別化照護的培育。他同情他們所面臨的障礙,擁護他們的潛力,並讚
揚他們的獨特性。

　　這就是亞斯伯格在當今的仁慈形象。但這只呈現了亞斯伯格所從
事工作的一個方面。亞斯伯格確實支持他認為可以教導的孩童,為他
們的障礙辯護,卻不理會那些他認為更為殘疾的孩童。在第三帝國,
貶負的聲明(deprecatory pronouncements)可能就是一道處死裁決。事
實上,亞斯伯格的鑑定中有些就是處死裁決。

　　雖然哈洛通過了亞斯伯格的檢測,但亞斯伯格給這男孩自閉精神
異常的標籤仍然是貶抑了他。亞斯伯格堅稱自閉的兒童「並沒有真正
融入這個世界」,看起來就像「從天上突然墜落而來」──但哈洛並非
真的突如其來。就像蒼蠅一樣,他只是自行其道。哈洛解釋說:「蒼
蠅的技巧高明許多,牠們會爬上光滑的玻璃,也能爬上牆⋯⋯就在昨
天,我看到牠的腳上有很小很小的爪子,末端有細小的鉤子;當牠感
到自己滑了,就用鉤子把自己鉤起來。」[7]

　　不過,本書不是關於某個男孩的故事,也不是去探討落在亞斯伯
格的自閉範圍中比較幸運那端的孩童。這本書是關於所有面臨第三帝
國診斷政權(diagnosis regime)的兒童,而納粹的精神醫學又是如何鑑
定他們的心智,以及如何決定他們的命運。診斷反映了一個社會的價
值、關切與冀盼。這本書揭開自閉症的發源所處的噩夢般的脈絡,也
揭露出現今看來頗為獨特的觀念是如何由它所在的社群所形塑出來。
亞斯伯格對自閉精神異常的診斷乃源自於第三帝國的價值觀和制度。

自閉症一詞是1911年由瑞士精神科醫生尤金・布魯勒（Eugen Bleuler）提出的，他用這個詞來描述那些看起來與外界隔絕的思覺失調症患者（schizophrenic patients）。亞斯伯格和奧地利出生的同事李奧・肯納（Leo Kanner）是第一批將自閉症一詞引介作為獨立診斷，來描述某些社會退縮特質的醫生；其他人也曾描述過類似的兒童，但稱他們為類分裂（schizoid）。多年後，一群精神科醫生開始關注那些把自己隔離於他人和周遭世界的兒童，並發展出一些不同的術語來對他們進行分類。[8]

肯納，當時以美國約翰霍普金斯大學（Johns Hopkins University）為研究基地（他在那裡被視為美國兒童精神醫學之「父」），於1943年發表了他研究自閉症的論文〈情感接觸的自閉障礙〉（"Autistic Disturbances of Affective Contact"）。[9] 同年，在維也納，亞斯伯格發表了他的博士後論文〈兒童時期的「自閉精神異常」〉（"The 'Autistic Psychopaths' in Childhood"），並於1944年出版。肯納描述了他認為頗為相似的兒童。在他看來他們在社交和情感上都是退縮的，且執迷於物體和儀式──包含重複行為，話很少，甚至不說話，嚴重的認知障礙。這就是現在所稱的「典型」，或肯納型自閉症（Kanner-type autism）。幾十年來，美國的從業人員都遵循這個較為狹義的定義。自閉症當時是一種相對罕見的診斷：在1975年是五千人中只有一位。

亞斯伯格對自閉精神異常的定義要寬泛得多，那些他看來障礙要輕微許多的孩童也涵蓋在內；例如，這樣的孩童可能語言流暢，而且有能力在標準學校就學。亞斯伯格的診斷幾十年來一直鮮為人知，直到英國著名精神科醫生蘿娜・維恩（Lorna Wing）在1944年發現了亞斯伯格在1944年的那篇論文，她於1981年將此一診斷公開宣布為「亞斯伯格症候群」（Asperger's syndrome）。到了1994年，美國精神醫學學會（American Psychiatric Association）將亞斯伯格症（Asperger's disorder）列入《精神疾病診斷與統計手冊》第四版（*Diagnostic and Statistical Manual of Mental Disorders*，簡稱 DSM-IV）。由於亞斯伯格症日益被理解為「高功能」自閉症，美國精神醫學學會於2013年將它從DSM-V中移除，並歸為自閉症頻譜障礙（autism spectrum disorder）的一般診斷。但在國際上，亞斯伯格症候群在世界衛生組織（World Health Organization）的《國際疾病分類第十次修訂本》（*International Classification of Diseases*, Tenth Revision，簡稱ICD-10）的盛行標準中仍屬於一項明確的診斷。[10]

　　亞斯伯格研究的引入改變了自閉症在九〇年代的面貌。精神科醫生開始將自閉症視為一種頻譜障礙，涵蓋擁有不同特質的兒童。這個診斷從肯納觀點中的那些在語言以及與他人互動能力上受限的障礙個體，擴展為一種人格描述，那些社交能力不靈活的數學天才也可能包含在內。

　　自閉症頻譜的確診率突然直線攀升。確診率躍升背後的醫學、遺傳和環境等因素引發了許多爭論，但大多數人都同意這樣的增長至少有部分原因來自診斷判準的放寬。根據美國疾病管制與預防中心（United States Centers for Disease Control and Prevention，簡稱CDC）的資料，被歸類為自閉症頻譜障礙的兒童數量從1985年的每兩千五百人中有一名，上升到1995年的每五百人中就有一名。隨著亞斯伯格的診斷工作逐漸成為主流，確診率也持續攀升，從2002年的每一百五十名兒童中有一名，上升到2016年每六十八名兒童中就有一名。[11] 專家們將這種增長現象歸因於對認識兒童障礙的敏感度大幅提升，也歸因於自閉症症狀的客觀性增長。

　　美國精神醫學學會對自閉症頻譜障礙的判準，雖然是由數百名精神醫學家共同制訂的綜合結果，但仍然強烈呼應了七十年前的觀點以及語彙。正如亞斯伯格於1944年所寫的，「自閉個體的根本障礙在於其社會關係的侷限性」；DSM-V中自閉症的一個核心判準是「社會溝通和社會互動方面持續性的缺陷」。亞斯伯格還以「自我侷限以及與環境關係的限縮」來定義自閉精神異常；而DSM-V的另一個核心判準是「行為、興趣或活動上的侷限、重複的模式」。[12]

由於亞斯伯格的研究終究拓廣了自閉症頻譜的觀念，許多人讚許他肯認並讚揚兒童之間的差異性。亞斯伯格經常被描繪成神經多樣性（neurodiversity）的擁護者。維恩對於亞斯伯格1944年那篇論文的引介方式確實促進尊重個人獨特性的公共討論，但是，此時也應該更深刻地去思考亞斯伯格實際的所撰所為，那些是納粹精神醫學以及他所處的世界的產物。

16　　　這段歷史的目的不是要控告任何一個特定的人物，也不是去詆傷受到亞斯伯格研究所鼓舞的有關神經多樣性的正面討論。相反的，本書中的警示性故事正符合神經多樣性的宗旨——去揭示出診斷在多大程度上受到社會和政治力量所形塑，而這些力量是如何地難以察覺，它們又是如何地難以對抗。

亞斯伯格通常被描繪成富有憐憫心和積極進取，在第三帝國時期致力於研究，反對納粹主義。他是一個虔誠的天主教徒，從未加入納粹黨。亞斯伯格還擁有保護殘疾兒童免受納粹迫害的聲譽。許多人相信，他重視兒童的特殊能力以及他們在技術職業方面對國家的潛在價值，是為了保護他們不被納粹的「安樂死」（euthanasia）計畫所殺害。從這觀點來看，亞斯伯格將自閉症的診斷當作一種精神醫學上的「辛德勒名單」。[13] 第三帝國瓦解後，亞斯伯格自己說，他曾反抗過這個政權，他冒著生命危險把孩子們從納粹的滅絕政策（Naziextermination）中拯救出來。[14]

　　然而，檔案紀錄暗示了一個不同的故事。檔案顯示亞斯伯格在許多層面參與了維也納的兒童謀殺系統。他與維也納兒童安樂死系統的領導者們關係密切，並且藉由他在納粹官方的諸多職位，把數十名兒童送往斯皮格朗德兒童診所（Spiegelgrund Children's Institution），那是維也納兒童被殺害的所在地。[15]

　　亞斯伯格在兒童安樂死計畫中所扮演的角色，與他廣為人知的對障礙兒童的支持是很難相容的。兩者均在檔案紀錄中。深入研究亞斯伯格的工作就能揭露他行為的兩面性。亞斯伯格把他認為具有「社會融入」潛力的可矯正青少年和他認為無法矯正的青少年區分開來。雖然他為在他眼中有前途的兒童提供密集與個別化的照護，但對被他鑑定為重度障礙的兒童卻建議由嚴苛的機構收容，甚至將他們轉介到斯皮格朗德。亞斯伯格並非獨自孤行。他在納粹醫學領域的資深同事也同樣主張，對那些可能受到納粹贖救的兒童給予同情和第一級度的照護，對那些他們認為無法救贖的人則主張予以滅除。

17

　　亞斯伯格行為的雙面特性凸顯了納粹主義整體的雙重性。納粹德國（the Reich）改造人類的計畫包括施以處罰和予以消滅。按照缺陷的型態，有些個體可以接受符合納粹標準的訓練，有些人則遭到撲滅。

　　由於納粹德國的人民設計與施行一套滾動式的標籤，而不是遵循一本僵化、呆板空洞的統治手冊，其分類方式也會隨著時間彈性而演進，因此去界定要加以迫害和處死的新群體並不費事。在這種診斷政權下，有些貼上缺陷標籤的人接受符合納粹標準的改造，而不是遭到滅除。例如，當所有猶太人被註銷抹滅時，某些擁有斯拉夫血統的人可能會受到日耳曼化的調教，或者那些「懶惰鬼」（work-shy）可能接受工作的培訓。同樣的，對於亞斯伯格來說，在自閉症「有利」那一端的人可以接受「社會融合」教育，甚至能夠獲得「特殊能力」的肯認。[16]

第三帝國為創造一個同質性的民族共同體所作的努力，既意味著把人民納入共同體，並繁衍和整合該政權所期望的人民，同時也意味著把人民排除在共同體外。淨化一個人民整體（body politic）的後果導致了大屠殺（Holocaust）——那是歷史上最大規模的種族滅絕（genocide），殺害超過六百萬猶太人——以及許多其他系統性的滅除計畫。納粹德國殺害了二十萬名殘疾人士、二十二萬名「吉普賽人」（羅姆人和辛提人，Roma and Sinti），以及東歐和蘇聯的大部分人口，其中包括三百三十萬蘇聯戰俘。

納粹官員是按照其所宣稱的種族優生（racial hygiene）科學原則，對需要排除的人予以分類，並將有問題的人格特質歸咎於劣等的遺傳與生理機能。當該政權把歸屬或不歸屬（belonging and un-belonging）的分類採取生物化的劃分，歷史學家便將第三帝國稱為「種族國家」。[17] 當然，種族是納粹政權的一種組織原則。但這個詞也可能意味著納粹的標籤和專案計畫的分類界定比它們實際呈現的來得更多。

在現實中，驅逐不受期待的人是一種嘗試錯誤的過程。界定的方式很有彈性，政策也反覆不定——會隨著時間、地點和參與者的改變而變動。即使猶太性（Jewishness）此一看似明確的類別，在1935年的《紐倫堡法》（Nuremberg Laws）以及日後有關「混血猶太人」（Mischlinge）或半猶太人（half-Jews）命運的辯論中，其判準也是曲折難解。官員們也不清楚有多少生理素質劣等的人；估計範圍從一百萬以上到一千三百萬人，有五分之一德國人口這麼多。[18] 那些被認定不符合健康雅利安人的民眾，對他們的識別和迫害也相當隨意：包含

「不合群」(asocial)的人和「懶惰鬼」(如罪犯、失業者、無家可歸者、酗酒者、妓女)、男同性戀者、政治對手(尤其是共產主義者和社會主義者)和宗教異議者(如耶和華見證人，Jehovah's Witnesses)。逮捕、驅逐和殺害的判定可能取決於個別民眾的情況，以及劃分個人分類歸屬的機構而定。

這本書提出了一種新的視角來看待第三帝國——診斷政體。國家執迷於將人口進行分類，按種族、政治、宗教、性取向、犯罪、遺傳和生理缺陷把人民予以編目。這些標籤日後成為個人的迫害和滅絕的基礎。因此，儘管國家社會主義通常以其暴力上的後果來看待，但從因果支撐鏈的角度觀之，便能揭露這些暴力後果有多大程度仰賴最初的診斷行為。納粹優生學被徵用來重新界定人的條件並加以分類編目。缺陷的分類類別不斷增加，把國家推向迫害和謀殺的境地。[19]

心智在第三帝國受到格外的審查。生活在納粹時期的醫生們以人名定名了至少三十種神經和精神疾病診斷，這些診斷仍沿用至今。[20]由於心智健康仰賴遺傳、健康、家庭地位、階級和性別等多種因素，心智就處於納粹優生學的關鍵交叉點。在針對醫療淨化、強制絕育、人體實驗，以及殺害被認定為殘疾者等方面，神經精神醫學家(Neuropsychiatrists)是所有專家群體中擔任最重要的角色。[21]

納粹精神醫學成為觀察和治療兒童的一種總體路徑。為了檢視兒童的完整特質而不只是針對個別症狀，精神科醫生需要對孩子的行為和性格有充分的了解。這意味著對青少年人進行更細緻的審視，格外留意細微的偏差，從而擴大了新診斷的涵蓋範圍。

究竟診斷了什麼？在亞斯伯格的圈子裡，要想加入民族共同體，也就是「Volksgemeinschaft」，適恰的種族和生理條件是不可或缺的。不過，共同體的靈魂也是必要的。一個人的信念舉止必須與群體保持一

致。日耳曼**民族**（*Volk*）＊，或者說德國人的生命力，取決於個人是否
有能力去感受它。對社會凝聚力的迷戀凸顯了法西斯主義在納粹主義
具有舉足輕重的核心地位。[22]

　　當對民族共同體的承諾成為第三帝國的首要任務，集體情感就變
成納粹優生學的一部分。社交能力逐漸演變為一種迫害的類別，與種
族、政治、宗教、性、犯罪和生理條件齊頭並進。亞斯伯格和他的資
深同事們發展了**靈覺**（*Gemüt*）＊此一術語來掌握這樣的概念。**靈覺**這
個詞在18世紀最初的意思是「靈魂」，在納粹的兒童精神醫學裡，轉
變為意指著社會連結（social bond）的形上能力。**靈覺**對個人與集體的
聯繫至關重要，也是營造法西斯感受的關鍵成分。納粹的精神科醫生
開始對他們所說的**靈覺**拙劣的兒童進行診斷，因為他們的社會聯繫能
力較弱，難以配合集體主義的期待。早在亞斯伯格於1944年探討自閉
精神異常之前──他也把它定義為**靈覺**缺陷（defect of *Gemüt*）[23]──精

---

*　德文的「*Volk*」有人民、民俗、民族之意，作者在行文中可能也有不同層次的指涉。
　　不過，由於作者在本書的主要宗旨是探討納粹時期對日耳曼民族共同體的想像，即
　　便是談論日常生活或診斷評估中個體是否能融入社群，也潛在意味著對理念、抽象
　　的民族的投射，因此中文皆譯為「民族」（並以黑體呈現）。（本書中＊所標示之註腳皆
　　譯者註，並置於頁尾。原文作者註皆置於各章節尾。）

*　作者在文中認為「*Gemüt*」這個德文詞很難準確翻譯，她在英文版中使用 *Gemüt*，沒
　　有翻成英文。不過考量表達出中文的含意與可讀性，譯者翻譯 *Gemüt* 為「靈覺」，取
　　靈魂或心靈的覺知、覺察之意。康德的哲學著作中，尤其是《實用人類學》有提到
　　Gemüt，其中英文翻譯分別為 mind、心靈。它的意思與「*Seele*」（soul，靈魂）、「*Geist*」
　　（spirit，精神）類似，但又有所分別。若以心靈譯之，恐怕容易落入中文語境對「心
　　靈」的理解，無法凸顯 *Gemüt*，無法傳達作者提到亞斯伯格或納粹時期兒科醫生將
　　Gemüt 的意涵延伸為社會關係或共同體的感知能力。因此，譯者譯為「靈覺」（並以黑
　　體呈現），盼能表達作者於文中提到的除了形上學意涵之外，它有感受、感覺、感知
　　（to feel）之意，並且從內在的知覺逐漸朝向外部他人的覺知。

神科醫生就創造了許多類似自閉症的診斷，比如缺乏**靈覺**（*gemütsarm* [lacking *Gemüt*]）。

亞斯伯格的研究歷史顯現出，在第三帝國的診斷政權中，針對新的缺陷類別的界定方式具有個別性與彈性。診斷政權這個典範引領我們對納粹國家的檢視，從較為狹隘的滅絕論視角朝向較為寬廣的可完滿性（perfectibility）視角。第三帝國的核心是對人性進行持續不斷的評估和改造。除了種族與生理上的理想型，納粹主義也在乎個人如何思考和感受。它把心智和情感上的規範強加為一種人格的模範。

儘管納粹時期世界上其他地方的醫學和精神醫學有些共同的特點，但第三帝國的診斷政權卻是在死亡的陰影下運作的，它把死亡作為一種處遇的選項。診斷類別的增生的極端化後果就是殺害那些被認為不適合民族的人，他們被當成「不值得活的生命」（life unworthy of life）。這就是所謂的安樂死，儘管這個術語並不準確；在這個專案計畫中遭到殺害的人絕大多數是身體健康的，既沒有罹患絕症，也沒有身體病痛。他們被視為殘疾者。許多兒童因為在行為上或社會上受關切而成為標的——尤其是在維也納的斯皮格朗德診所，亞斯伯格和他的同事把年輕生命轉介到該機構。在納粹精神醫學裡，一名兒童必須展現順從、「可受教育性」和「有工作能力」等社群能力（*Gemeinschaftsfähigkeit*）。家庭和階級因素也起了作用。如果孩子是非婚生子女，父親不在身邊，或者母親被懷疑無法應付家裡其他孩子，那麼該名兒童的死亡率會更大。換句話說，兒童安樂死計畫是把社會歸屬予以醫療化，將社會關懷收編為優生學的判準。

殺害兒童是納粹德國的第一個系統性大規模謀殺。它是介於對「遺傳疾病」進行絕育的種族優生措施朝向大規模滅絕的過渡階段。兒童安樂死被認為是納粹德國醫療衛生（Reich health care）體系的一種合法、常設的特色，不同於後來出現的其他形式的納粹滅絕。例如，直到1941年，在T4計畫（以其位於柏林蒂爾加滕大街4號〔Tiergartenstrasse 4〕的總部地址命名）下執行的成人安樂死，以及後來的非官方安樂死，是更加無差別的殺戮過程，共殺害了二十萬人。相較之下，兒童安樂死需要對個別案例進行長時間的觀察和審議。這個專案計畫規模較小；它殺害了五千到一萬名青少年，其中789人死於斯皮格朗德診所，那是納粹德國第二大殺害兒童的機構。

　　兒童安樂死計畫揭露了它與滅絕行動的一個密切面向。醫生們親自檢查被他們判定處死的孩童。護士們親自餵食遭他們殺害的孩童、幫他們換床單。他們都知道孩子們的姓名、聲音、臉龐和性格。殺戮一般是在孩童自己的床上進行。死亡來得緩慢而痛苦，因為孩子們要麼挨餓，要麼服用過量的巴比妥酸鹽，直到生病死亡，通常是死於肺炎。納粹的滅絕行動往往是以零散的故事來敘述納粹的殺害過程與受害者的痛苦，但是在兒童安樂死中，這些經歷彼此之間並非平行無關聯，而是交互的過程——這也對屠殺的開展與升級產生了影響。

　　對於處於犯罪狀態下的一般民眾，該在哪兒劃出一道共謀者的可能界限？人們透過邊緣的與主要的，有意識和無意識的方式，捲入屠殺系統。亞斯伯格既不是這個政權的狂熱支持者，也不是反對者。他是隨波逐流邁向共謀的典範，是困惑糊塗的多數民眾之一，面對納粹統治時他們時而順從，時而點頭同意，時而恐懼，時而循規蹈矩，時而自我限縮，時而壓抑，時而妥協。在這些矛盾當中，最驚人的是數以百萬人匯聚起來的行動，雖然個別情況下有個別的行動理由，累加起來竟造就如此可怕的政權。

　　很難一分為二地以殺人與非殺人的面向來看待納粹國家。在納粹德國的三十七個兒童安樂死病房裡，共謀結構遠遠超出了醫療專業人員的範疇。機構職員、維修人員、廚師和清潔人員打造出殺戮中心；
會計、保險公司、藥品生產商和市政官員讓中心得以運作；卡車司
機、鐵路工人、當地商販和食品銷售商讓中心得以維續。這群人也有
家人和鄰居，彼此討論正在發生的事情。那些把孩子留在機構的家長
可能也知道這個專案計畫。有些人從殺戮病房裡救出了他們的孩子；
有些人則把孩子交給他們。

由於兒童和成人安樂死是在納粹德國境內展開，許多一般公民都
知道正在發生的這事情。人們在日常生活中可以聞到殺人機構火葬場
散發出人類骨灰的惡臭。成千上萬的人得知朋友和親人在可疑的情況
下死亡；健康的人在入院後幾週內據稱死於自然原因。

安樂死受到公眾廣泛知曉之後引起輿論抗議，尤其是由明斯特的
主教馮·蓋倫（Biship von Galen of Münster）領導的抗議，足令希特勒
於1941年8月正式終止了安樂死T4計畫。[24] T4計畫是納粹時期大規
模謀殺計畫裡唯一受到德國公民廣泛抗爭的一個。公眾異議雖然勇
敢，但也產生了令人不安的弦外之意。畢竟，人們抗議的是針對納粹
德國成員的殺戮，而不是對那些被當成民族共同體之外的人的滅絕。
此外，希特勒官方停止T4計畫意味著，民眾對納粹其他政策舉措的
抗議可能產生了一些效果。儘管如此，在更大的掩護下，對被認定為
殘疾成年人的零散殺戮仍在持續，奪去了數十萬人的生命。

其他形式的系統性謀殺遍布整個納粹德國。收容不符合要求者的
納粹集中營散布在德國占領的歐洲：總共超過四萬二千個，包括九百
八十個集中營、1,150個猶太隔離區（Jewish ghettos）、五百個強逼妓
院（forced brothels）、一千個戰俘集中營和三萬個勞改營。還有數千個
不為人知的拘留和轉介中心。[25] 稍做數字推算就會令人瞠目結舌。如
果在這四萬二千個營地中，每個營地只有一百人參與行動和提供支援

22

（以極為保守來估計），就會有超過四百萬人涉入其中。這本書把蔓延
到醫學和社會的殺人思想與行動揭露出來。追蹤亞斯伯格及其同事，
一連串的細微步驟便會讓歷史重新曝現。

　　和第三帝國的其他人一樣，亞斯伯格也會臨機做出決定：他可以
堅定地保護那些他認為有可能融入民族共同體的年輕生命，或是把那
些他認為屬於光譜另一端的人轉介到斯皮格朗德診所。幫助和傷害之
間的鍵結點讓我們更容易理解一般人身上看似矛盾的角色與意圖，這
也說明診斷的權力在納粹國家可以決定一個人命運。

　　這本書追溯了第三帝國的價值觀和事件如何塑造亞斯伯格對自閉
精神異常的概念。本書也對診斷背後的漫長承襲關係進行檢視，把亞
斯伯格的思想和行為與他所處的寬廣世界聯繫起來。對盤旋於亞斯伯
格的事件予以梳理並辨識出他的角色所在，一方面揭開納粹精神醫學
的起源，也揭露了納粹的大規模滅絕在兒童安樂死計畫中的源頭。這
段歷史鬆動了圍繞著自閉症的那種必然性和神秘性的氛圍，也動搖了
支撐這股氛圍的想像力。診斷並非一蹴成型、自成一格的，而是由精
神醫學、國家和社會價值的相互作用所塑造並逐漸現形。

　　了解這些關聯對自閉症此一概念所拓展新的視野，有助於我們省
思它對21世紀派生的文化影響。

註釋

1　Asperger, Hans. "Die 'Autistischen Psychopathen' im Kindesalter." *Archiv für Psychiatrie und Nervenkrankheiten* 117 no. 1 (1944): 76-136; 99 (54). 漢斯・亞斯伯格在本書中的論文英譯引文均參考烏塔・弗里斯（Uta Frith）的英譯版本，並於文獻出處括號中註明引文頁數：Asperger, Hans. " 'Autistic Psychopathy' in Childhood." (1944) In *Autism and Asperger Syndrome*, edited and translated by Uta Frith, 37-92. Cambridge: Cambridge UP, 1991. 未以

括號標示的引文皆為作者所譯。本書將亞斯伯格的論文標題譯為〈兒童時期的「自閉精神異常」〉。

2　Asperger, " 'Psychopathen,' " 135 (89).

3　Asperger, " 'Psychopathen,' " 96, 97 (50).

4　Asperger, " 'Psychopathen,' " 100, 133 (55, 88).

5　Asperger, " 'Psychopathen,' " 101, 102, 97 (56, 57, 52).

6　Asperger, " 'Psychopathen,' " 132, 118, 135, 132 (87, 74, 90).

7　Asperger, " 'Psychopathen,' " 99 (54).

8　Bleuler, Eugen. *Dementia praecox, oder Gruppe der Schizophrenien.* Leipzig: Deuticke, 1911. Overview: Feinstein, Adam. *A History of Autism: Conversations with the Pioneers.* Chichester, West Sussex, UK; Malden: Wiley-Blackwell, 2010, 4-8. 蘇聯精神醫學家格魯雅・蘇哈列娃（Grunya Sukhareva）因其「類分裂精神異常」（schizoid psychopathy），後來改稱「自閉的（病理性逃避）精神異常」的研究而享負盛名。Ssucharewa, Grunya Efimovna [name misspelled in original]. "Die schizoiden Psychopathien im Kindesalter." *MfPN* 60 (1926): 235-261.

9　Kanner, Leo. "Autistic Disturbances of Affective Contact." *Nervous Child* 2 (1943): 217-250.

10　World Health Organization. *International Statistical Classification of Diseases and Related Health Problems,* Tenth Revision (ICD-10). 1992-2017. "Asperger's Syndrome," Diagnosis code 84.5.

11　Baoi, Jon. "Prevalence of Autism Spectrum Disorder Among Children Aged 8 Years— Autism and Developmental Disabilities Monitoring Network, 11 Sites, United States, 2010." *Morbidity and Mortality Weekly Report.* [United States Centers for Disease Control] 63, SS02 (2014): 1-21.

12　Asperger, "Die 'Autistischen Psychopathen,' " 120-121, 136 (77, 90). American Psychiatric Association. *Diagnostic and Statistical Manual of Mental Disorders* (DSM-V). Arlington, VA: American Psychiatric Association, 2013, 299.00 (F84.0).

13　e.g., Silberman, Steve. *NeuroTribes: The Legacy of Autism and the Future of Neurodiversity.* New York: Avery; Random House, 2015, 141; Attwood, Anthony. *The Complete Guide to Asperger's Syndrome.* London: Jessica Kingsley, 2006, 10, 341; Schirmer, Brita. "Hans Aspergers Verteidigung der 'autistischen Psychopathen' gegen die NS-Eugenik." *Neue Sonderschule* 6 (2002): 450-454.

14　e.g., ORF Radio Österreich 1. "Interview mit dem Kinderarzt und Heilpädagogen Hans Asperger" [24 December 1974]. Rebroadcast 28 March 1978. http://www.mediathek.at/

atom/01782B10- 0D9- 00CD5- 00000BEC- 01772EE2.

15 赫維希・柴克（Herwig Czech）對亞斯伯格的行為活動進行全面的研究。柴克的研究為本書的主要參考依據，也在約翰・東凡（John Donvan）及凱倫・祖克（Caren Zucker）的書中獲得重視。Donvan, John, and Caren Zucker. *In a Different Key: The Story of Autism*. New York: Crown, 2016.

16 Asperger, " 'Psychopathen,' " 132, 133 (87, 88).

17 Burleigh, Michael, and Wolfgang Wippermann. *The Racial State: Germany 1933-1945*. Cambridge: Cambridge UP, 1991. Debate: Pendas, Devin, Mark Roseman, and Richard F. Wetzell, eds. *Beyond the Racial State: Rethinking Nazi Germany*. New York: Cambridge UP, 2017.

18 Fritzsche, Peter. *Life and Death in the Third Reich*. Cambridge, MA: Belknap, 2008, 113-114.

19 Kater, Michael H. *Doctors under Hitler*. Chapel Hill: UNC Press, 1990; Muller-Hill, Benno. *Murderous Science: Elimination by Scientific Selection of Jews, Gypsies, and Others, Germany 1933-1945*, translated by George Fraser. Oxford: Oxford UP, 1988; Aly, Gotz, Peter Chroust, and Christian Pross. *Cleansing the Fatherland: Nazi Medicine and Racial Hygiene*, translated by Belinda Cooper. Baltimore: Johns Hopkins UP, 1994; Proctor, Robert. *Racial Hygiene: Medicine under the Nazis*. Cambridge, MA: Harvard UP, 1988; Proctor, Robert. *The Nazi War on Cancer*. Princeton, NJ: Princeton UP, 1999; Weindling, Paul. *Health, Race, and German Politics between National Unification and Nazism, 1870-1945*. Cambridge: Cambridge UP, 1989; Szollosi-Janze, Margit. *Science in the Third Reich*. Oxford: Berg, 2001.

20 Kondziella, Daniel. "Thirty Neurological Eponyms Associated with the Nazi Era." *European Neurology* 62 no. 1 (2009): 56-64.

21 Nazi psychiatry: Beddies, Thomas, and Kristina Hübener, eds. *Kinder in der NS- Psychiatrie*. Berlin-Brandenburg: Be.bra, 2004; Hamann, Matthias, Hans Asbek, and Andreas Heinz, eds. *Halbierte Vernunft und totale Medizin: zu Grundlagen, Realgeschichte und Fortwirkungen der Psychiatrie im Nationalsozialismus*. Berlin; Göttingen: Schwarze Risse; Rote Strasse, 1997; Blasius, Dirk. *Einfache Seelenstörung: Geschichte der deutschen Psychiatrie, 1800-1945*. Frankfurt: Fischer, 1994; Klee, Ernst. *Irrsinn Ost—Irrsinn West: Psychiatrie in Deutschland*. Frankfurt: Fischer, 1993; Brink, Cornelia. *Grenzen der Anstalt: Psychiatrie und Gesellschaft in Deutschland 1860-1980*. Göttingen: Wallstein, 2010, 270-359.

22 Eley, Geoff. *Nazism as Fascism: Violence, Ideology, and the Ground of Consent in Germany 1930-1945*. London: Routledge, 2013; Paxton, Robert O. *The Anatomy of Fascism*. New York: Knopf, 2004; Griffin, Roger. *The Nature of Fascism*. London: Routledge, 1993.

23　Leiter, Anna. "Zur Vererbung von asozialen Charaktereigenschaften." *ZfNP* 167 (1939): 157-160.

24　截至1941年的夏天，T4計畫聲稱已對納粹帝國內70,273名不健康的成年人進行「消毒」。

25　Megargee, Geoffrey P., ed. *The United States Holocaust Memorial Museum Encyclopedia of Camps and Ghettos, 1933-1945*, vols. 1 & 2. Bloomington: Indiana UP, 2009-2012.

1

登錄專家[*]

　　亞斯伯格相信自己對兒童的心智有獨特的見解，也把形塑他們的特質當成一種使命。他試圖為他稱之為青少年的「最內在本質」給出定義。[1] 他的女兒說，亞斯伯格常把自己比作約翰・沃夫岡・馮・歌德（Johann Wolfgang von Goethe）的《浮士德》裡的塔臺看守者林修斯（Lynceus），他在夜裡獨自歌唱，審視著眼前的一切：

> 生而洞察，
>
> 監視立命，
>
> 向塔而誓，
>
> 此世吾興。

　　就像塔臺看守者一樣，亞斯伯格從維也納大學兒童醫院的矯治教育診所裡打量著這個世界。亞斯伯格擅長引經據典，他經常引用德國文學、希臘與拉丁經典著作，也包含他自己的格言。亞斯伯格說話慎重嚴謹，遵守形式；他會以第三人稱立場、以名字來指稱他自己。[2] 他

---

* 本章的英文版標題為「Enter the Experts」，作者一方面介紹了亞斯伯格成為精神科醫生以及重要機構領導者的專業生涯，另一方面則從歷史脈絡剖析「診斷政權」如何在奧地利逐步成形，並得以讓生命治理的各種「專家」進入國家體制，對生命進行分類與處置。因此，將「enter」譯為「登錄」，強調把專業人員正式編制入體制的含意。

是一個自信的人，他掌握了林修斯的智慧，能夠洞察他周圍的「宇宙」。

1906年2月18日，亞斯伯格出生於哈布斯堡王朝（Habsburg Empire）的心臟地帶。他所在的農村豪斯布倫（Hausbrunn）在維也納城外五十英里處，位於摩拉瓦河（Morava River）附近的一個小山谷。摩拉瓦河是多瑙河的支流，後來成為奧地利東部邊境的標誌。他是三個孩子中最年長的。他的大弟在出生後便去世了，而小他四歲的小弟卡爾（Karl），則是於二戰期間在蘇聯被殺身亡。

亞斯伯格說，他小時候是在「母親豐富的愛和自我犧牲，以及父親的嚴厲管教之下」長大。他的父親約翰‧亞斯伯格（Johann Asperger）來自一個農夫家族；他曾去維也納接受職業培訓，但身為一名簿記員，他對於自己無法繼續深造感到挫敗。亞斯伯格覺得他的父親要求他的成績和行為完美無瑕，是因為他希望亞斯伯格能實現自己破滅的夢想。儘管亞斯伯格沒有辜負如此高度的期望，但他日後並不贊成嚴厲的親職教養。他後來反思道：「我對我的孩子和任何病人從來都不是這樣。」[3]

亞斯伯格對生命的態度比他的父親更加浪漫，他從小就自稱為「狂放的讀者」，在語言、文學、古希臘與羅馬經典、歷史和藝術方面都有特殊的天分。成年後，他說自己家裡的圖書館裡收藏了一萬本書。他認為這種如饑似渴的閱讀使他「心靈上逐漸成熟」。隨著時間的推移，語言會「燦爛四射地揭露它自身的意義，也可以這麼說，語言迎向人們，時而追趕著人們，時而人們追趕過它」。[4]

德國青年運動（the German youth movement）＊不僅將亞斯伯格從拘謹的家庭和學校引向男孩群體間戶外的志同情誼，也對他產生了一種心靈上的影響。亞斯伯格喜歡和「新土地協會」的「漫遊學人」（the

Wandering Scholars of Bund Neuland）一起步行和登山。「新土地協會」是一個政治保守的天主教青年團體組織，他終其一生支持這個組織。緊密夥伴情誼的經歷形塑了他日後對童年和社會連帶關係的想法。他後來回憶道：「德國青年運動的精神塑造了我，它是德國精神最高貴的花朵之一。」1959年，亞斯伯格也稱讚希特勒青年團（Hitler Youth）是「富有成效與塑造性的」。[5]

亞斯伯格保持著對戶外遠足的熱愛。他可以說健行了一輩子，包括短途旅行、長程旅行、攀登馬特洪峰（Matterhorn），以及擔任童子軍的嚮導，他經常邊走邊用小筆記本記錄自己的想法。他甚至是在登山時遇見他的妻子漢娜·卡爾蒙（Hanna Kalmon），他們育有五個孩子。[6]

然而，據說在室內的亞斯伯格社交表現笨拙、冷漠而且有距離感。人們現今爭論亞斯伯格是否患有亞斯伯格症——他是否擁有日後以他的名字命名的症狀特質。拿亞斯伯格在1944年對自閉精神異常的定義標準來評價任何人顯然是不妥當的，更不用說回頭去評價他。儘管如此，亞斯伯格似乎不太可能以他定下的嚴苛診斷來認定自己。不過，他確實表示過他至少分享其中一個共同特徵：他說，要想在科學上取得成功，需要有「一點點的自閉症」。[7]

亞斯伯格表示在他年紀很輕的時候就立下科學志向。他以第三人稱講述了在學校解剖老鼠肝臟的經歷：

---

* 　這是19世紀末德國青年發起的一種承襲浪漫主義、反思現代性的運動，他們繼承德國知識分子的漫遊傳統，自比為候鳥漫遊於大地山川，尋找尚未被現代性浸染的民間文化，藉以重構德意志民族的生活方式。這場運動影響了後來的希特勒青年團，並與納粹的意識形態有著複雜的聯繫。

表面有一個白色的小突起。學生把它切一刀，一條兩釐米長蠕蟲
似的寄生蟲爬了出來，真教人吃驚。但這景象令當時還是學生的
我著迷不已……生命是如何生存在另一種生命裡，兩者是如何在
密切的相互關係中共存的。是不是應該走上這條路？……就在那
一刻，一切變得明朗起來，這事要持續，你就得去鑽研。有人在
文理科高中（Gymnasium）*的第二年就知道他要研究醫學，這在
當時是很不尋常的。[8]

年僅十九歲的亞斯伯格懷抱著遠大的理想，於1925年離開了豪斯布
倫小鎮，前往維也納大學研習醫學。這位個子瘦高的年輕人，棱角分
明，戴著一副金屬絲鑲邊的眼鏡，淺色的頭髮微捲，兩邊剪得齊短。
住在維也納的亞斯伯格經歷到大都會的非凡變化──這也深深影響著
他。在第一次世界大戰戰敗後，這座城市已經成為社會動亂、政治衝
突和經濟災難的大汽鍋。亞斯伯格的兒童發展研究取向就是在這樣的
動盪環境中形成的，他的故事也是隨著維也納的轉變開始。

維也納在20世紀之初已經是歐洲的文化之都──咖啡館、沙龍
和學校將藝術、社會和科學彙集到這個獨特的現代主義發源地。諷刺
的是，它的偉大成就起源於深刻的文化悲觀主義，西格蒙德・佛洛伊
德（Sigmund Freud）、古斯塔夫・克林姆（Gustav Klimt）、埃貢・席勒
（Egon Schiele）和亞瑟・史尼茲勒（Arthur Schnitzler）等代表人物皆在
回應道德淪陷、工業主義的踐踏和國家崩解所擴散的恐懼感。[9]

---

* 　德國學校教育於1871年後正式系統化、國家化，並成立了許多學校訓練年輕人不同
　　的專業能力，譬如「Gymnasium」，是指八年或九年制的文理高中，著重語言學習。

　　這些恐懼在兩次世界大戰之間的維也納都成為現實。這座城市確實陷入了經濟、政治和社會的毀滅狀態。維也納在第一次世界大戰期間經受了巨大的苦難。雖然它沒有面臨直接的軍事威脅，但是它的人民卻遭遇大規模的饑餓、糧食暴動和頻仍的動亂。戰爭結束後，成千上萬的難民和退役士兵從哈布斯堡帝國湧入維也納，其中有許多人受傷、生病、營養不良。移民潮加遽了本已嚴重的糧食和住房短缺。各種疾病，尤其是肺結核和西班牙流感也肆虐著。

　　搖搖欲墜的奧地利政府無力應對危機。1918年11月11日哈布斯堡君主政權垮臺後，國民議會宣布奧地利為民主共和國。這個新國家面臨著艱鉅的挑戰，甚至不確定它能否順利運行。戰爭局面讓奧地利的人口減少到先前帝國規模的八分之一；因為它被限制在只有六百五十萬人講德語的區域，並且禁止與德國合併。[10]

　　此外，左傾再加上是國際都會的維也納，人口是奧地利的三分之一，卻與其他鄉村地區以及這個保守的國家格格不入。1919年5月舉行的第一次市政選舉中，選民以壓倒性優勢將絕對多數的社會民主黨（Social Democrats）送入市政府——維也納成為歐洲唯一超過百萬人口選出了社會主義政府的城市。這座城市因此贏得了「紅色維也納」（Red Vienna）的稱號。奧地利－馬克思主義（Austro-Marxism）的社會民主黨信條是民主的，主張通過穩定的治理而不是暴力革命來建設社會主義與改造人民。然而，奧地利的這個進步首都卻和保守的鄉村地區走向了相反的政治方向。雙方都不希望干涉彼此，於是維也納分立為它自身的一個聯邦省。這更強化了此一社會主義市政府以國中之國的身分來管理這座大都會。

　　儘管紅色維也納擁有穩固的社會民主多數，並有建立民主社會的堅實目標，但它仍面臨著激烈的衝突。經濟失敗和惡性通貨膨脹抵銷了個人儲蓄，迫使許多人陷入貧困。奧地利克朗（Krone）的幣值從1919年的六克朗兌換一美元跌至1922年的83,000克朗；德國的情況更糟，馬克從1919年的8.2馬克兌換一美元跌到1923年的4.2兆馬克。政治局勢也動盪不安。除了與基督教社會黨（ChristianSocial Party）的持續衝突之外，還有一個憤怒的「黑色維也納」（Black Vienna）試圖摧毀共和國。它的支持者是反民主的、反社會主義的、反猶太的，[11] 代表了反動與獨裁的教權主義（clericalism）*的一種惡毒形式。各反對派政黨成立了準軍事組織，拉攏心懷不滿的退伍軍人並大量囤積武器。遊行、示威和衝突最終血染維也納街頭。

維也納的居民不僅擔心新共和國的政治安危，也擔心共和國居民的人身安危。羸弱、飽受戰爭摧殘的民眾似乎無力克服各種危機和崩解——瘦弱的婦女排著長長的隊伍等待領取食物，街頭的兒童患有佝僂病（rickets）。想要建設一個健康有活力的國家就需要有健康且活力十足的公民。

為了新的社會主義社會來培育公民，維也納市政府在公共福利方面展開了一項大膽的大規模試驗。[12] 負責維也納公共福利辦公室（Vienna's Public Welfare Office）的首席市議員朱利斯·坦德勒（Julius Tandler）談到要打造「新人民」（new people）。在他看來，一個有序而衛生的社會環境將會改善人民的體質，如此一來國家就可以通過塑造人民的品質並加以照料來促進國家的力量。

30　　「維也納制度」（Vienna system）曾在歐洲和美國被譽為最先進的福利制度之一。坦德勒在國際上享有盛譽，並四處宣揚維也納的理論

---

*　主張以基督教神學為基礎，由教會進行統治的一種「神學政治論」。近現代在德國、奧地利、義大利等國的教權主義者曾與法西斯勢力勾結。

和實踐。因此，儘管民主是在可想見的最糟糕的情況下來到維也納，但這座城市的各項計畫——克服了一切困難——變得聲名大噪。

維也納的福利方案借鑑了優生學，它被視為一種人口管理的科學方法，當時在許多國家很受歡迎。優生學獲得跨政治光譜派別的支持，從左派到保守派，從教權主義者到女權主義者。坦德勒本人是社會主義者和猶太人。優生學承諾，現代社會的混亂也許可以透過合理的計畫和規畫加以克服，並為整個歐洲和美國剛剛起步的福利制度打下基礎。這些工作包括「積極」和「消極」優生學。前者是要促進受到期待的那一部分人口的健康和繁衍；後者則是通過阻止生育、拒給社會服務，或者採取更極端的措施，來減少不受期待的那些人口的數目。這兩種方案都在一九二○年代的維也納推動。

對於積極的優生學而言，維也納的城市領導階層在多個方面促進人口生育。政府為公民提供衛生和物質方面的改善，例如為生活在不衛生和過度擁擠條件下的勞動階層民眾提供環境舒適的公共住宅。1923年至1934年間，它建造了三百八十多棟公寓大樓，可容納二十二萬人，占維也納人口的十分之一。大規模的「超級街區」提供現代化的管道、整潔的廚房、充足的光線和綠色的庭院。房租占勞動階層收入的百分之四左右。該市還透過衛生所以及在幼兒園和學校的免費體檢來對抗猖獗的疾病。由於肺結核和佝僂病特別常見，官員們透過新的操場、新的公共體育設施、二十多個新的室外公共游泳池和新的鄉村夏令營，為孩子們提供日光和新鮮空氣。為了教育兒童並且不讓他們流落街頭，官員們提供了日托服務、課後學習專案，並且讓該市的幼稚園數量增加了一倍多，達到五十五所。政府的抱負令人讚歎不已。雖然執行過程比烏托邦的願景更為複雜，但市政府落實了許多的目標。

31

然而，暗流也隨著這些努力而湧動。對比在歐洲其他地方的動向來說，奧地利的優生學通常被視為側重積極面向──因為天主教選民反對強制絕育等措施不在少數。一般認為紅色維也納不同於三〇年代中期的奧地利法西斯主義（Austro-fascism）以及後來第三帝國的獨裁統治。不過，這些不同制度的規畫者共享許多相同的社會目標，它們的優生學模式之間也有一種連貫性。[13]

例如，坦德勒設想對他所謂的「劣等人」（the inferior）執行強制絕育，其中包括被認為患有遺傳性疾病、生理或精神障礙的人，以及一些罪犯。坦德勒還談到了「不值得活的生命」的「滅絕」（extermination）是一種值得考慮的想法，他使用了第三帝國殺害被認為不健全的成人和兒童時所訴諸的詞彙。[14] 換句話說，早在納粹掌權之前，消滅論（eliminationist）的觀念已經在城市領導人之間流通。

二〇年代，優生學取向的福利措施的普及，也醫治了社會焦慮。維也納，作為一個在不尋常農業國家裡的不尋常大都會，暴露出人們對現代社會的最深層恐懼。福利制度試圖通過調節家庭、身體和行為來矯正隨都市化而來的病灶──貧困、擁擠的房屋、骯髒的街道和難以控管。[15] 這些公共措施把勞動階層重塑為處於有待矯正的病理狀態。國家根據中產階級的標準制訂和實施新的生活規範，並且對公民的私人生活日益感興趣。

紅色維也納最激進、最優生學的措施無疑是落在社會工作領域，因為國家官員對監督和養育孩子的涉入越來越多。福利制度所觸及的層面已超出為青少年提供身體和物質上的支持，而是進入教養和品格的層面。亞斯伯格的取向就是從這些影響深遠的理想抱負中蘊生而來──診所、特殊學校、感化所和兒童之家等以督促兒童養育的網絡如雨後春筍般湧現。當然，並不是每個人都同意這些取向和意識形態。可是，大多數的政府官員、教育工作者、內外科醫生、精神分析學家和精神科醫生都認為，現代的福利制度應該是多管齊下和干預主義式（interventionist）的取向。

在第一次世界大戰之前，社會工作的取向一直是各自為政。天主教教會組織和私人慈善機構所從事的貧困救濟重點是改善生活條件，而政府機構和法院則是把被認定有問題的兒童從社會轉移到監獄和收容所。後來的福利制度則致力於超越這類因應性的措施和懲戒性的處置，而是更著重於預防性的照護。[16] 透過經特殊訓練和認證的社會工作者組成的生力軍，福利制度開始以連貫的體系來支持兒童的完整生命，沒有人會從這個體系的裂縫中遺漏。

國家對生育和養育的涉入從初生之日就開始了。在一名兒童出生後，社會工作者就會拜訪該家庭以提供有關餵養和照顧的建議，同時檢查生活條件。為避免境遇不佳的嬰兒往往會強裹在報紙裡，社會工作者給所有的母親一套乾淨的衣服和尿布。母親們會獲得生育津貼，在家中或診所得到持續的諮詢和醫療檢查。

社會工作者會追蹤家庭關係。非婚生子女或是無業母親格外受到關切。此外，如果一名地區的社會工作者發現某位孩童的家庭疏於照料，或者從青年辦公室（Youth Office）的學校定期報告中獲知問題兒童，市政府官員就會進行多次家庭訪問和檢查。國家擁有越來越大的權力來決定什麼是正常的孩童和家庭。如果有什麼事情被認為不對勁，孩童可能會被帶離他們的家庭，安置在寄養中心，送到兒童之家管理，或者關進監獄。社會工作是一個具有擴張效果的擴張體系。

維也納大學兒童醫院（University of Vienna Children's Hospital）的理想主義兒科醫生，三十四歲的厄文・拉扎爾（Erwin Lazar）越來越

關切政府程序的草率。他認為，市政府官員和犯罪法庭的法官在決定
孩子的命運時過於武斷，在尚未全然理解他們的行為的情況下就做出
了建議。拉扎爾希望市政府單位打算透過機構來管理或監禁青少年之
前，要先諮詢兒童發展方面的專家。他的目標是將專家納入維也納龐
大的官僚體系，以便為兒童的福利決策提供科學依據。拉扎爾設法在
維也納大學的兒童醫院創建一個門診部——由亞斯伯格接掌——來發
表這些專家意見。

　　拉扎爾是大膽的。他的企圖是創立一個兒童發展的新領域：
「*Heilpädagogik*」，或稱矯治教育（curative education）。拉扎爾表示，
矯治教育整合了眾多學科，創造「一種新領域，它的創立代表著一
種長程目標——以對等的方式將教育學、心理學和科學醫學結合起
來」。[17] 這種取向會把兒童健康、心理和家庭環境的方方面面納入考
量，並提供全面的評估。不過，拉扎爾所稱的矯治教育不同於既有
的「*Heilpädagogik*」，那是在德國、瑞士和奧地利的一種特殊教育教學
法，可以追溯到一八〇〇年代中期。[18] 拉扎爾的醫生同事喬爾格·
弗蘭克（Georg Frankl）對這一支由奧地利的狄奧多·海勒（Theodor
Heller）引領的傳統取向不屑一顧，他認為「作為一門科學的矯治教育
不能只是概念和名稱」。[19] 拉扎爾想把這種取向從特殊教育轉向更接
近醫學和全人精神醫學（holistic psychiatry）的領域。

　　拉扎爾對「*Heilpädagogik*」的願景不是那麼容易轉譯出來。有幾種
可能的意涵：矯正教學法（orthopedagogy）、治療教學法（therapeutic
pedagogy）、補救教育（remedial education）或特殊教育。對拉扎爾以
及後來的亞斯伯格和他的同事而言，「矯治教育」也許最恰當地傳達
出他們的總體抱負；「curative」* 一詞運用了字首「Heil」，即「療癒」
（healing）。這種取向比先前提到的取向更貼近生理學上的意味。療癒

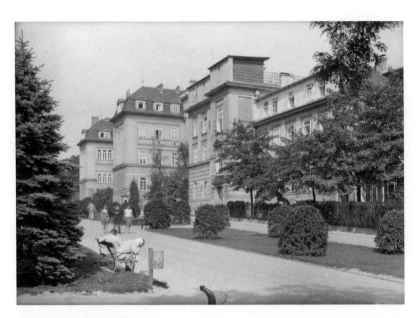

圖1：維也納大學兒童醫院

同時也傳達出它的心靈含義，這使它有別於美國的心理衛生（mental hygiene）或兒童輔導的走向。事實上，亞斯伯格的同事們將他們的使命稱為「對靈魂的照料」。[20]

　　為了創立矯治教育，拉扎爾向一位遠見卓識的人克萊門斯・馮・皮爾奎（Clemens von Pirquet）尋求理念上的支持。皮爾奎在免疫學方面的研究進展獲得國際讚譽，他在1911年至1929年期間擔任維也納大學兒童醫院院長，並將其轉變為世界領先的兒科機構。一名同事說，皮爾奎的在任「具有奪目的吸引力」，很多外賓來訪，以至於醫

34

---

*　　作者此處探討的是德文「*Heilpädagogik*」一詞。

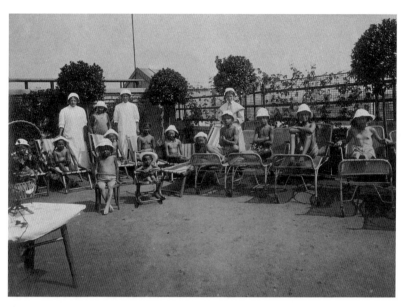

圖2：兒童醫院屋頂的「戶外科部」，1921年

院考慮提供多語種導覽。[21] 皮爾奎在社會問題方面也是引領者。第一
次世界大戰後，維也納的兒童飽受饑餓和營養不良之苦，皮爾奎主導
了由美國救濟署（American Relief Administration）支持的一項奧地利前
所未有的糧食計畫，每天提供多達四十萬頓次的餐食。當時許多人甚
至想推舉皮爾奎擔任奧地利總統。[22] 他是個進步人士，對國際合作以
及提高婦女和猶太人地位持開放態度。他富有實驗精神；例如，他把
醫院的屋頂改造成「戶外科部」（Open Air Department），在那裡，孩
子們可以在雨中、雪中、陽光下玩耍並變得強壯。因此，當拉扎爾在
1911年帶著他不尋常的矯治教育診所（Curative Education Clinic）的想
法來找皮爾奎時，皮爾奎接受了。[23]

　　矯治教育相當契合維也納社會工作領域的多元學科取向，並成為
其核心。拉扎爾的病房發展成為維也納三大診療機構之一，與維也納
市青年辦公室的心理服務和維也納市教育局的教育服務齊名。學校、　　*35*
福利機構和法院將問題兒童轉介到拉扎爾的診所，工作人員就青少年
的處遇方式、機構收容或拘留提出建議。儘管這個矯治教育診所位
於維也納大學的兒童醫院內部，拉扎爾還是得到了納粹德國教育部
小學司的國家資助。該診所還在學校報刊上推廣其服務內容。這是
一個雄心勃勃的構想：在國家機構之間建立一個以專業醫生為中心的
網絡。[24]

　　拉扎爾不遺餘力地將矯治教育納入國家體制。他的診所為社會
工作者、教師和醫生講授課程。它也成為維也納福利制度內的一種模
式，該市政府也在其他的兒童之家設立了「矯治教育病房」，可以臨時
庇護、觀察和診斷待安置的兒童。[25] 拉扎爾受幾個市政府部門之託，
重組兒童之家，起草了《青少年犯罪法》，並在1918年至1925年期間
為新成立的公共衛生部衛生辦公室提供諮詢服務。他在競選活動中
呼籲終結國家兒童機構的體罰，因為體罰在當時是一種普遍做法。[26]

　　矯治教育與社會福利的主要目標彼此吻合，也就是使兒童社會　　*36*
化。取向之間雖各有所異，但大多都致力於培養孩童的「社群能力」
（community competence, *Gemeinschaftsfähigkeit*）。這指的是防範怠惰和
犯罪行為，確保孩童能導向經濟生產力和遵守法紀的生活。它還意味
著灌輸群體責任感、規範和誠信——這是一種結合情感、教育和行為
取向的方案。

　　拉扎爾對觸犯法律的「社會背離」（dissocial）青少年特別感興趣。
他認為區分內源性和外源性的成因是很重要的——亦即去區辨孩童
的「社會背離性」（dissociability）的內在因素（生理或精神方面）或外

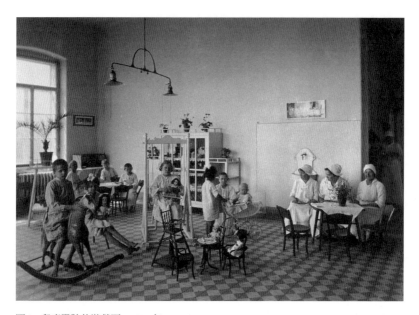

圖3：兒童醫院的遊戲區，1921年

部因素（疾病或社會環境）。就內因的案例來說，拉扎爾誇耀他的矯
治教育診所「首度嘗試」對「任性和蓄意犯罪是來自心智上或是生理上
缺陷」進行區辨的工作。[27] 例如，拉扎爾會關注身體上的細節，他會
「馬上」檢查一名孩童的生殖器，然後把患有隱睪症的男孩送到外科
醫生那裡。[28]

　　　　據診所職員約瑟夫・費爾德納（Josef Feldner）醫生說，拉扎爾擁有
一種奇特的能力，能夠立即「看穿人們」的整體，掌握他們「從頭到尾
的生命弧線」。費爾德納說，拉扎爾在他的診所以「令人驚訝的確定性」
判診了「盡可能多的兒童」──二十多年來超過數千名兒童。然而，社
會福利和少年法庭機構的一些官員擔憂拉扎爾的「快速診斷」的準確

性，它過早判定兒童的「本質、潛在行為，及其未來」。[29] 在拉扎爾擔任院長期間，這家矯治教育診所診斷出約三分之一的兒童患有「社會背離性」，五分之一的兒童患有「學習和成就障礙」，約百分之三十的兒童患有「紀律障礙」（disciplinary disorders）。儘管拉扎爾滿腹理想，但他的判診卻可能相當離譜。誠如他的同事所說，「他並不感情用事」，他會宣判孩子們「道德上」敗壞、「墮落」，甚至是「廢物」。[30]

拉扎爾的矯治教育診所既存在自由的一面，也有權威的一面。拉扎爾原本想要改善對兒童的照護，其做法卻無意中擴張了一個體系，並且最終控制和譴責「社會背離」的兒童。

拉扎爾的專業術語（terminology）依循了兩次世界大戰期間兒童發展的趨勢，將社會評判和醫學判診混為一談。優生學提供了審視社會組織的生物學透鏡，並以眾多的形式滲透到維也納的福利實務中，包含從心理篩檢到絕育手術。[31] 由於社會工作者在處理兒童案件時更經常諮詢被視為是兒童方面的專家，而專家的醫囑愈趨於將行為偏差歸為病態。含混的專業術語更是模糊化了社會問題和醫療問題之間的區別。諸如「疏忽」（neglect）、「危害」（endangerment）、「無社交性」（asociality）或「學習障礙」等標籤涵蓋了一系列的爭議。這個孩子可能是生病了、行為不端、父母教養差、認知上受損，或者單純只是貧窮。「社群能力」的缺乏成為一種社會醫療狀況（sociomedical condition）。這些標籤也有嚴重的實際後果。社會工作者會把它們置入報告的標題以及報表中，使它們成為正式的病歷和診斷。[32]

接著，這些判定報告會跟隨該名孩童在各個診所和兒童機構裡進行一輪又一輪的專家檢測和評估。最重大的後果是把孩童從他或她的家裡帶走，而這種情況變得越來越普遍。到了 1936 年，平均一天有二十一名孩童被帶離家庭，轉交給維也納兒童接收辦公室（Child

38

Intake Office，*Kinderübernahmestelle*，簡稱KÜST）的兒童寄養照護服務（Child Foster Care Service）。[33] 根據評估結果，青少年可能進入寄養中心，或在維也納多所兒童之家、補救學校或拘留機構中的任何一所接受收容。儘管許多兒童發展領域的相關工作者其初衷是良善的，但國家的收容機構提供的條件卻很糟糕，而且往往有虐待的情況。即使沒有遭受到照護者或其他青少年的暴力，兒童也會面臨饑餓或冷落。孩童和他們的家人發現到，這些帶著嶄新專業身分的新奇人士擁有驚人的權力去塑造他們的生命。

　　兒童發展工作的政治考量是棘手的，因為要面對兒童、家庭和社會利害彼此之間糾結的權利。不過，由政府監督兒童養育的措施倒是獲得跨政治派別的支持。來自不同背景的專業人士試驗了各種方法，包括自由和威權式的做法，以及積極和消極性的優生學。許多進步人士和社會主義者認為，政府對兒童的照顧和教育對於建立一個穩定和民主的社會是不可或缺的；許多中產階級的道德人士試圖向窮人灌輸資產階級的規範；很多天主教和保守的實務工作者致力於促進生育和家庭的傳統宗教理想。[34] 維也納已經成為各種思想的熔爐，大量的教育工作者、兒科醫生、精神科醫生和精神分析學家將不同的理論帶到學校、法院、診所，以及迅速發展的福利體系中。

　　無論出於何種政治目的，很明顯，國家的干預有可能幫助兒童，也有可能像奧地利逐漸邁向法西斯主義和第三帝國那樣造成災難性的危害。

　　這一時期兒童發展工作的一個突出領域是維也納精神分析。這座城市有相當多精神分析的先驅渴望為有需要的維也納青少年提供協助，像是奧古斯特·艾克霍恩（August Aichhorn）、夏洛特·布勒

（Charlotte Bühler）、海倫娜·杜伊奇（Helene Deutsch）、安娜·佛洛伊德（Anna Freud）、赫米妮·哈格海默（Hermine Hug-Hellmuth）和梅蘭妮·克萊因（Melanie Klein）。正如安娜·佛洛伊德所解釋的：「那 *39* 時候在維也納，我們都非常振奮——充滿活力：仿佛是在探索一片全新的大陸，我們就是探索者，現在我們有機會做出改變。」[35]

　　西格蒙德·佛洛伊德本人也呼籲採取社會行動。1918年，佛洛伊德在第五屆國際精神分析大會上發表演講時宣稱：「窮人應該有權利接受心智上的協助，就像他現在有權利接受外科手術的協助以維持生命一樣。」[36]在佛洛伊德的鼓動下，精神分析學家於二〇到三〇年代間在歐洲各地開設了十二家免費門診診所，這些城市遍布在柏林到薩格勒布（Zagreb）＊再到倫敦。

　　雖然精神分析學可能會讓人聯想到那些躺在沙發上的特權人士，不過它的從業者發展出協助維也納弱勢群體的一項強大的社會使命。維也納的流動門診中心（Vienna's Ambulatorium）創立於1922年，提供免費服務和培訓專案。隸屬於流動門診中心的精神分析師將他們五分之一的時間奉獻給該中心，其目的是透過恢復個人的心智健康來改造社會。參與其中的一些主要人物有阿爾弗雷德·阿德勒（Alfred Adler）、布魯諾·貝特海姆（Bruno Bettelheim）、海倫娜·杜伊奇、愛利克·艾瑞克森（Erik Erikson）、安娜·佛洛伊德、埃里希·弗洛姆（Erich Fromm）、卡爾·榮格（Carl Jung）和梅蘭妮·克萊因。[37]該學派還有許多其他的創舉。例如，艾克霍恩曾與犯罪和有困擾的青少年一起工作，而且於1918年，在奧伯霍拉布倫（Oberhollabrunn）為他們創立了一個國家資助的收容所，並與拉扎爾共同經營。阿德勒在維也

＊　今日的克羅埃西亞首都。

納各地開辦了兒童輔導診所，不僅幫助兒童，還為他們的老師和家人
提供諮詢。[38]

　　這種實驗性行動的開展促進了維也納精神分析學家和精神科醫生
之間的交流。當然，這些學科有不同的理論取向：精神分析學家傾向
於關注個人的內在生命以及他們的意識和無意識之間的關係，而精神
醫學則與生物科學，尤其是神經學密切結合。[39] 然而，維也納緊密聯
繫的機構之間允許相當程度的正式與非正式的互動。人們經常在彼此
的學校、診所和組織之間進進出出，這也讓他們的工作與這座城市
的福利制度產生了交集。久而久之，精神分析形成了更緊密的社會
網絡，吸引更多的猶太裔的執業者；有些人甚至稱之為「猶太科學」
（Jewish science）。但是，如果精神醫學或精神分析彼此間沒有相互交
流，就很難去設想兩者各自的演變。[40]

　　維也納精神醫學和精神分析的一個主要交流場所是諾貝爾獎得主
朱利斯・瓦格納－喬雷格（Julius Wagner-Jauregg）的維也納大學精神
醫學暨神經內科臨床部（Psychiatric-Neurological Clinic）。[41] 雖然瓦格
納－喬雷格是一位個人不贊成精神分析的精神科醫生，但他卻營造了
一個充滿活力和包容性的環境。當精神科醫生在他的醫院度過他們早
期的職業生涯時，除了精神醫學與神經內科，他們還有機會接觸精神
分析、發展心理學和教育學。有一些人受此啟發，離開了精神醫學，
去追求精神分析的潮流。精神科醫生經常進入精神分析領域，也促進
這兩個領域的對話。[42]

　　拉扎爾曾在瓦格納－喬雷格的診所接受過培訓，他也曾短暫參與
過這種混合療法。拉扎爾創辦自己的矯治教育診所的時候，他甚至還
贊助奧托・帕茲爾（Otto Pötzl）*，這位瓦格納－喬雷格著名的繼任者
擔任過精神醫學暨神經內科臨床部的主任；帕茲爾是向維也納大學醫

學院推薦擔保拉扎爾診所的三位簽署者之一。[43]

不過，拉扎爾的矯治教育的實務工作與維也納精神分析學格格不入。儘管拉扎爾聲稱，他的工作與佛洛伊德和阿德勒的理論密切結合，但許多精神分析學家卻認為兩者之間沒有什麼相似之處，因而對之不屑一顧。拉扎爾的同事弗蘭克醫生寫了幾篇文章為病房辯護，反駁精神分析學家指責矯治教育「缺乏方法」與「缺乏獨創性」，只是「由無數其他科學的碎片拼湊而成的馬賽克」。[44]

杜伊奇是一位著名的精神分析學家，她對自己早年在拉扎爾診所的工作經驗只有一些負面評論。她抱怨說，拉扎爾對兒童評估的隨意流動取向是一種「顛三倒四的胡亂測量」，帶有一種「無政府主義的基調」，「事情都是一團糟」。杜伊奇還說，「氣氛令人厭惡」，「拉扎爾是一幅荒謬的諷刺畫」。[45]

儘管如此，維也納精神分析學派和精神醫學的主流圈子有聯繫，拉扎爾及其診所依然與他們有交集。但到了亞斯伯格在位的主導下，矯治教育診所越來越孤立於維也納的知名人士，其運作也脫離維也納有聲望的網絡圈。他們之間的這種分歧起始於維也納兒童醫院遠離一九二〇年代的進步理想主義，轉向威權主義（authoritarianism）。

這家兒童醫院的轉型始於1929年。該年，皮爾奎被發現躺在床上，與他結婚二十五年的妻子緊緊擁抱在一起，兩人都死於氰化鉀。他因將兒童醫院改造成世界級的醫院而廣受讚譽。兩人的自殺令人震驚；皮爾奎曾與憂鬱症奮戰，但事發於他五十四歲，也是他事業處於巔峰之時。

41

---

* 奧地利維也納的神經學家。

皮爾奎以身為一名政治家以及作為奧地利總統邁克爾・海尼斯
（Michael Hainisch）的可能繼任者而聞名，他意外的死亡引發了一場
兒童醫院領導權的重大爭奪戰。負責接替人選的遴選委員會本身就
很難應付。在維也納大學的監督下，政治角力的撕裂轉趨劇烈，委
員會的成員涵蓋了從維也納分析學會（Vienna Psychoanalytical Society）
的成員（主要是猶太人）帕茲爾，到極端右翼和反猶太的弗朗茨・奇
沃斯泰克（Franz Chvostek），他在大學的診所被稱為「萬字符診所」
（swastika clinic）。[46]

　　許多優秀的候選人被提名，包括皮爾奎自己的學生。但奇沃斯泰
克支持不太知名的兒科醫生弗朗茲・漢伯格（Franz Hamburger），他
也認同奇沃斯泰克的政治觀點。1924年，五十四歲的漢伯格幫助成
立了格拉茨種族衛生協會（Graz's society for racial hygiene），他來自格
拉茨大學（University of Graz），那裡是右翼激進主義的溫床。[47] 奇沃
斯泰克利用遴選委員會其他成員之間的分歧，把漢伯格的名字推到了
該委員會候選名單的第二順位。然而，由於漢伯格的「個人品格」和缺
乏科學成就，校方拒絕將其列入。可是，教育部出面調停，支持漢伯
格作為第二人選。因此，當第一人選邁因哈德・波凡德勒（Meinhard
Pfandler）拒絕了這項職務，漢伯格就成為了兒童醫院的主任。

　　漢伯格的獲選引起了廣泛的驚訝和憤怒。漢伯格的醫學地位遠不
及皮爾奎，甚至在免疫學研究上與該領域的領頭者皮爾奎存在尖銳分
歧。當地報紙《晚報》（The Evening）對該項任命發出悲歎，認為漢伯
格這個「百分之百的反動分子」的任命案，是「對死者的嚴重侮辱」。[48]

　　漢伯格的領導風格對兒童醫院產生了深遠的影響。漢伯格遵循納
粹的意識形態，提倡優生學的觀點，將女性作為養育者，把兒童當成
身體樣本。他相信日耳曼**民族**具有生物學上的優越性，儘管他的兒子

後來說，漢伯格年輕時是一名船醫，他喜歡到世界角落接觸「原住民以及異國情調」，「尤其是印度、中國和日本」。漢伯格的兒子還說，他目光炯炯而神情堅定，是「一位嚴厲但富有同情心的父親，是不屈不撓的榜樣」。[49]

對漢伯格最聲名狼藉的一項批評是他的「反科學態度」，他中斷國際研究以及訪問學者的聯繫，並將維也納大學兒童醫院從皮爾奎領導下的尖端生物學研究，轉移到了由社會效用（social utility）驅動的醫學領域。漢伯格希望他的醫生們從事更多的初級保健工作，而不是只追求醫療科別的專業。據說，他的講座「易於理解，邏輯簡單，適合醫生的實務工作」。[50] 醫院的醫生從事公共衛生服務規定要在矯治教育和母親諮詢方面輪流值班。醫生也提供心靈療癒的服務。漢伯格宣稱：「醫療實務者最重要的日常工作是照料靈魂。」[51] 事實上，漢伯格當時正讓世界上最頂尖的兒科機構之一喪失其專業性。

他同樣在兒童醫院的職位上積累了更大的權力，組織和操縱維也納的專家協會，譬如兒科學會（Society for Pediatrics），並向極右派邁進。漢伯格享有權威、忠誠和浮誇的地位。1931年的一個紀念儀式讓他猶如站在耀眼的陽光下備受矚目，受到一群孩子和護士的簇擁，女孩們則在髮上戴著慶典頭飾。[52]

隨著統治地位的增強，漢伯格更換了兒童醫院的工作人員。他肅清了許多猶太和自由派的職員，並迫使其他人辭職。1930年後，所有皮爾奎的猶太同事都離開了。拉扎爾留了下來，但他於1932年去世。[53] 漢伯格讓自己的支持者和學生接替了他們的位置。

在招聘方面，漢伯格對品格的評價看得比才智的資格更重要；意識形態的至高無上與日俱增。他的員工往往缺乏皮爾奎的職員那樣的自然科學背景，而且相當右傾。毋庸置疑的，漢伯格的許多門徒成為

43

安樂死計畫中的納粹狂熱分子與領導者。

二十五歲的亞斯伯格是漢伯格首批聘員之一,他於1931年3月26日剛剛完成他在奇沃斯泰克主持的第三醫學大學(University Medical Clinic III)的醫學研究。奇沃斯泰克剛好在前一年運籌帷幄讓漢伯格掌權。他以培訓國家社會主義醫生和禁止婦女上他的課而聞名,這在當時是違法的。

亞斯伯格熱情洋溢地講述他與漢伯格的首次會面,說那感覺就像「命中註定」一樣。亞斯伯格說,那次的面談「不是嚴格的面試,而更像是一位長者與年輕人之間的密談,對我來說非常有意思,對漢伯格教授來說顯然也是如此」。[54] 1931年5月1日,亞斯伯格開始擔任漢伯格指導的博士後研究生,他很高興自己的月薪有一百二十先令(schillings)*,而他的父親月入僅五十先令。他對漢伯格的兒童醫院新願景充滿熱情,渴望能投入「醫院的繁忙建設與重建」以及「糾正」皮爾奎的領導。[55]

亞斯伯格是漢伯格獎助的學生之一,他對漢伯格充滿崇敬之意。他一再稱讚他的導師培育了他的醫療觀念,並在戰後一直忠心於他,即使漢伯格在當時已經名譽掃地。1962年,亞斯伯格解釋說,在矯治教育診所為漢伯格工作「命定地實現了」德國青年運動「在我十幾歲時對我的深刻影響」——尤其是他「對人們的熱情」以及對他們「竭力協助和治療」。1977年,亞斯伯格仍然以奉承的口吻談論漢伯格:「他涵蓋了所有的兒科知識。他是一位極有魅力的老師。我從他身上學到的大部分東西現在仍然適用。」[56]

1931年5月,亞斯伯格在兒童醫院上任不久,漢伯格於1932年

---

*　即奧地利先令(Österreiche Schilling),是奧地利於2000年改行歐元前的主要貨幣。

秋天就把他安插到矯治教育診所。一年半後，儘管亞斯伯格較為年
輕，在資歷豐富的職員當中相對缺乏經驗，漢伯格還是任命亞斯伯格
為診所主任。[57]

　　漢伯格也接受了厄文‧傑克留斯（Erwin Jekelius）作為他在兒童
醫院的第一屆博士後學生之一。1931年，漢伯格指派二十六歲的傑
克留斯到矯治教育診所工作，傑克留斯一直在那裡工作到1936年。
在五年的歲月裡，傑克留斯和亞斯伯格一起在病房裡工作。最後的兩
年，亞斯伯格擔任主任，傑克留斯則成為一名納粹狂熱分子。1933
年6月，他加入了納粹黨，當時該黨在奧地利實質上仍是一個恐怖
組織，他甚至還加入了納粹黨的準軍事部隊SA（Stormtroopers，衝鋒
隊）。[58] 在第三帝國的統治下，傑克留斯成為維也納兒童和成人安樂
死計畫最突出的人物，主導著斯皮格朗德和斯坦霍夫（Steinhof）的殺
戮中心。

　　在三〇年代，傑克留斯在他的夥伴眼中是積極勤奮的人，在1933
年和1934年的實習階段得到了正面的評價。資深醫生埃米爾‧馬陶
謝克（Emil Mattauschek）寫道，傑克留斯「對他的工作有著極大的熱
情、極為投入、醫術高超且毅力十足」。希曼‧施萊辛格（Heiman
Schlesinger）則說，傑克留斯是「一位非常勤奮、盡職的醫生……他的
成就和富有人情的態度贏得了醫生和病人的喜愛」。他的確是儀表堂
堂──身材高駣，黑髮從他稜角有致的臉龐向後梳。相較於傑克留斯
對種族衛生的致命信念，以及他後來主導殺害病人的角色，他為人所
稱道對病人和藹可親的態度無疑是相當諷刺的。[59]

　　在三〇年代的維也納，政治忠誠變得格外重要。奧地利，如同中
歐和東歐的其他地方一樣，正在轉向獨裁主義。大蕭條使國家陷入危
機，導致1932年失業率超過百分之二十五。社會主義、共產主義、

納粹和基督教社會主義的準軍事組織之間的街頭衝突也日益頻繁。武
裝部隊經常穿著制服在維也納遊行，恐嚇民眾，挑釁爭吵，有時甚至
造成傷亡。[60]

　　1933年，當希特勒和國家社會主義黨鞏固了德國的權力，由
三十九歲的恩格爾伯特・陶爾斐斯（Engelbert Dollfuss）所領導的新
中央政府以及基督教社會黨則鞏固了奧地利的權力。陶爾斐斯禁止
所有的示威活動，唯有保守的基督教社會黨的準軍事組織家園衛兵
（Heimwehr）的活動除外。但這並沒有平息局勢；納粹雖遭禁止在大
街上穿著其棕色制服衫，他們仍可不穿著襯衫，戴著絲綢帽子，在維
也納街頭大搖大擺。[61]國會變得難以應付。1933年3月4日，在貝尼
托・墨索里尼（Benito Mussolini）的鼓動下，陶爾斐斯在一場重大的
政治攤牌後暫停議會，並開始藉由緊急法令進行統治。

　　奧地利納粹採取恐怖手段，試圖透過暴力削弱中央政府。1933
年6月，在一次手榴彈襲擊之後，陶爾斐斯取締了納粹黨。奧地利國
家社會主義者逃到巴伐利亞，成立了奧地利軍團（Austrian Legion），
這是一支一萬人左右的準軍事勢力。納粹的陣營位在德國邊境，不斷
入侵奧地利，以催淚彈、炸藥和手製炸彈攻擊咖啡館、商店和街道。
僅1934年1月的頭幾週就發生了大約一百四十起的襲擊事件。[62]

　　漢伯格就是在那一年加入了納粹黨。當時他在奧地利的地位相
當邊緣，主要是因為該政黨是非法的──1934年是一個格外動盪的
時期。是年2月，陶爾斐斯政府鎮壓社會民主黨，引爆一場所謂的內
戰。左右兩派的衝突只持續了四天，但是暴力已經蔓延到全國各地。
至少有一千五百人死亡，五千人受傷。在政府擊敗左派之後，它宣
布社會民主黨為非法政黨，對反對者進行大規模的監禁和處決，並於
1934年5月1日通過了一部新憲法，讓陶爾斐斯成為實質的獨裁者。

奧地利成為一個由祖國陣線（Fatherland Front）領導的一黨專政國家。祖國陣線是民族主義者、教權主義者、社團主義者，是墨索里尼所支持的基督教社會黨的承繼者。[63]

九天之後，1934年5月10日，亞斯伯格加入祖國陣線，支持新的奧地利法西斯政權。[64] 奧地利法西斯政府與納粹主義有著共同的意識形態元素，但致力於奧地利的獨立，反對德國納粹的接管，並與奧地利的國家社會主義者持續激烈的戰鬥。1934年7月，納粹叛亂分子企圖發動政變，當奧地利軍隊輕鬆擊敗他們時，叛亂分子打傷了陶爾斐斯，他不久後就死了。儘管庫爾特·舒施尼格（Kurt Schuschnigg）總理領導下的國家社會主義黨持續遭到禁止，但納粹的聲音日趨高漲，也日益引人注目。他們改變了破壞政府的策略，沒有訴諸恐怖主義，而是設法滲透進了國家和警察職位。

亞斯伯格擁有扎扎實實的極右派證件，在幾個反自由主義、反社會主義、反現代和反猶太組織中都具有會員身分。除了祖國陣線，亞斯伯格於1934年還加入了奧地利的德國醫生協會（Association of German Doctors），以促進日耳曼民族主義為目標。例如，為了減少猶太人在醫學領域的分量，它試圖對猶太學生實行配額，並編列了一份所謂非雅利安醫生的名單，它後來被用於納粹統治下的猶太清洗行動。[65]

此外，亞斯伯格是新土地協會的忠實會員，那是一個極端民族主義的天主教青年協會，帶有反猶太主義傾向。他也是擁有八十名會員的聖盧卡斯行會（Saint Lucas Guild）的秘書，該組織透過在維也納醫學界的講座和課程推廣天主教優生學。和當時的許多醫生一樣，亞斯伯格自稱是優生學家。在奧地利常見的天主教變體更側重於「積極的」而非「消極的」優生學，因為它試圖鼓勵那些受到期待者的繁衍，並且透過自願禁欲而非避孕、強制絕育或墮胎來勸阻那些不受期

47

待者的生育。然而，聖盧卡斯行會對納粹持更加開放的態度，這個組織在三〇年代中期就接納了國家社會主義黨員，當時該黨仍受到禁止，並且從事恐怖主義活動。[66]

雖然亞斯伯格身為祖國陣線和奧地利德國醫生協會的會員，這對於三〇年代維也納的一位進取的醫生來說可能還不引人側目，但他對聖盧卡斯行會和新土地協會的投入表明其極右翼立場的真正承諾。[67]

與此同時，亞斯伯格似乎與維也納精神醫學和精神分析的主流環境幾乎沒有任何聯繫，他自己在維也納的專業圈子侷限於漢伯格及其矯治教育診所的同事。按理說，他原本可以尋求更廣泛的人脈，但他並沒有這麼做。1934年夏天，他曾在帕茲爾那裡實習了三個月。帕茲爾從1928年至1945年間一直擔任維也納大學精神醫學暨神經內科的大學臨床部主任，稱得上是當時維也納精神醫學和精神分析網絡最著名的人物。帕茲爾培訓過神經學家和佛洛伊德學派人士，他的工作涵蓋了失語症、視覺失認症（optical-agnostic disorders）以及夢的分析。帕茲爾甚至在1917年加入了維也納精神分析學會，這在當時對於他這樣地位的神經學家和精神科醫生來說是不尋常的舉動，因為精神分析在傳統學術界仍然被認為是一個非傳統而且有爭議性的領域。然而，亞斯伯格似乎對他在帕茲爾的臨床部那段時期不予置評，也沒有受到帕茲爾工作性質的影響。他在隨後的出版物中既沒有讚揚也沒有引用帕茲爾，他倒是對其他人大加推崇。事實上，亞斯伯格對帕茲爾的行為曾有嚴厲的批評，稱帕茲爾是一個「可怕的檢驗者」，他給予病人「刻板問題」和「囑咐事項」的方式是「令人厭惡之舉」。[68]

48

　　當亞斯伯格和他的同事們遠離傑出的維也納精神醫學和精神分析的網絡時，二〇年代著名的維也納制度在三〇年代中期變形為獨裁主

義的工具。干預主義和優生主義長期以來一直是維也納兒童發展工作
檯面下的牽引力,它們也逐漸來到臺前。在這種新的政治背景下,第
三帝國的診斷政權不僅僅是由國家社會主義官員所強制實行,也是由
維也納既存的支持者參與其中的聯合共謀。[69] 正是在維也納的納粹兒
童精神醫學的這些基礎上,亞斯伯格對自閉精神異常的定義才會浮現。

註釋

1　Asperger, " 'Psychopathen,' " 76.

2　von Goethe, Johann Wolfgang, *Faust*, Part II, V/IV; Felder, Maria Asperger. " 'Zum Sehen geboren, zum Schauen bestellt': Hans Asperger (1906-1980: Leben und Werk)." In *Hundert Jahre Kinder- und Jugendpsychiatrie*, edited by Rolf Castell, 99-119. Göttingen: Vandenhoeck & Ruprecht, 2008; Felder, " 'Zum Sehen geboren, zum Schauen bestellt,' " 38-43; Sousek, Roxanne. "Hans Asperger (1906-1980)—Versuch einer Annäherung." In *Auf den Spuren Hans Aspergers*, edited by Arnold Pollack. Stuttgart: Schattauer, 2015, 15-23; Stuttgart: Schattauer 2015, 21.

3　ORF Radio, Asperger, 1974. "Lebenslauf," 1b, WStLA 1.3.2.202.A5. P: A.

4　Felder, Maria Asperger. "Foreword." In *Asperger Syndrome: Assessing and Treating High-functioning Autism Spectrum Disorders*, edited by James McPartland, Ami Klin, and Fred Volkmar. New York: Guilford, 2014, x; Zweymüller, E. "Nachruf für Herrn Dr. H. Asperger." *WkW* 93 (1981): 33-34, 33; ORF Radio, Asperger, 1974.

5　Felder, " 'Sehen,' " (2015), 38-39; Frith, Uta. "Asperger and his Syndrome." In *Autism and Asperger Syndrome*, 1-36, 9-10; ORF Radio, Asperger, 1974; Asperger, Hans. "Problems of Infantile Autism." *Communication* (1979): 45-52; 49; Asperger, Hans. *Probleme des kindlichen Autismus*. Lüdenscheid: Gerda Crummenerl, 1977, 2; Asperger, Hans. "Die Jugendgemeinschaften als Erziehungsfaktor." In *Jugend in Not*, edited by Alfred Brodil, 121-136. Vienna: Schriften zur Volksbildung des BfU, 1959, 130.

6　Felder, " 'Sehen,' " (2008), 100. 他們於1935年7月結婚。Fragebogen für den Personalkataster, Abteilung V., 27 November 1940. WStLA 1.3.2.202. A5, P: A.

7　Sousek, "Hans Asperger," 20-21; Lyons, Viktoria, and Michael Fitzgerald. "Did Hans Asperger (1906-1980) have Asperger Syndrome?" *Journal of Autism and Developmental Disorders* 37 no. 10 (2007): 2020-2021; Asperger, "Infantile Autism," 49; also "Frühkindlicher Autismus." *MK* 69 no. 49 (1974): 2024-2027, 2026.

8　　Felder, " 'Sehen,' " (2008), 101; ORF Radio, Asperger, 1974.

9　　Schorske, Carl. *Fin-de-siècle Vienna: Politics and Culture.* New York: Knopf, 1979; Kandel, Eric. *The Age of Insight: The Quest to Understand the Unconscious in Art, Mind, and Brain, from Vienna 1900 to the Present.* New York: Random House, 2012.

10　Healy, Maureen. *Vienna and the Fall of the Habsburg Empire: Total War and Everyday Life in World War I.* Cambridge: Cambridge UP, 2004; Maderthaner, Wolfgang, and Lutz Musner. *Unruly Masses: The Other Side of Fin-de-Siècle Vienna.* New York: Berghahn, 2008; Boyer, John. *Political Radicalism in Late Imperial Vienna: Origins of the Christian Social Movement, 1848-1897.* Chicago: Chicago UP, 1981; Boyer, John. *Culture and Political Crisis in Vienna: Christian Socialism in Power, 1897-1918.* Chicago: Chicago UP, 1995; Judson, Pieter. " 'Where our Commonality is Necessary… ': Rethinking the End of the Habsburg Monarchy." *Austrian History Yearbook* 48 (2017): 1-21; Judson, Pieter M. *The Habsburg Empire: A New History.* Cambridge, MA: Belknap, 2016; Deak, John. *Forging a Multinational State: State Making in Imperial Austria from the Enlightenment to the First World War.* Stanford: Stanford UP, 2015.

11　Wasserman, Janek. *Black Vienna: The Radical Right in the Red City, 1918-1938.* Ithaca: Cornell UP, 2014.

12　McEwen, Britta. "Welfare and Eugenics: Julius Tander's Rassenhygienische Vision for Interwar Vienna." *Austrian History Yearbook* 41 (2010): 170-190; Gruber, Helmut. *Red Vienna: Experiment in Working-Class Culture, 1919-1934.* New York: Oxford UP, 1991.

13　Löscher, Monika. "—der gesunden Vernunft nicht zuwider— ?" *Katholische Eugenik in Österreich vor 1938.* Innsbruck: Studien, 2009; Wolf, Maria. *Eugenische Vernunft: Eingriffe in die reproduktive Kultur durch die Medizin 1900-2000.* Vienna: Böhlau, 2008; Baader, Gerhard, Veronika Hofer, and Thomas Mayer, eds. *Eugenik in Österreich: biopolitische Strukturen von 1900-1945.* Vienna: Czernin, 2007; Logan, Cheryl. *Hormones, Heredity, and Race: Spectacular Failure in Interwar Vienna.* New Brunswick, NJ: Rutgers UP, 2013; Gabriel, Eberhard, and Wolfgang Neugebauer, eds. *Vorreiter der Vernichtung?: Eugenik, Rassenhygiene und Euthanasie in der österreichischen Diskussion vor 1938.* Zur Geschichte der NS-Euthanasie in Wien, vol. 3. Vienna: Böhlau, 2005.

14　Tandler, Julius. *Gefahren der Minderwertigkeit.* Vienna: Verlag des Wiener Jugendhilfswerks, 1929, and *Ehe und Bevölkerungspolitik.* Vienna: Perles, 1924; McEwen, "Welfare," 187, and *Sexual Knowledge: Feeling, Fact, and Social Reform in Vienna, 1900-1934.* New York:

Berghahn, 2012, 145; Turda, Marius. *The History of East-Central European Eugenics, 1900-1945: Sources and Commentaries*. London: Bloomsbury, 2015, 21.

15 Gruber, Helmut. "Sexuality in 'Red Vienna': Socialist Party Conceptions and Programs and Working-Class Life, 1920-1934." *International Labor and Working-Class History* 31 (1987): 37-68; Sieder, Reinhard. "Housing Policy, Social Welfare, and Family Life in 'Red Vienna,' 1919-1934." *Oral History* 13 no. 2 (1985): 35-48; Gruber, Helmut, and Pamela Graves. "The 'New Woman': Realities and Illusions of Gender Equality in Red Vienna." In *Women and Socialism, Socialism and Women: Europe between the two World Wars*, edited by Helmut Gruber and Pamela Graves. New York: Berghahn, 1998, 56-94; Wegs, Robert. *Growing up Working Class: Continuity and Change among Viennese Youth, 1890-1938*. University Park: Pennsylvania State UP, 1989.

16 Dickinson, Edward Ross. *The Politics of German Child Welfare from the Empire to the Federal Republic*. Cambridge, MA: Harvard UP, 1996, 48-79. International: Dekker, Jeroen. *The Will to Change the Child: Re-Education Homes for Children at Risk in Nineteenth Century Western Europe*. Frankfurt: Peter Lang, 2001; Rosenblum, Warren. *Beyond the Prison Gates: Punishment and Welfare in Germany, 1850-1933*. Chapel Hill: UNC Press, 2012; Foucault, Michel. *History of Madness*, edited by Jean Khalfa. London: Routledge, 2006, and *Madness and Civilization: A History of Insanity in the Age of Reason*. New York: Pantheon, 1965; Blackshaw, Gemma, and Sabine Wieber, eds. *Journeys into Madness: Mapping Mental Illness in the Austro-Hungarian Empire*. New York: Berghahn, 2012.

17 Fadinger, Biljana. *Die vergessenen Wurzeln der Heilpädagogik: Erwin Lazar und die Heilpädago-gische Station an der Universitäts-Kinderklinik in Wien*. University of Vienna, 1999, 91; Lazar, Erwin. "Die heilpädagogische Abteilung der k. k. Universitäts-Kinderklinik in Wien und ihre Bedeutung für die Jugendfürsorge." *ZfKJ* 5 no. 11 (1913): 309-313; Bruck, Valerie, Georg Frankl, Anni Weis, and Viktorine Zak. "Erwin Lazar und sein Wirken." *ZfK* 40 (1932): 211-218, 211-212.

18 Biewer, Gottfried. *Grundlagen der Heilpädagogik und inklusiven Pädagogik*. Stuttgart: UTB, 2010; Moser, Vera. "Gründungsmythen der Heilpädagogik." *ZfP* 58 no. 2 (2012): 262-274. Foundational: Georgens, Jan, and H. Deinhardt. *Die Heilpädagogik: mit Berücksichtigung der Idiotie und der Idiotenanstalten*. Leipzig: Fleischer, 1863; Heller, Theodor. *Grundriss der Heilpädagogik*. Leipzig: Engelmann, 1904.

19 Frankl, Georg. "Die Heilpädagogische Abteilung der Wiener Kinderklinik." *ZfKFB* 29 no. 5-6 (1937): 33-38, 33; Heller, Theodor. "Nachruf, Erwin Lazar." *ZfK* 40 (1932): I-III;

Heller, Theodor. "Fürsorgeerziehung und Heilpädagogik in Deutschland und Österreich." *Zentralblatt für Jugendrecht und Jugendwohlfahrt* 22 no. 10/11 (1931): 369-375.

20   Schröder, Paul. "Kinderpsychiatrie und Heilpädagogik," *ZfK* 49 (1943): 9-14, 10; Asperger, Hans. "Tagungsbericht: Erziehungsfragen im Rahmen der Kinderkundlichen Woche." *DN* 14 no. 2 (1941): 28-31, 29. Asperger on history: "Pädiatrie—Kinderpsychiatrie—Heilpädagogik." *WkW* 87 (1975): 581-582; "Heilpädagogik in Österreich." *HP* 1 (1958): 2-4; "Die medizinische Grundlagen der Heilpädagogik." *MfK* 99 no. 3 (1950): 105-107.

21   Wagner, Richard. *Clemens von Pirquet: His Life and Work*. Baltimore: Johns Hopkins, 1968, 118; Neuburger, Max. "The History of Pediatrics in Vienna," translated by Robert Rosenthal. *Medical Record* 156 (1943): 746-751.

22   von Pirquet, Clemens Peter. "Die Amerikanische Schulausspeisung in Österreich." *WkW* 31 no. 27 (1921): 323-324; von Pirquet, Clemens Peter. "Die Amerikanische Kinderhilfsaktion in Österreich." *WkW* 70 nos. 19 and 20 (1920): 854, 858, 908-909; Obrowsky, Louis. *Historische Betrachtung der sozialmedizinischen Einrichtungen in Wien vom Beginn des 20. Jahrhunderts bis zum Ende der Ersten Republik*. Frankfurt: Lang, 2005, 74-81; Schick, Béla. "Pediatric Profiles: Pediatrics in Vienna at the Beginning of the Century." *JP* 50 no. 1(1957): 114-124, 121.

23   Hubenstorf, Michael. "Pädiatrische Emigration und die 'Hamburger Klinik' 1930-1945," 69-220, 78, and Gröger, Helmut. "Der Entwicklungsstand der Kinderheilkunde in Wien am Beginn des 20. Jahrhunderts," 53-68, both in *90 Jahre Universitäts-Kinderklinik in Wien*, edited by Kurt Widhalm and Arnold Pollak. Vienna: Literas-Universitätsverlag, 2005.

24   Rudolph, Clarissa, and Gerhard Benetka. "Kontinuität oder Bruch? Zur Geschichte der Intelligenzmessung im Wiener Fürsorgesystem vor und in der NS-Zeit." In *Verfolgte Kindheit: Kinder und Jugendliche als Opfer der NSSozialverwaltung*, edited by Ernst Berger and Else Rieger, 15-40. Vienna: Böhlau, 2007, 36 (34-39); Lazar, Erwin. "Die Aufgaben der Heilpädagogik beim Jugendgericht." *HS-E* 10 Nr. 1-2 (1919): 1-9; Fadinger, "Wurzeln," 39-137; Brezinka, Wolfgang. "Heilpädagogik in der Medizinischen Fakultät der Universität Wien: ihre Geschichte von 1911-1985." *ZfP* 43 no. 3 (1997): 395-420; Fadinger, "Wurzeln"; Skopec, Manfred, and Helmut Wyklicki. "Die Heilpädagogische Abteilung der Universitätsklinik in Wien." *HP* 24 no. 1 (1981): 98-105.

25   Bruck, Frankl, Weiß, and Zak, "Erwin Lazar," 212; Zak, Viktorine. "Die Entwicklung der klinischen Heilpädagogik in Wien." *ICN* 3 no. 4 (1928): 348-357, 356; Malina, Peter. "Zur Geschichte des Spiegelgrunds." In *Verfolgte Kindheit*, 159-192; 183; Malina, Peter. "Im

Fangnetz der NS- 'Erziehung': Kinder-und Jugend- 'Fürsorge' auf dem 'Spiegelgrund' 1940-1945." In *Von der Zwangssterilisierung zur Ermordung—zur Geschichte der NS-Euthanasie in Wien*, vol. 2, edited by Eberhard Gabriel and Wolfgang Neugebauer, 77-98. Vienna: Böhlau, 2002, 91-92.

26 Neue deutsche Biographie, 14, "Lazar, Erwin," 8-9; Teller, Simone. "Zur Heilpädagogisierung der Strafe: oder Geschichte der Wiener Jugendgerichtshilfe von 1911 bis 1928." University of Vienna, 2009.

27 Rudolph and Benetka, "Kontinuität," 35; Lazar, Erwin. "Über die endogenen und exogenen Wurzeln der Dissozialität Jugendlicher." *HS-E* 4 (1913). Part 1: no. 11, 199-205; Part 2: no. 12, 218-25; Lazar, Erwin. *Medizinische Grundlagen der Heilpädagogik*. Vienna: Springer, 1925. 依娜・弗里德曼（Ina Friedmann）正著手進行一篇深入闡述診所歷史的論文 "Hans Asperger und die Heilpädagogische Abteilung der Wiener Universitäts-Kinderklinik. Konzepte und Kontinuitäten im 20. Jahrhundert." University of Vienna.

28 Dorffner, Gabriele, and Gerald Weippl. *Clemens Freiherr von Pirquet: ein begnadeter Arzt und genialer Geist*. Strasshof-Vienna: Vier-Viertel, 2004, 143.

29 Feldner, Josef. "Wer war Lazar?" *ZfH* 24 (1932): 36-38; 36, 37; Frankl, Georg. "Die Heilpädagogische Abteilung der Wiener Kinderklinik." *ZfKFB* 29 no. 7-8 (1937): 50-54; 51.

30 Groh, Ch., E. Tatzer, and M. Weninger. "Das Krankengut der Heilpädagogischen Abteilung im Wandel der Zeit." *HP* 24 no. 4 (1981): 106-111; 108; Bruck, Frankl, Weiss, and Zak, "Erwin Lazar," 212. Quoted: Wolf, *Vernunft*, 434; Bruck, Valerie. "Die Bedeutung der Heilpädagogik fur die Jugendgerichtshilfe." In *Festschrift der Wiener Jugendgerichtshilfe zur Erinnerung an die 25. Wiederkehr ihrer Gründung*, 26-27. Vienna, 1937, 37.

31 Löscher, *Eugenik*; Wolf, *Vernunft*; Baader, Gerhard, Hofer, and Mayer, eds., *Eugenik*; Logan, *Hormones*.

32 Sieder, Reinhard, and Andrea Smioski. "Gewalt gegen Kinder in Erzie-hungsheimen der Stadt Wien: Endbericht." Stadt Wien, Amtsführender Stadtrat Christian Oxonitsch, 2012, 27-29. Terms: *Verwahrlosung, Gefährdung, Asozialität, Erziehungsschwierigkeiten*.

33 Sieder and Smioski, "Gewalt," 40; Wolfgruber, Gudrun. *Zwischen Hilfestellung und Sozialer Kontrolle: Jugendfürsorge im Roten Wien, dargestellt am Beispiel der Kindesabnahme*. Vienna: Ed. Praesens, 1997.

34 Baader, Gerhard, Hofer, and Mayer, eds., *Eugenik*.

35 Quoted: Midgley, Nick. *Reading Anna Freud*. London: Routledge, 2012, 5.

36 Danto, Elizabeth Ann. *Freud's Free Clinics: Psychoanalysis & Social Justice, 1918-1938*. New

York: Columbia UP, 2005, 17.

37 Danto, *Clinics*, 4.

38 Aichhorn, August. *Verwahrloste Jugend: die Psychoanalyse in der Fürsorgeerziehung: zehn Vorträge zur ersten Einführung*. Internationaler Psychoanalytischer Verlag, 1925, 123, 124, 144; Adler, Alfred. *Guiding the Child: On the Principles of Individual Psychology*. London: Routledge, 2013.

39 German-language psychiatry: Engstrom, Eric. *Clinical Psychiatry in Imperial Germany: A History of Psychiatric Practice*. Ithaca: Cornell UP, 2003; Blasius, *Seelenstörung*; Brink, *Grenzen*; Schaffner-Hänny, Elisabeth. *Wo Europas Kinderpsychiatrie zur Welt kam: Anfänge und Entwicklungen in der Region Jurasüdfuss*. Dietikon: Juris Druck+Verlag, 1997; Engstrom, Eric, and Volker Roelcke. *Psychiatrie im 19. Jahrhundert: Forschungen zur Geschichte von psychiatrischen Institutionen, Debatten und Praktiken im deutschen Sprachraum*. Basel: Schwabe, 2003; Roelcke, Volker. "Continuities or Ruptures? Concepts, Institutions and Contexts of Twentieth-Century German Psychiatry and Mental Health Care." In *Psychiatric Cultures Compared: Psychiatry and Mental Health Care in the Twentieth Century: Comparisons and Approaches*, edited by Marijke Gijswijt-Hofstra, Harry Oosterhuis, and Joost Vijselaar, 162-182. Amsterdam: Amsterdam UP, 2005, 163-165; Müller-Küppers, Manfred. "Die Geschichte der Kinder- und Jugendpsychiatrie unter besonderer Berücksichtigung der Zeit des National-sozialismus." *Forum der Kinder- und Jugendpsychiatrie und Psychotherapie* 11 no. 2 (2001). Transnational linkages: Eghigian, Greg. *From Madness to Mental Health: Psychiatric Disorder and its Treatment in Western Civilization*. New Brunswick: Rutgers UP, 2010; Remschmidt, Helmut, and Herman van Engeland. *Child and Adolescent Psychiatry in Europe: Historical Development, Current Situation, Future Perspectives*. Darmstatt: Steinkopff, 1999; Berrios, German, and Roy Porter. *A History of Clinical Psychiatry: The Origin and History of Psychiatric Disorders*. London: Athlone, 1995; Roelcke, Volker, Paul Weindling, and Louise Westwood, eds. *International Relations in Psychiatry: Britain, Germany, and the United States to World War II*. Rochester: University of Rochester Press, 2010; Eghigian, Greg. "Deinstitutionalizing the History of Contemporary Psychiatry." *History of Psychiatry* 22 (2011): 201-214. Austrian neurology: Jellinger, Kurt A. "Highlights in the History of Neurosciences in Austria—Review." *Clinical Neuropathology* 5 (2006): 243-252; Jellinger, Kurt A. "A Short History of Neurosciences in Austria." *Journal of Neural Transmission* 113: 271-282.

40 Intersections: Hoffmann-Richter, Ulrike. "Die Wiener akademische Psychiatrie und die Geburt der Psychoanalyse." In *Gründe der Seele: die Wiener Psychiatrie im 20. Jahrhundert*,

edited by Brigitta Keintzel and Eberhard Gabriel. Vienna: Picus, 1999, 49-72; Benetka, Gerhard. *Psychologie in Wien: Sozial- und Theoriegeschichte des Wiener Psychologischen Instituts, 1922-1938.* Vienna: WUV-Universitätsverlag, 1995, and *Zur Geschichte der Institutionalisierung der Psychologie in Österreich: die Errichtung des Wiener Psychologischen Instituts.* Vienna: Geyer-Edition, 1990.

41　這些研究結果源於史丹佛大學空間歷史計畫中的數位歷史項目「形成自我：從紅色維也納到第三帝國及世界各地兒童精神醫學的發明」，該項目由伊迪絲‧薛弗（Edith Sheffer）和米歇爾‧卡恩（Michelle Kahn）主持。該項目追踪了維也納五十位名人的職業及私人關係，並在20世紀二〇至四〇年代的數據庫中，分別將其學校教育、訓練、組織成員和社交圈的紀錄編入索引。

42　Hubenstorf, Michael. "Tote und / oder Lebendige Wissenschaft: die intellektuellen Netzwerke der NS-Patientenmordaktion in Österreich." In *Zwangssterilisierung zur Ermordung,* vol. 2, 237-420; 287-288; Gröger, "Entwicklung"; Danto, *Clinics.*

43　Neue deutsche Biographie, "Lazar, Erwin," 8; Skopec and Wyklicki, "Abteilung," 102; Fadinger, "Wurzeln," 91.

44　Frankl, "Abteilung," 34, 35; Frankl, Georg. "Die Wirkungskreis der ärztlichen Heilpädagogik." *Volksgesundheit* 6 (1932): 180-185.

45　Roazen, Paul. *Helene Deutsch: A Psychoanalyst's Life.* New Brunswick: Transaction, 1992, 102, 106. 根據亞斯伯格的說法，兒童精神分析學家羅塞塔‧赫維茨（Rosetta Hurwitz）也曾在矯治教育診所（Curative Education Clinic）工作過一段時間，著名的兒童心理分析學家赫敏‧赫格－海慕斯（Hermine Hug-Hellmuth）也曾在此待過。Asperger, "Erwin Lazar und seine Heilpädagogische Abteilung der Wiener Kinderklinik." *HP* 3 (1962): 34-41; 39.

46　Details: Hubenstorf, "Emigration," 80-86; Wagner, *von Pirquet.*

47　Mayer, Thomas. "Akademische Netzwerke um die 'Wiener Gesellschaft für Rassenpflege (Rassenhygiene)' von 1924 bis 1948." University of Vienna, 2004, 94-95, 98.

48　Der Abend, 15 March 1929, 3. Quoted: Dorffner and Weippl, von Pirquet, 282 (succession debates: 275-282).

49　Berger, Karin. *Zwischen Eintopf und Fliessband: Frauenarbeit und Frauenbild im Faschismus, Österreich, 1938-1945.* Vienna: Gesellschaftskritik, 1984; Bischof, Günter, Anton Pelinka, and Erika Thurner, eds. *Women in Austria.* New Brunswick: Transaction, 1988; Hamburger, Franz A. "Lebenslauf von Univers-Professor Dr. Hamburger, Vöcklabruck." *MmW* 96 no. 33 (1954): 928.

50　"100 Jahre Wiener Kinderklinik." *Medical Tribune,* 11 May 2011; Hamburger, "Lebenslauf,"

928.

51 Hamburger, Franz. "Festvortrag: Nationalsozialismus und Medizin." *WkW* 52 (1939): 133-138; 137.

52 Hubenstorf, "Emigration," 99, 93.

53 Hubenstorf, "Wissenschaft," 320.

54 "Lebenslauf," 1b, 4b, WStLA 1.3.2.202.A5. P: A. ORF Radio, Asperger, 1974.

55 "Lebenslauf," 1b, 4b, WStLA 1.3.2.202.A5. P: A. Asperger, "Erlebtes Leben," 216. Asperger's personnel file at the University of Vienna: MED PA 17.

56 Quoted: Felder, " 'Sehen,' " (2008), 101; Asperger, Hans. "Erlebtes Leben: fünfzig Jahre Pädiatrie." *Pädiatrie und Pädagogie* 12 (1977): 214-223; 216.

57 Löscher, Eugenik, 18, 217; Gröger, Helmut. "Zur Ideengeschichte der medizinischen Heilpädagogik." In *Auf den Spuren Hans Aspergers*, 30-37; 31. "Lebenslauf," 1b, 4b, WStLA 1.3.2.202.A5 P: A.

58 Hubenstorf, "Emigration," 108. Jekelius's National Socialist affiliations: Ertl, Karin Anna. "NS-Euthanasie in Wien: Erwin Jekelius—der Direktor vom 'Spiegelgrund' und seine Beteiligung am NS-Vernichtungsprogramm." University of Vienna, 2012, 134-135; early career: 113-115. Connections with Asperger: Hubenstorf, "Tote," 319-320.

56 Ertl, "NS-Euthanasie," 114.

60 Bischof, Günther, Anton Pelinka, and Alexander Lassner, eds. *The Dollfuss-Schuschnigg Era in Austria: A Reassessment.* New Brunswick: Transaction, 2003; Lewis, Jill. *Fascism and the Working Class in Austria, 1918-1934: The Failure of Labour in the First Republic.* New York: Berg, 1991; Lauridsen, John. *Nazism and the Radical Right in Austria, 1918-1934.* Copenhagen: Royal Library, Museum Tusculanum, 2007; Beniston, Judith, and Robert Vilain, eds. *Culture and Politics in Red Vienna.* Leeds: Maney, 2006; Holmes, Deborah, and Lisa Silverman, eds. *Interwar Vienna: Culture between Tradition and Modernity.* Rochester: Camden House, 2009.

61 Large, David Clay. *Between Two Fires: Europe's Path in the 1930's.* New York: W. W. Norton, 1991, 77.

62 Thorpe, Julie. *Pan-Germanism and the Austrofascist State, 1933-1938.* New York: Oxford UP, 2011, 91. Nazi Party in Austria: Pauley, Bruce. *Hitler and the Forgotten Nazis: A History of Austrian National Socialism.* Chapel Hill: UNC Press, 1981.

63 Burgwyn, James. *Italian Foreign Policy in the Interwar Period, 1918-1940.* Westport: Praeger, 1997, 88.

64　Member number B 134831. "Lebenslauf," 1b, WStLA 1.3.2.202.A5. P: A.

65　Dr. Asperger Hans, 7 October 1940. WStLA 1.3.2.202.A5. P: A. Ernst, Edzard. "A Leading Medical School Seriously Damaged: Vienna 1938." *Annals of Internal Medicine* 122 no. 10 (1995): 789-792; 790.

66　Löscher, Monika. "Eugenics and Catholicism in Interwar Austria." In *"Blood and Homeland": Eugenics and Racial Nationalism in Central and Southeast Europe, 1900-1940,* edited by Marius Turda and Paul Weindling, 299-316. Budapest: Central European UP, 2007, 308-309.

67　Löscher, "Eugenics," 308-309. Memberships: Czech, Herwig. "Hans Asperger und die 'Kindereuthanasie' in Wien—mögliche Verbindungen." In *Auf den Spuren Hans Aspergers,* 24-29; Hager, Christa, "Hans Asperger—'Er war Teil des Apparats.' " Interview of Herwig Czech. Wiener Zeitung, 31 March 2014; Beniston, Judith, and Ritchie Robertson. *Catholicism and Austrian Culture.* Edinburgh: Edinburgh UP, 1999.

68　Asperger, "Erlebtes Leben," 215.

69　Chart: Hubenstorf, "Tote," 271.

2
診所的診斷

　　厄文‧拉扎爾一直是個大忙人，他把時間都花在市政府和矯治教育診所的工作上。他不在的時候，矯治教育這個新領域則交由病房裡的護士和醫生來攝理。他們是一個關係緊密的群體，以兒童醫院宏偉的韋德霍夫病房大樓為據點，裡面有寬敞、天花板挑高的房間，黑白格子相間的地板，以及雅致的牆面裝飾。這個部門不同於當時的其他診所，因為它的日常治療相當有彈性、充滿同理與樂趣。員工們緊密合作，每週在彼此家中共用晚餐以及舉行「圓桌討論」交流想法。[1]這一切在他們的上司弗朗茲‧漢伯格主導維也納大學兒童醫院走向納粹主義的時候都還繼續著。

　　亞斯伯格稱病房的工作人員是一個「精心挑選的小群體」，他們的討論對他而言具有建設性。1958年，他回憶道：「在矯治教育診所進行的精彩辯論是我生命中不可分割的一部分」，「那決定了我的科學態度和個人命運」。[2]事實上，診所的醫生和護士都朝著拉扎爾的進步視野而努力，並在對話中發展出一些概念——包括後來成為亞斯伯格的自閉精神異常的觀念。

　　病房是相對平等的，女性擔當重要的角色。診所的照片凸顯處於指導地位的護士們，在桌旁引領一群專注且表現良好的孩童。該部門特別圍繞一名女性展開工作：護士兼教育主管維克托琳‧查克（Viktorine Zak）。她負責病房的日常生活有三十個年頭，創造了許多理論和技術。查克為人所知的是她的同情心和開放的取向，她還開發了遊戲導向的介入手段，至今仍在沿用。

查克於1928年在國際護士理事會（International Council of Nurses）發表的一篇題為〈維也納臨床矯治教育的發展〉（"The Development of Clinical Curative Education in Vienna"）的文章中概述了她的哲學。該篇文章附有一張照片，她坐在桌旁緊鄰一名男孩，在他從事活動時看著他的肩膀。查克鼓勵照護者要透過評估孩童的「性格」（characters）來辨識所有孩童的獨特性。查克堅信「性格表現在微小的事物上」，工作人員應該專注於細微的觀察和「細微的診斷」（minute diagnoses）。實務工作者不是給孩童的行為貼上標籤，而是把他們視為「個人」來描述，要去關注一個孩子如何玩耍、吃飯、走路和說話的無意識行為。查克稱之為「非本質心理學」（psychology of non-essentials）。[3]

查克於1932年發表〈拉扎爾治下的矯治療教育部門〉（"The Curative Education Department Under Lazar"）這篇文章，文中闡述矯治教育診所的孩子如何在沒有「表面約束」的情況下生活。自1926年以後，病房不再讓孩子整天臥床——這在當時是一種常見的做法——如此一來青少年在病房裡就可以像待在家裡一樣，甚至比在家裡更安寧。查克希望病房能成為他們真正的「家」。[4] 此外，查克還強調診所的包容性。她說，醫護人員既沒有以量化或病理化的態度對待孩童，而且「從來沒有沾沾自喜地說要治癒他們」。他們採用「無設備，無統計，無方法……無行話，無公式」等方式，其目的是「以同理心體驗孩子的思維過程」。[5]

亞斯伯格稱查克為「該部門的傳統、活生生的良心」和「病房的靈魂」。亞斯伯格解釋說，儘管臨床醫生和護士在矯治教育的形式上存在分歧，甚至發生過「辯論和爭吵」，但「結果都顯示查克護士的想法

是正確的」。[6] 她藉由童話、冒險故事、舞蹈、歌曲和戲劇作品，讓　　52
青少年參與診所獨特的遊戲治療（play therapy）。亞斯伯格回想道，
她「對孩童產生不可思議的影響」，「把他們都迷住了」。她可以「用每
一個眼神和每一個字，伴隨小手鼓的節拍」把他們聚集起來。查克當
時設計了一些活動，「用驚奇、有趣和可怕的冒險來創造一座魔法森
林」，或者以「神奇的長袍和炫麗的服裝」進行即興表演。[7] 亞斯伯格
還津津樂道於查克的「青春活力」、「女性精神」、「閃耀的眼睛和身體的
敏捷」。他認為，她「完滿的女性力量」有助於「引導男性的才智」。[8] 查
克對孩童帶著「慈母般的」關懷，在耶誕節和其他慶祝活動中全力以
赴，把診所變成了一個「真正的家」（Heimat）。

　　亞斯伯格認為，查克在診所裡建立了一套同理孩童的取向。「我
們的目標絕不是單純去制止孩童的抗拒，去『打發』孩子，而是要
帶著他適恰地遵守與融入，因為只要按照要求去做就會為他帶來快
樂。」亞斯伯格回憶說，當一名「患有精神病的憤怒男孩」拿一把大菜
刀威脅其他孩子時，這個孩子很快「被她的凝視、她的體貼、平靜的
話語所征服，所以他就自己把刀放下，讓他自己被帶回房間」。[9]

　　1932年，拉扎爾在膽囊手術後死於心臟衰竭，診所的員工延續了
這種同情共感的哲學。瓦萊麗・布魯克（Valerie Bruck）醫生在拉扎爾死
後執掌病房兩年。亞斯伯格在他後期的出版物中刻意淡化布魯克的地
位，暗示了他自己在接任之後才真正延續了拉扎爾的領導方式。[10] 但
是，布魯克曾主導醫院運作，並與皮爾奎共同出版有關佝僂病預防
的研究，而且她也是拉扎爾治療取向的堅定支持者——讚賞拉扎爾
能「掌握一個人的完整性格」，並用「輔助和恢復」，而不是「代價和
懲罰」來治療孩童。布魯克強調，拉扎爾從來沒有「傲慢地蔑視『劣等
人』」。[11] 病房醫生喬爾格・弗蘭克也強調診所的包容傳統。在他1932

年的文章〈醫療矯治教育的領域〉("The Sphere of Medical Curative Education")中，弗蘭克為「那些因被視為『低能、罪犯、惡意或瘋狂』而被烙上印記並遭到拋棄的兒童」進行了辯護。他懇求道，「隨著人們對他們的了解加深，他們用情感、欲望、希望和痛苦來證明人本身的存在」。弗蘭克堅信，「凡看起來像是出於惡意，往往只是懦弱」。[12]

　　1934年5月，漢伯格讓他的學生亞斯伯格擔任矯治教育診所的負責人，超越了其他資深的醫生。二十八歲的亞斯伯格只在病房工作了一年半。他在矯治教育領域還沒有任何研究出版，而是發表了關於紫外線照射、遺尿、肺結核患者尿液的亮氨酸和酪氨酸，以及人類曝曬後尿液黑色素反應等生物醫學文章。[13]

　　亞斯伯格自己也承認他是這個領域的新手。一戰後，他讚許弗蘭克在病房裡的長期服務，並肯定約瑟夫‧費爾德納身為「我的老師的重要性」。[14] 費爾德納在亞斯伯格接手時，已經在這家診所工作了十四年。不過，漢伯格可能更願意讓亞斯伯格擔任部門主管，而不是拉扎爾的資深員工。況且，資深醫生弗蘭克是猶太人。

　　最初，亞斯伯格的任命似乎對病房的日常運作沒有什麼影響。他甚至顯得有些無足輕重。儘管亞斯伯格是診所主任，但三〇年代起的員工刊物都沒有援引亞斯伯格，而是仍然向拉扎爾致敬。這不僅僅是部門內部的政治。波士頓精神科醫生約瑟夫‧麥可斯（Joseph Michaels）於1935年為《美國精神醫學》期刊（*American Journal of Orthopsychiatry*）撰寫一篇長文，詳細介紹矯治教育診所的運作——從上午如廁到做體操時間，他文中肯認「拉扎爾體制」和查克的重要性，並且談到弗蘭克和心理學家員工安妮‧韋斯（Anni Weiss），卻沒有提及亞斯伯格這位名義上的主任。[15]

　　麥可斯在他的文章中描述了該部門的工作，就像查克在1928

年，也就是七年前所做的介紹。他驚訝地發現矯治教育「與其說是一門科學，不如說是一門藝術」。由於這一時期的兒童通常面臨標準化測試和侵入性檢查，麥可斯訝異於矯治教育診所「有別於」這個「過分強調技術程式的『技術治理時代』（age of technocracy）」。[16]

　　麥可斯對該診所門診諮詢部的自由流動的觀察方式表示讚賞，該部門每週評估約六十名由學校、少年法庭和兒童之家轉介的青少年。此外，他更讚賞該診所的住院照護。這家診所提供二十一張兒童床位，這些兒童通常會在這裡待上四到六週，他們的年齡從蹣跚學步的幼童到十幾歲的青少年不等。麥可斯轉述說，工作人員試圖重建「自然」的生活，青少年「在醫院裡生活，彷彿他們就在家裡以及去上學」。[17] 孩子們有一致的時間表：早起，八點早餐，九點到十點運動，十點半到十二點學習課程（週一數學課、週二閱讀課、週三拼寫或作文課、週四地理或歷史課、週五自然課、週六手工或繪畫課），十二點午飯，下午自由時間。[18]

　　雖然麥可斯沒有將孩童的實際看法放到文章中，但他強調工作人員的觀察過程特別留意個體性。例如，當一個孩子在寫字時，工作人員注意到「嘴巴周圍肌肉的扭曲和蠕動」。而且，如同查克向麥可斯傳達的訊息，「動作甚至可能出現在孩子的每根腳趾頭」。[19] 診所的工作人員特別關注兒童的社交活動，詳細描述了青少年對團體遊戲的反應。某個孩童可能會「表現得像一個完全陌生的人」，或者在參與團體的過程中「帶著知性的態度，卻缺少真正的靈魂」；還有的孩童可能會玩得「激動熱烈，喪失了自我及其自我控制」。[20]

　　基於這些個人特質，麥可斯強調矯治教育診所拒絕標準診斷，偏好個別評估。它避免採取「醫學、神經學、心理學和精神醫學的分類方式」。麥可斯還強調，部門的工作人員拒絕接受「正常和異常」的觀

55

點，就算「模糊難斷，實際上也絲毫沒有影響」。[21]

　　矯治教育診所的工作人員相當留意社會化程度，他們顯然為自閉特質捏拿出一種集體定義。診所部門的護士和醫生曾於三〇年代使用**自閉**（autistic）這個術語，但他們並不認為這是一種病狀，而且他們是以非正規的語言來描述它。亞斯伯格自己指出了他們的共同用法。在一封來自德國的信中，亞斯伯格描述了「我們用行話（jargon）來傳達一些概念，那是外人無法理解的（『**自閉**』這個詞正是如此！）」。[22]

　　麥可斯在他1935年的文章中也談到了工作人員使用自閉一詞的隨意性。他提及他們的「藝術兒童」（artistic children）這個概念。假設「藝術的」是麥可斯對「自閉的」的英文誤譯——畢竟藝術與他所指的相去甚遠——那麼他要談的是「藝術兒童需要特殊的個別指導」，因為他們有參與「團體」的困難，「他們的注意力和情感往往在別處」。[23]

　　矯治教育診所的兩名工作人員，醫生弗蘭克和心理學家韋斯，發表了有關自閉特質兒童的文章。1934年，弗蘭克描述了那些「被一群孩子包圍」的孩子，「感受不到周圍的氣氛，因此無法適應」。弗蘭克相信，這是因為這名青少年「對口頭語言的情感內容理解不足」。弗蘭克堅持，人們必須原諒孩童的缺點。與亞斯伯格後來的觀點相反，弗蘭克認為，一個人不應該在有社交障礙的孩子身上看到「惡意」，他還認為他們的障礙與「性格或道德」無關。[24]

　　在1937年的一篇文章中，弗蘭克強調，這些青少年的疏離和不服從並不能代表他們「面具般臉龐」背後的真實情感，這「常常會導致嚴重的誤解」。弗蘭克認為，這些特質並不等同於病狀：「這裡不是要去描述任何疾病，而只是一種功能障礙，它可能發生在各種疾病中，並可能伴隨各種其他的功能障礙。」他將他所描述的兒童與那些他認為受損更嚴重、患有「極端的**自閉症**」（*Autismus*，原文強調）或「自閉

性地封鎖」的兒童區分開來。[25] 弗蘭克列舉了幾種可能導致輕微的社
交特異體質（social idiosyncrasies）的情況，但他強調，在他研究的十
名兒童中，有一半的病例病因不明，而且這些特質在幼兒時期就開始
發展，並保持穩定。

　　1935年，韋斯為具有社交障礙的兒童撰寫一篇長文。她的觀察
結果與三年後亞斯伯格的看法差不多，而她只是表達了更多的同情。
韋斯重點放在九歲的戈特弗里德・K（Gottfried K.）這位孩童的個案
研究。他的祖母把這男孩帶到矯治教育診所，因為「在與其他孩子交
往時，他會表現出極度緊張、古怪和無助的行為」。據他的祖母說，
這個男孩害怕日常生活的許多事物，對狗、噪音、黑暗和雲朵都是
如此。[26] 戈特弗里德在學校的成績出色，但「孩子們嘲笑他，稱他為
『傻瓜』」。[27]

　　韋斯形容戈特弗里德高大、「柔弱」、「不靈活」。他有一雙「美麗
深邃的眼睛」和一種「過於強調、單調的說話方式」，帶有一種「哼唱
般的語調」。儘管韋斯在文章開頭就描述戈特弗里德的臉「極為鬆弛，
缺乏表情」，但她一再強調，戈特弗里德喜歡取悅周圍的成年人，因
為他有著「天使般的面容」和「容光煥發的臉龐」。韋斯指出，當戈特
弗里德有時盯著他自己看時，他可能會變得「興致勃勃」，並開始「開
心地跳來跳去」。雖然在他住病房的那幾週裡，他並沒有「特別依附
機構裡的任何一個人」，韋斯還是認為戈特弗里德很樂意與診所的工
作人員說話，並渴望完成他們的要求。[28]

　　韋斯回憶說，戈特弗里德的投入在檢測過程中變得很明顯，他順
從著診所的拉扎爾評估系統──包括複製木棍的排列圖案、敲打節
奏、數字和音節，還有算術、自由單詞聯想、複述故事以及看圖片說
故事。戈特弗里德表現出一些怪癖，譬如每回進行物件比較並作答

57

時，開頭都會說「哎呦，天哪」。舉個例子，戈特弗里德在談到一名孩童和「小矮人」的區別時，回答道：「哎呦，天哪，那個小矮人留著長鬍子，戴著一頂帽子。有一天我看到一個小矮人，他比一個三歲的孩子還小。」儘管韋斯說，工作人員一開始對戈特弗里德「漫不經心、粗心而且有些無禮」的回答感到「困惑」，但他們還是認為這個男孩「無意表現得粗魯」。相反，他不合社交規範的行為源自「天真的無意識」和「沒人受得了的那些毛病」。[29]

　　韋斯以同情口吻描述戈特弗里德。「他很好」，她總結道：「他對任何人從來沒有惡意；他從未感到恨意或嫉妒。他完全信任人。」她發現戈特弗里德只是「無法用任何細微的感情來理解他周圍發生的事情」，她也詳細闡述了「其他人在社交機制中一些自然而然的表現——感知、理解然後行動，但在他身上沒有應有的機能表現」。和弗蘭克一樣，韋斯特別強調這名男孩與生俱來的誠信。她認為，戈特弗里德「毫無疑問是一個純潔、無辜的人」，絲毫不會「冷酷無情或殘暴」。她甚至喚起了讀者的柔情：「他就像嬰兒，不明就裡地感到舒服或不適。」[30]

　　在文章的結尾，韋斯提到像戈特弗里德這樣的青少年可能擁有不尋常的技能。「在這類孩子身上」，她堅定地說：「可以發現一些特殊的才能，即便程度有限，但往往超過一般人的能力。」韋斯認為這些特質是為了幫助孩子在以後的生活中能獲得成就感。她對這些孩童的窄化興趣——「日曆專家、圖像魔術師、記憶藝術家」——給予了「勤奮和可靠」並具有「秩序和分類能力」的讚許。[31]

　　韋斯的稱讚承繼了瑞士著名心理醫生莫里茲·特拉默（Moritz Tramer）的傳統。特拉默於1924年發表了一篇名為〈單面向的才能，以及有天賦的白癡〉（"One-Sidedly Talented and Gifted Imbeciles"）的文章，把擁有這種日曆和數學技能的人稱為「記憶藝術家」。特拉默欽佩那些能夠脫離環境，「解放」其思想，追求卓越的人。[32] 然而，亞斯伯格將韋斯和特拉默的觀察視為一種社會價值的框架，他在1944年表示，有用的「特殊能力」讓某些自閉兒童有優越感，而其他能力，像是「行事曆人」，則是「心智遲鈍的人所表現出高度刻板的自動化行為」，而且「怪異的興趣是沒有實際用途的」。[33]

韋斯和弗蘭克的文章有明顯的相似之處。他們探討了對於融入群體以及與他人建立情感聯繫有困難的孩童。他們都強調兒童的性格和道德基本上是天真無邪的，他們也提倡仁慈的關懷。他們既沒有對兒童的行為提出診斷，也沒有將其特質病理化。兩個人都沒有提到亞斯伯格是他們工作上的合作者，儘管這篇論文研究在進行時他是他們服務機構的主任；韋斯反倒是對六年前去世的拉扎爾讚許不已。

弗蘭克和韋斯都是猶太人，面對奧地利日益增長的反猶太主義，他們移民到了美國。韋斯1934年離開維也納，在哥倫比亞大學師範學院（Columbia University's Teachers College）找到了一份兒童輔導助理的工作，她在那裡工作了三年。[34] 1937年，弗蘭克在李奧‧肯納的協助下離開了美國。肯納是一位傑出的奧地利裔美國籍兒童精神科醫生，他幫助數百名猶太醫生從德國和奧地利移民。在肯納的個人擔保下，弗蘭克獲得了入境簽證，開始在馬里蘭州（Maryland）約翰霍普金斯大學的哈麗特萊恩兒童之家（Johns Hopkins' Harriet Lane Children's Home in Maryland）工作。弗蘭克和韋斯結婚，韋斯當時擔任精神醫學社會工作者，來到華盛頓特區領導兒童福利協會的習慣治療診所（Habit Clinic for the Child Welfare Society）。[35]

韋斯和弗蘭克以及肯納之間的聯繫，可以說是關於自閉症如何在美國受到理解的一段有興趣的篇章。[36] 肯納以身為美國兒童精神醫學的創始人而聞名,他首先將自閉症定義為一項獨立的診斷。1894年,肯納出生於哈布斯堡王朝東部的一個小鎮克列柯托(Klekotow)。他從小就夢想成為一名詩人,但並沒有實現。在柏林就學並在第一次世界大戰中為奧地利軍隊服役之後,肯納於1921年在柏林大學(University of Berlin)完成了他的醫學研究,並曾做過一段時間的心臟科醫生。1924年,他決定前往美國,並在南達科他州揚克頓(Yankton, South Dakota)的州立醫院落腳。肯納在那裡自學了小兒科和精神醫學,並於1928年獲得了約翰霍普金斯醫院亨利・菲普斯精神醫學診所(Henry Phipps Psychiatric Clinic)的獎助。1930年,他獲邀在約翰霍普金斯大學建立美國第一所兒童精神科系,並以他自己的名字命名。此後不久,肯納於1935年出版了他的教科書代表作《兒童精神醫學》(*Child Psychiatry*);首本英文著作就被翻譯成四種語言,而且幾十年來一直是權威著作。[37]

　　1943年,肯納在期刊《神經質兒童》(*The Nervous Child*)上發表了一篇關於自閉症的開創性文章〈情感接觸的自閉障礙〉。該研究以肯納從1938年以來對十一名兒童的觀察為基礎,將診斷定義為兒童的社交退縮、侷限性情感關係、重複性語言和行為、有限的言說、對事物全神貫注以及對常規的偏好。肯納所說的「早期嬰兒自閉症」,與亞斯伯格於1938年的演講題目〈心智異常的兒童〉("The Mentally Abnormal Child",在下一章中詳細討論)中對自閉精神異常的描述具有共同的特質,儘管在亞斯伯格演講中他所看到的孩童的損傷程度要輕得多。

　　由於肯納和亞斯伯格的作品有相似之處,有人推測肯納熟稔亞斯伯格在1938年的那篇演講,並且在沒有援引亞斯伯格的情況下挪用了他的觀點。[38] 雖然肯納確實對德語系很熟悉,但他不太可能收到

《維也納臨床週刊》（*Viennese Clinical Weekly*）這類定期發刊的非專家性質的週刊，而亞斯伯格的演講就是在這份週刊上轉載的。這份出版物當時已開始擁護第三帝國的激進種族政策——譬如在1939年提到「猶太人的消滅」。事實上，亞斯伯格在同一期發行的有關自閉精神異常的文章也受到一名黨衛隊醫生運用於「培訓」講座，藉以宣揚強制絕育的政策。[39] 況且，亞斯伯格1938年的文章並沒有作為學術論文發表；它是連奧地利和德國的同事都不清楚的一篇演講轉載。

60

　　肯納可能沒有援引亞斯伯格的另一個理由是：自閉症這個觀念並不被認為是亞斯伯格所創。有可能是弗蘭克和韋斯把矯治教育診所對自閉症的想法帶到了大西洋彼岸。據說，在肯納制訂自閉症診斷的那幾年，韋斯和弗蘭克都在肯納的「核心圈子」內，而弗蘭克是「肯納最好的臨床醫生之一」。[40] 在1934、1935和1937年，弗蘭克和韋斯已經早於亞斯伯格在較為著名的學術出版品中描述過它的類型特徵，而且肯納在他的出版物中引用了韋斯和弗蘭克。[41] 事實上，肯納的第一個也是最著名的自閉症案例研究，即針對唐納德‧崔普萊特（Donald Triplett）的個案研究，是以弗蘭克的研究為基礎的。在介紹自閉症的文章中，肯納參引了弗蘭克與尤吉妮亞‧卡麥隆（Eugenia Cameron）於馬里蘭州兒童研究之家（Child Study Home of Maryland）所合寫的關於唐納德發展的筆記，並在第三和第四頁逐字逐句地引用了整段話。[42]

　　肯納的理論也與弗蘭克的相吻合，因為兩人都把「情感接觸」當作孩童的一個核心特質。肯納的文章〈情感接觸的自閉障礙〉與弗蘭克的文章〈語言與情感接觸〉（"Language and Affective Contact"）是在同一期的《神經質兒童》搭配刊登。弗蘭克先把論文提交給了期刊，肯納對弗蘭克的研究取向表示相當振奮。1943年1月，他在給期刊出版商恩斯特‧哈姆斯（Ernst Harms）的信中寫道：「我愈讀〔弗蘭克的

論文〕就愈對它印象深刻，也更認為它是一顆珍寶。」肯納補充說，
他正在撰寫「我自己的論文，關於情感接觸的自閉障礙」。[43]

　　弗蘭克在1943年發表的文章中，對兒童的評估判斷依然寬鬆，
他解釋說，兒童的社會差異可能有多種原因。在對社交上非典型的兒
童進行「帕金森症」和「失語症」組的分類後，弗蘭克提出了「第三群
組」。他並沒有給這個群組下任何標籤，而是表示他見過許多「這類
型案例」，這些青少年「都有情感接觸中斷的共同點」。弗蘭克寫道，
這個群組的兒童「智力各不相同，從呆癡到擁有特殊能力的特定類型
神童都有」。[44]

　　他提出了一個深度研究的案例卡爾・K（Karl K.）。弗蘭克認為，
他所見過的「一系列案例」中，這一位「是排名在最末段」。弗蘭克承
認，在他所描述的情況中，這個男孩是「一個狀況相當糟的例子」，
而且還患有結節性硬化症（tuberous sclerosis）和癲癇，但他覺得卡爾
的特質仍具有闡示的意義。弗蘭克注意到卡爾似乎對人際連結不感興
趣。這孩子能理解語言，但不會說話。他的「表情是持續空白的，他
不會注視呼喊者的臉」。卡爾也沒有和其他孩子一起玩，而是「興趣
缺缺地在他們的小組和圈子裡閒晃」。弗蘭克說，卡爾「似乎根本沒
有注意到他們」，「即使處在人群中，他也表現得像一個孤獨的人」。[45]

　　依據報告，卡爾在缺乏結構性的情況下，在醫院裡顯得無所適
從。工作人員把他安置在「一張密閉的床上，他似乎覺得很開心」。當
他們打開床時，據稱卡爾「在大病房裡不停地快衝」。弗蘭克說，這
個男孩在物體和孩童之間不加區分地移動，抓住一個玩具，抓住一名
女孩的頭髮，然後這樣持續下去。「他就這樣以驚人的速度不斷地如
此移動。」弗蘭克並沒有把卡爾的行為歸咎為惡意，儘管他注意到，
卡爾還是可能會破壞什麼東西，他說：「人們總是分不清楚這行為是

61

單純的意外，還是蓄意破壞。」總結來說，弗蘭克認為，具有情感接觸障礙或「撲克臉」的孩童其實對人仍然有情感回應，人們不應該把「冷漠或無感」、「無禮或蔑視」這些「負向特質」投射到他們身上。[46]

弗蘭克、韋斯和其他在矯治教育診所的工作人員，並沒有將他們觀察到的社會特徵予以病理化。他們共同開發了一個術語來描述孩童——自閉，但他們不認為青少年的行為值得下任何診斷。他們的工作和措辭都體現在亞斯伯格對自閉精神異常的定論描述（儘管他沒有把功勞歸於該機構的任何人），除了在一個重要的方面出現了分歧。亞斯伯格的診斷是以納粹兒童精神醫學的原則為依歸。

註釋

1　Frith, "Asperger," 9; Felder, " 'Sehen,' " (2015), 40-41; Rosenmayr, E. "Gedanken zur Pirquet'schen Klinik und ihrem Umfeld." In *90 Jahre Universitäts-Kinderklinik*, 31-39; 34; *Neue deutsche Biographie*, 14, "Lazar, Erwin," 8.

2　Asperger, Hans. "Erwin Lazar—der Mensch und sein Werk." *EU* (1958): 129-34; 130, 133; Asperger, "Erwin Lazar," 38.

3　Zak, "Entwicklung," 355, 366.

4　Zak, Viktorine. "Die heilpädagogische Abteilung unter Lazar." *ZfH* 24 (1932): 38-40; 40, 39; Mühlberger, Theresa. "Heilpädagogisches Denken in Österreich zwischen 1945 und 1980." University of Vienna, 2012, 45.

5　Zak, "Heilpädagogische Abteilung," 39, 40.

6　Asperger, Hans. *Heilpädagogik: Einführung in die Psychopathologie des Kindes für Ärzte, Lehrer, Psychologen und Fürsorgerinnen*. Vienna: Springer, 1952 [1956, 1961, 1965, and 1968], iv; Asperger, Hans. "Schwester Viktorine Zak." *EU* (1946): 155-158; 157.

7　Asperger, "Schwester Zak," 157.

8　Asperger, "Erwin Lazar—Mensch," 131.

9　Asperger, "Schwester Zak," 156.

10　Hubenstorf, "Emigration," 118-119.

11　Bruck, Frankl, Weiß, and Zak, "Erwin Lazar," 213. Hamburger's portrayal: Hamburger,

Franz. "Prof. Erwin Lazar (Nachruf zum Tode von Erwin Lazar)." *WkW* 45 (1932): 537-538; Bruck, "Bedeutung," 37; Bruck-Biesok, Valerie, Clemens von Pirquet, and Richard Wagner. "Rachitisprophylaxe." *KW* 6 no. 20 (1927): 952.

12　Frankl, "Wirkungskreis," 185. 此處的喬爾格・弗蘭克（Georg Frankl）不應與哲學家及心理分析學家喬爾格・弗蘭克混淆，後者在被送往達豪集中營後，也於1939年逃離維也納，但他是前往英格蘭。

13　Braiusch-Marrain, A., and Hans Asperger. "Über den Einfluss von Ultraviolettbestrahlung auf die Pirquet- und die Schickreaktion." *MK* 2 (1932): 1310-1312; Siegl, Josef, and Hans Asperger. "Zur Behandlung der Enuresis." *AfK* (1934): 88-102; Asperger, Hans. "Leuzin und Tyrosin im Harn bei Lungengeschwulsten." *WkW* 43 (1930): 1281-1284; Risak, Erwin, and Hans Asperger. "Neue Untersuchungen über das Auftreten von Melaninreaktionen im Menschlichen Harn nach Sonnenbestrahlung." *KW* 11 no. 4 (1932): 154-156; Löscher, "Katholische Eugenik," 217. In 1939: Asperger, Hans. "Eczema Vaccinatum." *WkW* 52 (1939): 826.

14　Asperger, "Erwin Lazar," 38; Asperger, "Erwin Lazar—Mensch," 130. Feldner's typologies: Feldner, Josef. "Gesellschaftsfeindliche Schulkinder." In *Festschrift der Wiener Jugendgerichtshilfe zur Erinnerung an die 25*. Wiederkehr ihrer Gründung, 24-26. Vienna, 1937.

15　Michaels, Joseph. "The Heilpedagogical Station of the Children's Clinic at the University of Vienna." *AJO* 5 no. 3 (1935): 266-275; 266, 271.

16　Michaels, "Heilpedagogical Station," 274, 275.

17　Michaels, "Heilpedagogical Station," 266; Zak, "Entwicklung," 354.

18　Michaels, "Heilpedagogical Station," 268.

19　Michaels, "Heilpedagogical Station," 271.

20　Michaels, "Heilpedagogical Station," 272.

21　Michaels, "Heilpedagogical Station," 274, 267.

22　Quoted: Felder, " 'Sehen,' " (2008), 102.

23　Michaels, "Heilpedagogical Station," 270.

24　Frankl, Georg. "Befehlen und Gehorchen." *ZfK* 42 (1934): 463-474; 478.

25　Frankl, Georg. "Über postenzephalitischen Parkinsonismus und verwandte Störungen im Kindesalter." *ZfK* 46 no. 3 (1937): 199-249; 208, 212, 247, 244-245; Frankl, Georg. "Triebhandlungen bei Dissozialität nach Encephalitis epidemica und anderen psychopathischen Störungen des Kindesalters." *ZfK* 46 no. 5 (1937): 401-448; 423, 425; Frankl, "Heilpädagogische Abteilung," 54.

26　Weiss, Anni B. "Qualitative Intelligence Testing as a Means of Diagnosis in the Examination of Psychopathic Children." *AJO* 5 no. 2 (1935): 154-179; 155.

27　Weiss, "Qualitative Intelligence," 155.

28　Weiss, "Qualitative Intelligence," 158, 156.

29　Weiss, "Qualitative Intelligence," 160, 167, 156.

30　Weiss, "Qualitative Intelligence," 160, 161, 157, 160.

31　Weiss, "Qualitative Intelligence," 173.

32　Tramer, Moritz. "Einseitig talentierte und begabte Schwachsinnige." *Schweizerische Zeitschrift für Gesundheitspflege* 4 (1924): 173-207.

33　Asperger, " 'Psychopathen,' " 118 (75).

34　Teachers College, Columbia University. *Teachers College Record* 37, no. 3 (1935): 252; 38, no. 2 (1936): 161-162; Teachers College, Columbia University. *Advanced School Digest* 1-6, (1936).

35　Teachers College, Columbia University. *Advanced School Digest* 7 (1941): 18. Jewish emigration and Reich policy: Zahra, Tara. *The Great Departure: Mass Migration from Eastern Europe and the Making of the Free World*. New York: W. W. Norton, 2016.

36　Robison, John. "Kanner, Asperger, and Frankl: A Third Man at the Genesis of the Autism Diagnosis." *Autism* (September 2016): 1-10; Silberman, *Neuro-Tribes*, 167-169.

37　Kanner, Leo. *Child Psychiatry*. Springfield, IL: Charles C. Thomas, 1935.

38　Silberman, *NeuroTribes*, 141; Feinstein, *History*, 10-12; Schirmer, Brita. "Autismus—von der Außen—zur Innenperspektive." *Behinderte in Familie, Schule und Gesellschaft* 3 (2003): 20-32.

39　Druml, Wilfried. "The Wiener klinische Wochenschrift from 1938 to 1945: On the 50th Anniversary of its Reappearance." *WkW* 110 no. 4-5 (1998): 202-205; 202, 203; Birkmeyer, W. "Über die Vererbung der Nervenkrankheiten—aus den Schulungsabenden der Ärzteschaft des SS-Oberabschnittes 'Donau.' " *WkW* 51 no. 46 (1938): 1150-1151; 1051.

40　Silberman, *NeuroTribes*, 168; Robison, "Kanner," 4.

41　e.g., Kanner, Leo. "Play Investigation and Play Treatment of Children's Behavior Disorders." *JP* 17 no. 4 (1940): 533-546.

42　Kanner, "Autistic Disturbances," 219-221.

43　Robison, "Kanner," 6; Kanner, "Autistic Disturbances"; Frankl, George. "Language and Affective Contact." *Nervous Child* 2 (1943): 251-262.

44　Frankl, "Language," 261.

45　Frankl, "Language," 261, 258, 260.

46　Frankl, "Language," 258, 260, 256.

3
納粹精神醫學和社會精神

在納粹德國，兒童精神科醫生所留意到的兒童社交退縮的特質，相近於一九三〇年代維也納矯治教育診所工作人員的發現，他們以更為苛刻的措辭進行描述，並且更傾向把這些視為社會難題。打造納粹取向的兒童精神醫學的主要人物是保羅‧施羅德（Paul Schröder），亞斯伯格於1934年4月和5月在萊比錫曾與他一起實習。這是希特勒在德國掌權一年多之後，亞斯伯格被國家社會主義理想令人讚歎的團結所震撼和吸引。誠如他在日記中所描述的：

> 全體人民狂熱地朝單一方向而去，帶著狹隘的視野──這是當然的──但也具有熱情和奉獻精神，令人震懾的訓練和紀律，可畏的力量。今日的士兵們，士兵的思想──民族精神──日爾曼異教（Germanic paganism）。[1]

納粹國家的首要目標是創造一個精神上團結、強大、種族純正的日耳曼**民族**，這意味著要把兒童養育為忠於政權、堅定不移，以及體魄優越。[2] 這些品質需要的不僅僅是單純的一致性。它們要求兒童有能力感受到國家歸屬感，而這正是該政權力圖通過集體組織來灌輸的。正如希特勒於1938年在萊興貝格（Reichenberg）對地區領導人的演講中所概述的，第三帝國有嚴格的標準：

這些青少年只要學習思考像德國人和舉止像德國人就行了。這些男孩和女孩在十歲的時候進入我們的組織，呼吸一點新鮮空氣，通常都是第一次；待在青年**民族**團（Young Volk）四年之後，他們繼續進入希特勒青年團，我們讓他們在那兒待另一個四年……然後我們馬上帶他們進入政黨，即勞動陣線（Labor Front），進入衝鋒隊或黨衛軍，進入國家社會主義運輸兵團（National Socialist Motor Corps）等等。如果在兩年半之後，他們仍然不是真正的國家社會主義者，他們將在勞動服務部門待六、七個月，在那裡接受磨練。

按照希特勒所說，在意識形態上，要透過個體來打造集體紐帶：

然後德意志國防軍（*Wehrmacht*）就會接管下一步的處置……接著，他們在兩、三年後回來，我們立即再把他們帶到SA、SS等機構，這樣他們就絕不會退縮；他們的整個人生將不再自由，但都會為此感到高興。[3]

第三帝國從小就培訓兒童過社群生活。1933年，納粹政權上臺後隨即控制教育。它發行新的教科書，並對教師進行清洗，要求他們加入國家社會主義教師聯盟（National Socialist Teachers League）。近三分之一的教師加入了納粹黨。每天，學童們唱著納粹歌曲，學習日耳曼**民族**的歷史和種族例外主義（racial exceptionalism），並注目於懸掛每個教室裡的希特勒畫像。孩子們被教導要對民族共同體完全效忠。

　　種族科學是課程安排的重要部分。教導方式是理論性的，有關北歐和其他「雅利安」種族的優越性對比猶太人、斯拉夫人和非歐洲人的劣等性。它在實務上教導孩子們如何辨別種族特徵。青少年被各種視覺材料圍繞，比如刊登從淺金到深棕的頭髮、從直鼻到鷹鉤鼻等孩童特徵的海報。

孩子們還學習了生理和身體方面的缺陷。這些資料比較難量化，因為對德國人基因不合宜者的估計從總人口的百分之一擴大到了百分之二十。[4] 但青少年得到的資訊是，有問題的人潛伏在他們中間，拖累了**民族**。例如，一個數學應用題是這樣問的：「在一個機構裡，一個白癡每天要花費大約四枚德國馬克。如果要在那裡照顧他四十年要花多少錢？」另一個問題更直接了當：「如果這個孩子從來沒有出生過，為什麼會更好？」[5]

基因健康與運動健身密不可分。學校提高花在體育上的時數，每天要兩個小時，男孩必須打拳擊。然而，健身不僅僅是鍛鍊個人的身體；它也是為了增強集體意識。根據納粹德國1937年的《男孩的學校體育指導方針》（*Guidelines for Physical Education in Schools for Boys*），「體育是在社群中的教育方式。藉由要求服從、協調、勇武行為、同志友誼和男子氣概……而不考慮個人，這樣能夠訓練他們養成那些美德，而它們奠定了納粹德國的基礎」。[3]

當然，體力和服從是民族歸屬的先決要素，也是納粹的**民族**理想的核心。1937年，一份給三、四年級學生的讀物呈現了希特勒對青少年的訓誡：

> 我們想要
>
> 民族受到效忠，
>
> 而且你們必須訓練自己服從！……
>
> 你必須學會堅強，

65　　　　承擔磨難，

永不潰解。[7]

教科書裡也教導了社群精神。孩童受到熱烈效忠**民族**的青少年形象所激盪，甚至到了瘋狂的地步。1936年，一份給五、六年級學生讀本中的作業，是要歌頌法西斯群眾的狂喜，描述1929年紐倫堡大集會（Nuremberg Rally）上霍斯特・韋塞爾（Horst Wessel）的「風暴事件」：

晚上傳來了召喚：加入火炬遊行！街頭擠滿了人。隊伍總算開始移動，宛如一條巨大、綿延的火蛇。我們的兩旁盡是歡呼雀躍的人群。……我們在耀眼的火炬中行進，頭暈目眩，興高采烈，歡呼聲越來越大。我們以緊密的步伐經過元首。音樂、歌唱、歡呼。瞬間太爆滿了。你不可能全都聽得清。[8]

然而，在現實中，並不是所有孩童都能在集體或社群的精神中感到狂喜。要成為民族的一員是很累人的。在維也納十五歲的瑪夏・拉茲莫夫斯基（Mascha Razumovsky）並不是唯一抱怨該政權沒完沒了要求的人。1938年3月27日，她在日記中寫道，當她從另一場遊行中解脫出來時，「感謝上帝，我擺脫了擁擠。我沒必要跟戈林（Göring）打招呼。如果我們必須穿著齊膝短襪與單一件風衣在天寒地凍中站幾個小時，那真是很不得了」。[9]

為了使集體式的生活更有趣，納粹政權把兒童組織成青少年團體。十到十四歲的男孩和女孩加入德國青年**民族**團（German Young Volk, *Deutsches Jungvolk*）和德國少女團（German Girls, *Jungmädel*）。十四歲至十八歲的男孩和女孩加入希特勒青年團（*Hitler Jugend*）和德國少女聯盟（*Bund Deutscher Mädel*）。1936年，加入這些組織成員是義務性的，爾後變成嚴格強制，到1939年，大約有八百七十萬青少年參與，占納粹德國兒童總數的百分之九十八。[10] 納粹青年團號召了許多人。這是孩子們走出家門，擺脫父母控制的一種方式。他們可以享受遊戲、運動，以及放學後的社交，也可以參加週末的露營旅遊、健行、營火。青少年也感到自己的重要，他們穿著制服，在街道上遊行，領導社群合作，譬如收集冬季援助物資。

　　該政權對男孩和女孩團體有非常不同的目標。男孩們要成為攻擊性、堅強、聽話的士兵。他們用步槍射擊，學習格鬥戰術，玩戰爭遊戲，打架鬥毆。他們遊行歌唱，歌詞中有「猶太人的血從刀口噴湧而出」以及「頭顱滾動，猶太人哀嚎」。[11] 與此同時，女孩們要成為健康的妻子和母親，為了**民族**而成為雅利安之子的繁衍養育者。對生育採取父權與優生學的方式，這在20世紀早期的德國、奧地利以及歐洲和美國各地相當普遍。[12] 但是第三帝國投入了龐大的國家精力，在年幼的時候就去塑造女孩的身分認同和心態。除了集體體能鍛鍊來強化懷孕體質之外，該政權還教導女孩家政和孩童撫育的工作。

　　許多青少年對納粹管制和支配他們的生活感到憤怒。納粹德國的學校和組織發現了一些低層次的不服從和反叛——像捨命的索爾兄妹（Scholl siblings）在慕尼黑領導白玫瑰反抗組織（White Rose）那樣有組織協調的政治異議者相當罕見。有一些團體，如雪絨花海盜幫（Edelweiss Pirates）、包裹幫（Meuten）和搖擺青年（Swing Youth），他們蔑視法律，拒絕希特勒青年團，形成了他們自己獨特的次文化。在維也納，「嗜樂族」（*Schlurfs*）是一群輕度犯罪的青少年，他們以浮誇時髦、吸菸、喝酒、街頭閒晃、隨著搖擺樂跳舞（類似納粹德國其他地方的搖擺青年），來反抗納粹的社會化。警察逮捕那些不守規矩、

66

與希特勒青年團鬥毆的嗜樂族,而希特勒青年團可能會剪掉男性嗜樂族的長髮。[13] 納粹政權非常嚴肅地對待這些異議團體,並施以鐵腕懲罰他們所逮捕的青少年。當局會把他們送到少年拘留中心,甚至是送往莫林根市(Moringen)和烏克馬克縣(Uckermark)的黨衛軍原型集中營,青少年在那兒可能會發現自己遭到絕育手術,並且到了十八歲就被送到成人集中營。[14]

67　　納粹官員和兒童精神科醫生把許多不服從規範的青少年視為「反社會」或「無法改造」,並歸咎其「外源」的因素──不利的教養與環境。然而,青少年缺乏社會融入的能力也可能來自內源性的因素──可能是生理或心智方面的缺陷。被認為有「外源」問題的兒童可能要安置在勞改營和感化所等各種機構進行矯正,而被視為有內源問題的兒童就沒有那麼幸運了。他們可能會遭到無限期的機構監管,或者,從1939年開始,會在納粹德國的兒童安樂死計畫中面臨死亡。

在納粹國家裡,外源或內源這兩種類別之間的界限是模糊的。這要仰賴像亞斯伯格這樣的的納粹兒童精神科醫生,依據政權的規範來診斷一名孩童的性格。在思想、身體和精神方面不符合納粹標準的兒童,可能會面臨一堆標籤伺候。理想典範倍增,缺陷的界定也跟著倍增;在納粹德國的診斷政權中,這是同枚硬幣的兩面。

隨著納粹兒童精神醫學對孩童的精神和價值提出更進一步的要求,**民族**的健康就不僅止於身體方面,還涉及心靈層面。一個人必須作為集體的一員去感受和行動,要具有社會情感,這是一種包含種族與社會面向的生物社會歸屬(biosocial belonging)。畢竟,法西斯集體主義是國家社會主義事業的核心。

兒童精神醫學在納粹德國建立統一、同質的民族共同體的野心中占有重要的地位。德國擁有高度發展的科學和醫學院，長期以來一直是歐洲其他地區懷有抱負的醫生和研究人員前往研習或攻讀高等學位的地方。以兒童精神醫學領域來說，萊比錫大學（Leipzig University）的精神專科醫院是最重要的機構，施羅德從1925年至1938年擔任該院院長。1925年，他在德國率先成立了一個獨立的臨床部門，並一直擔任兒童精神醫學講座教授，設立了一間「青少年精神病患觀察病房」和一家門診諮詢中心。[15]

　　施羅德並不是一個相貌挺拔的人物；他面容平凡，一位同事描述他，「中等身材，斜肩斜垮，大腹便便，雙膝內翻導致雙腳彎曲、扁平、外八」。還有人說，他「孤僻、脾氣暴躁、內向」，而且「很難與他人相處」。[16] 不過，他擁有國際聲譽，以致力將兒童精神醫學確立為自成一格的學科而聞名，而不僅只是成人精神醫學、神經學、小兒科或特殊教育的分支。

68

　　1934年春天，亞斯伯格跟隨施羅德接受訓練，短暫離開矯治教育診所。施羅德先前是一名德國國家保守黨（German National Conservative）黨員，他對優生學、遺傳疾病和同性戀的立場越來越傾向國家社會主義的主軸。1934年至1937年，他在萊比錫的遺傳健康法院擔任醫療評估員，針對強制絕育進行個體評估。他還以發表反猶太言論而著稱，曾一度吹噓自己在二十二年的工作中只聘僱一名猶太人。[17]

　　施羅德成為矯治教育領域的有力倡議者。在德國，該學門主要是由矯治教育學會（Society for Curative Education）和《兒童研究期刊》（*Journal of Child Research*）所組織。這兩個組織都相當蓬勃：該協會在1930年的會議上吸引了一千二百名與會者，而這份期刊也出版了備受重視的卷本。隨著第三帝國的來臨，這些組織的領導人受到排擠和迫害。其中三個人——羅伯特・赫斯菲爾德（Robert Hirschfeld）、麥克斯・伊瑟林（Max Isserlin）和弗朗茲・克拉默（Franz Kramer）——被歸為「非雅利安人」而失去他們的職位。其他人也離開他們的職位，還有一位名叫露絲・馮・德萊恩（Ruth von der Leyen）的人自殺了。到1936年，德國矯治教育的長期領導地位便不復存在。[18]

　　取而代之的是支持該政權的德國兒童精神科醫生。諸如施羅德、他的學生漢斯・海因策（Hans Heinze）和沃納・維林格（Werner Villinger）這類的人物——他們在此領域原本處於較邊緣地位——被指派擔任領導職務。他們有強大的支持者；恩斯特・呂丁（Ernst Rüdin），納粹德國種族衛生措施和第一部強制絕育法背後的主導力量，他支援施羅德；而漢斯・賴特（Hans Reiter），納粹德國衛生辦公室主席，支持維林格，他從《兒童研究期刊》的一名臨時撰稿人迅速晉升為主編。[19] 這批人掌控德國兒童精神醫學和矯治教育，朝著可以稱為納粹兒童精神醫學的方向而行。

　　亞斯伯格後來宣稱施羅德的研究取向形構了他的思想；1942年，他自稱是施羅德的學生，「充滿著驕傲和敬意」。[20] 當效忠**民族**成為第三帝國的第一要務，像施羅德和他的同事這樣的納粹兒童精神科醫生逐漸留意到那些社會紐帶較弱並且避群的兒童。這種新的範式導致許多醫生為缺乏社群聯繫性的兒童制訂診斷標準，不僅相似於也早於亞斯伯格對自閉精神異常的定義。

　　納粹兒童精神科醫生用**靈覺**這個詞來表達他們對社會情感（social feeling）的看法。**靈覺**是德語中相當難以翻譯的單詞之一，它的意思隨著時間的推移產生了巨大的變化。對於納粹思想家來說，**靈覺**指的是一個人與他人建立深厚聯繫的基本能力。它具有形上學的和社會的內涵。好的**靈覺**之於個體的個人價值以及**民族**的健康都是至關重要的。

　　靈覺這個詞出現在18世紀，是靈魂或「*Seele*」*的同義詞。[21] 隨著

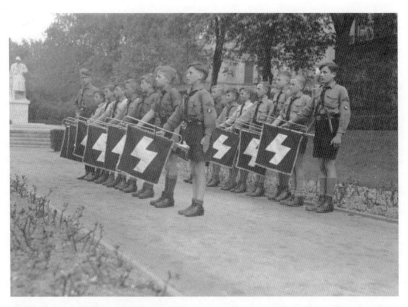

圖4：向希特勒青年團的年輕男孩團體灌輸團結，在沃姆斯（Worms），1933年

主張靈魂世俗化的思想和人們對個人情感的日益重視，**靈覺**一詞在德國文化中逐漸流行起來。哲學家伊曼努爾·康德（Immanuel Kant）認為，**靈覺**是一個人「超驗官能」（transcendental faculties）之所在，由「*Geist*」或精神所激發。在浪漫主義時期，**靈覺**成為靈魂最深處的一層，比一個人的「*Geist*」更基本、更感性、更非理性。特別是音樂，被認為能擾動一個人的**靈覺**。這是一個相當流行的比喻，連備受尊崇的作家歌德在1826年曾抱怨道：「德國人三十年都不應該說出**靈覺**這個詞，它才可能會自我再生。在當前，它僅僅意指對於自己和他人弱

---

*　德文的「靈魂」之意。

點的耽溺。」[22]

靈覺的意思確實在19世紀中期獲得重生。在日常對話中,它失去了一些存在主義和藝術的意味,更多的是關於個人和社會的積極情感。擁有**靈覺**表示擁有豐富的內心生活,與家人和朋友的緊密聯繫,以及一種溫暖和友善的氣質。隨著**靈覺**感(*gemütlich*)——舒適的或自在的——一詞的普遍使用,它也包含了日常的社交能力。但在哲學、藝術、文學和其他知識領域,它保留了更多形而上的內涵。[23]

70 　　在萊比錫工作期間,亞斯伯格特別著迷於整體心理學(holistic psychology)的萊比錫學派,該學派注重個體的「*Ganzheit*」或「整體性」。在他們的「性格學」(characterology)中至關重要的是**靈覺**,它象徵著一種包羅萬象的品質,將感覺、經歷、意識和個性都聯繫在一起。[24]一個人的**靈覺**反映了自身的價值。事實上,當萊比錫學派的領袖之一菲利克斯・克魯格(Felix Krueger)於1933年成為德國心理學學會(German Society for Psychology)主席時,他的第一次演講便讚揚了希特勒的「**靈覺深度**」(*gemütstiefe*)。[25](同樣的,宣傳部長約瑟夫・戈培爾〔Joseph Goebbels〕對希特勒的「驚人活力、神韻、熱情以及他德國人的**靈覺**讚歎不已。[26])

　　1934年,亞斯伯格還在萊比錫見到了心理學家和哲學家路德維希・克拉格斯(Ludwig Klages),他很欣賞克拉格斯強調情感更甚於理智主義,他也承認這在日後成為他思想的核心。克拉格斯將日爾曼的「靈魂」與西方的「心靈」(mind)做了比較,而他的作品對納粹的意識形態更加舉足輕重。[27]與此同時,納粹的整體心理學家徵用立基於種族的「人類學式」心理學,來強調日爾曼靈魂的優越性。馬爾堡(Marburg)的納粹心理學家埃里克・楊施(Erich Jaensch)就制訂了這種有支配性的種族類型學,把「北方融合型」(J型)視為優越並對立於「猶太－自由解體型」（S型）或「反抗型」（Gegentyp）。雖然亞斯伯格在1944年關於自閉精神異常的開創性博士後論文中很少引用其他人——整整六十一頁中只提到九位作者——但他有兩次以明顯背書的方式提到楊施的反猶太類型。[28]

靈覺是精神科醫生專門拿來研究犯罪學的核心概念。亞斯伯格在他1944年的論文中強調德國精神科醫生庫爾特‧施耐德（Kurt Schneider）對精神異常的定義，並對「缺乏**靈覺**的精神異常者」（gemüt-lesspsychopaths, gemütslosen Psychopathen）提出警告，認為他們在「利他、社會與道德情感方面有缺陷」，缺乏「同情心、羞恥感和榮譽感」。[29] 納粹精神科醫生弗里德里希‧斯頓普夫（Friedrich Stumpfl），這位遺傳和種族生物學領域的領軍人物，同樣強調缺乏**靈覺**的精神異常者以及「自閉冷漠的**靈覺**缺少症（Gemüt-lessness）」具有遺傳和犯重罪的危險。[30]

幾個世紀以來，**靈覺**一直具有民族主義的特性（德國人聲稱他們比其他歐洲人擁有更多的**靈覺**，尤其相較於心胸狹窄、理性的法國人），但到了國家社會主義底下，**靈覺**變成種族化了。1938年版的邁耶字典（Meyer's dictionary）將其定義為：「一個德國人特有的用語，無法翻譯成任何其他語言，它涉及到靈魂的內在感受，德國人藉以體驗自己和整個存在，深深植根於他的種族情感和價值觀。」[31] 黨衛軍頭目海因里希‧希姆萊（Heinrich Himmler）對此表示同意。在希姆萊臭名昭著的演講中，他主張「滅絕猶太種族」，並認為德國人「把我們擁有的無害的靈魂以及**靈覺**，我們的**靈覺**能力（Gemütigkeit），我們的理想主義，注入到外國民族裡」是「根本的錯誤」。[32]

在第三帝國，**靈覺**的內在性——自我的最深處——更加意味著一種為了社會的利益而發展的社會特質。納粹時期版本的赫爾德字典（Herder's dictionary）提到，擁有**靈覺**的人會「賦予環境一種精神品質」，「對圍繞著他的自然和人類世界產生一種宇宙般的同理心，並將自己融入其中」。[33] **靈覺**讓個人與集體得以融合，也是納粹主義的一個關鍵要素。

相較於其他領域，納粹精神醫學對**靈覺**的定義更加社會化，納粹兒童精神科醫生的目標不是把培養青少年的**靈覺**作為自身的目的，而是當作強化社群的一種方式，使兒童適當地社會化。**靈覺**被工具化了，作為達到集體主義目的的個體化手段。

施羅德認為**靈覺**象徵「對人類的愛」。施羅德強調兒童「為服務社群做準備」並且「融入這個民族共同體」是很重要的。施羅德堅持認為，**靈覺**對集體的成功至關重要。「**靈覺**是社群人民能夠共存的必要先決條件」，施羅德總結道，**靈覺**決定了一個人對社會的價值。他說：「一個人的**靈覺**的豐富程度是決定一個人的實用性和社會價值的最重要因素之一。」[34] 有缺陷的**靈覺**對**民族**來說是危險的：施羅德建議將一些「缺乏**靈覺**」（*Gemütsarmen*）的青少年「拘禁於嚴格的控制下」。[35]

亞斯伯格深受施羅德對於人格觀念的影響，並在日記中強調施羅德十分關注「精神的本質和豐富性」。[36] 雖然亞斯伯格認為施羅德是以自己的品味系統來列舉性格的各個面向，但他指出，對施羅德來說，「有許多是圍繞著」**靈覺**，他很喜歡這個概念。他在日記中寫道：「它包羅萬象，因而是一個很好的概念。」[37]

確實，亞斯伯格後來以自閉精神異常來描述兒童的方式，就像施羅德描述缺乏**靈覺**的兒童一樣。施羅德斷言，這些孩童「不懂得體貼，既不理解也不需要體貼；他們不會形成親密的依附關係，也沒有朋友」。缺乏**靈覺**的青少年甚至可能變得「頑固、惡意、退縮」。施羅德關注成人特質，亞斯伯格也留意到這點，孩童愈喜歡成年人陪伴，「往往特別不孩子氣、成熟和早熟」。[38]

亞斯伯格抵達萊比錫時，曾與在**靈覺**觀念上最傑出的施羅德門徒海因策會面。海因策從1925年到1934年5月擔任主任期間，一直與施羅德密切合作。三十八歲的海因策剃著光頭，戴無框眼鏡，與施羅德形成了鮮明的對比。他為施羅德的開創性研究撰寫了一本臨床個案研究的書《兒童性格及其異常案例》（*Childhood Characters and their Abnormalities*）。亞斯伯格的實習結束一個月後，海因策離開萊比錫，前往柏林的大學臨床部和波茨坦的州立精神專科醫院（State Mental Hospital in Potsdam）擔任兒童精神科主管，他也在那裡成為了納粹德國的成人和兒童安樂死計畫的首要人物之一。將近二十年後，亞斯伯格於1962年仍然深刻地回憶起「施羅德和海因策所在的萊比錫火車站」。[39]

海因策1932年出版的〈論**靈覺**現象學〉（"On the Phenomenology of *Gemüt*"）成為納粹精神醫學的試金石。亞斯伯格本人在1944年發表的關於自閉精神異常的論文中也提到了這一點。[40] 在這篇文章中，海因策鄙視**靈覺**不足的孩童，尤其針對「有卓越天分」的那一群人，譴責「他們缺乏奉獻精神，對個人和物質上的價值缺乏尊重，缺乏社群意識，缺乏同情和憐憫」。畢竟，他說，不合群者（asocials）和罪犯──甚至社會主義者和共產主義者──都缺乏**靈覺**。海因策依然提倡一種細緻的方法來評估和治療兒童的**靈覺**。他說，孩子們分布在不同的**靈覺**和智力的光譜上，亞斯伯格也這麼說。[41]

施羅德向其他學生傳授了**靈覺**的重要性。例如，漢茲・舒爾茲（Heinz Schultz）關注的是「輕度狂躁」（hypomanic）兒童的**靈覺**缺陷。安娜・萊特（Anna Leiter）發展一套「**靈覺**缺乏」（*gemütsarm*）的診斷，

73

這一診斷後來獲得越來越多的支持。[42] 施羅德極力捍衛其學派的思維。猶太醫生克拉默和福利改革者馮・德萊恩這兩位矯治教育的前領導者，他們於1934年在《兒童研究期刊》發表的文章中對靈覺的重要性和遺傳性提出質疑，施羅德給編輯們寫了一封信抨擊這兩個人。克拉默和馮・德萊恩在〈兒童時期「無情感、**靈覺稀缺**」精神異常的發展〉（"Development of 'Emotionless, *Gemüt*-less' Psychopathy in Childhood"）的文章中，竟然把**靈覺**加了引號，仿佛它並不實際存在。施羅德對他們的研究樣本提出質疑，指責他們誤解了他和海因策對**靈覺**的看法。[43]

克拉默和馮・德萊恩用一頁半的篇幅回應了施羅德的指控，卻沒有機會證明他們的研究發現：馮・德萊恩在那一年結束了自己的生命，克拉默和另一位猶太同事漢斯・波爾諾（Hans Pollnow）移民到了美國。克萊默和波爾諾持續針對一種疾病症狀進行定義，它現在被視為注意力缺陷和過動症（attention deficit hyperactivity disorder，簡稱ADHD）的前身。[44] 相較於納粹精神醫學在自閉症觀念中強調**靈覺**，克拉默在描述ADHD時反對使用**靈覺**的概念。

施羅德和海因茲及其追隨者經由他們在制度上的主導地位，創造了大量以**靈覺**為中心，令人眼花繚亂的精神醫學術語：兒童可能患有不正常的**靈覺**，伴隨**靈覺缺陷**（*Gemütsdefekt*）或**靈覺冷漠**（*gemütskalt*）。或者他們可能患有**靈覺缺陷**、**靈覺稀缺**（*gemütlos*）、**靈覺缺乏**，或者是**靈覺不足**（*Gemütsmangel*）。**靈覺**失調不再是一個抽象的性質，而是一個可量化的病狀。**靈覺**的失常被認為是遺傳性的，可以預測孩子未來對社會的價值或危險。良好的**靈覺**也有很多相關術語。要想獲得健康的**靈覺**，達到**靈覺深度**（*gemütstiefe*）、**靈覺豐富度**（*Gemütsreichtum*）、**靈覺天賦**（*Gemütsbegabung*）或**靈覺存在**（*Gemütsleben*），就需要進行密集的**靈覺培育**、**靈覺護理**或**靈覺教育**（*Gemütspflege*、*Gemütsbildung*）。

　　許多人在一九三〇年代發展了有關靈覺缺陷的理論，對社交脫節的診斷雖然早於亞斯伯格所稱的自閉精神異常，它們彼此間倒也相互符合。換句話說，自閉症作為一種病理學的觀念早已廣泛存在於德國的納粹兒童精神醫學中——亞斯伯格是在納粹主義傳入奧地利之後才將它命名。

　　1938年3月12日上午，德國國防軍越過邊境進入奧地利，遇到了歡欣雀躍的群眾。奧地利人對著開往維也納的坦克沿路喝采。民眾的熱烈狂喜讓包括希特勒在內的大多數人都感到訝異。奧地利人大肆向他們的侵略者致敬，揮舞萬字旗，激動奔淚，歡聲雷動。由於人們對泛德團結、霸權、戰勝第一次世界大戰的恥辱、經濟復甦以及終結政治不確定性抱持著期盼，因而對納粹吞併的狂熱遍及全國各地。

　　在納粹進行德奧合併（Anschluss）之前，奧地利總理庫爾特・舒施尼格曾為了保護國家免受納粹德國的侵略，試圖對希特勒採取綏靖政策——接受外交政策的限制並允許國家社會黨成員擔任政府職位。 *75* 1938年3月，舒施尼格甚至同意任命狂熱的納粹分子阿圖爾・塞斯－英夸特（Arthur Seyss-Inquart）為內政部長。為了維護奧地利某種程度的自治權，舒施尼格試圖就加入納粹德國的議題舉行全民公投，把決定權交給奧地利人民。但是希特勒阻擋了這次公投，舒施尼格於3月10日辭職。希特勒立即入侵奧地利。

　　在維也納的亞斯伯格，他在德奧合併之後就生活在國家社會主義騷亂的核心地區。為爭取納粹主導的4月10日加入納粹德國的公民表決，喧囂的遊說活動讓公眾生活處於狂熱狀態。大型集會、火炬和遊行——伴隨著大規模的暴力以及對投票權遭到排除的社會主義者、共產主義者和猶太人的大規模逮捕——動員了99.73%的人投贊成票加

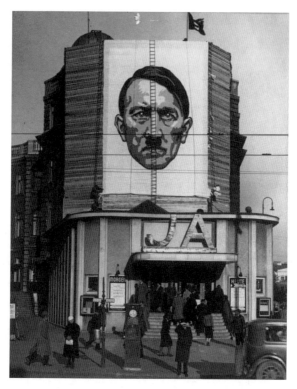

圖5：奧地利加入納粹德國的公民投票宣傳，於1938年4月維也
納的烏剌尼亞教育與天文觀測臺（Urania educationalfacility and
observatory）

76　　入第三帝國。[45] 奧地利人口665萬人，德國則為6,930萬人，奧地利
　　是納粹政權統治歐洲大陸的擴張主義目標的第一站。

　　在接下來的幾個月裡，第三帝國試圖重新改造社會。1933年以
後，國家社會主義的變革對德國來說是家常便飯，而奧地利人也面臨
到一個完全執政的納粹政府。隨著新的術語、縮語簡稱、軍國政治、

制服和納粹禮（*Heil Hitlers*）的影響滲透到日常生活中，說話、思考和看待事物的方式在一夕之間發生了改變。紅色萬字旗和各種旗幟懸掛在整個街道。公共和私人機構為黨所接管或「協調」。每個男人、女人和孩子都要加入納粹國家的某個組織——從國家社會主義婦女聯盟到希特勒青年團。無論個人是否支持這個政權，國家社會主義的各種符號與實踐界定了個人的日常行動。納粹主義既是外部強加的，也是土生土長的，它重構了政治、社會、經濟和文化等面向。在當時的亞斯伯格正經歷了一場革命。

　　1938年春天以後，奧地利對第三帝國的熱情有所降溫。德國的統治未能滿足一般公民在經濟和政治上的宏大期望。儘管失業率大幅下降（1937年為22%，1938年為13%，1939年為4%，1940年為1.2%），生活成本卻攀升了22%。德國的新來者把奧地利人拒之門外，讓他們得不到最好的政府和商業職位，奧地利的國家社會主義者感到遭受背叛。盲目移交給納粹德國導致了搶劫和無法控制的街頭暴力，心懷不滿的納粹黨成員也主導許多騷亂。1938年3月至12月被捕的人當中，有五分之一是國家社會主義者。[46]

　　在維也納，針對猶太人的暴力尤為殘忍，許多人認為這是納粹德國最惡劣的行為。人們在街上攻擊、毆打和羞辱猶太人。他們肆意破壞、掠奪和褻瀆猶太人的商店、住宅和猶太教堂。維也納擁有大量的猶太人口——約占百分之十，而在德國的猶太人口總數還不到百分之一——並且擁有普遍而惡毒的反猶太主義的悠久歷史。儘管維也納的猶太人是一個多元多樣的群體，但他們因在商業和高階職業中不成比例的嶄露頭角，而遭受刻板印象和廣泛的憎恨。在1938年，多達二十萬猶太人居住在維也納；而猶太人持有維也納四分之一的商業（四分之三的銀行和報紙），並且在醫生和律師中占超過半數。[47]

77

　　1938年3月，奧地利被國家社會主義黨吞併，導致其猶太人遭受的暴行比德國在整個三〇年代所看到的來得更為殘暴。煽動暴力的不僅是納粹黨成員和準軍事組織（SA衝鋒隊和SS親衛隊），還有普通公民。1938年3月，維也納在德奧合併所看到的那種暴民恐怖活動，是不到一年後爆發的暴力事件的前兆，也就是1938年11月9日，全納粹德國範圍屠殺的「碎玻璃之夜」（The Night of The Broken Glass）。當晚，維也納人洗劫並燒毀了九十五座猶太教堂，當局逮捕了6,547名猶太人，將3,700人送往達豪（Dachau）集中營。

　　生活在這種野蠻狀態當中，亞斯伯格在他日常生活中會途經反猶太塗鴉和猶太人財產的破壞。他會目睹猶太人迅速被排除在公共領域之外，從猶太人失業到禁止進入公共空間。他會看到「野蠻的雅利安化」（wild Aryanization），成千上萬的猶太企業和家庭面臨毫無章法的充公，還有他成千上萬的猶太鄰居的消失，不是遭受阿道夫・艾希曼（Adolf Eichmann）的移民機器所處置，就是被驅逐到集中營。一個人不可能不知道自己生活在什麼樣的制度下。1938年維也納的暴行和迫害比納粹德國其他地方更為明顯。

　　亞斯伯格作為一個虔誠的天主教徒，也見證了納粹德國對教會的迫害。1938年7月，納粹國家逮捕神職人員，接管天主教報刊，解散六千個教會組織和天主教學校。雖然紅衣主教狄奧爾・因尼策爾（Theodor Innitzer）最初與納粹政權合作，但到了1938年10月7日，因尼策爾公開反對納粹主義。他在聖斯蒂芬斯大教堂（St. Stephens Cathedral）為天主教青年團（Catholic Youth）舉行的玫瑰經彌撒（Rosary Mass）吸引了六千至八千名教友，並逐步擴大為第三帝國十二年來規模最大的群眾抗議活動。然而，天主教堂為其不服從付出了代價。第二天，希特勒青年團襲擊並褻瀆了因尼策爾的大主教官邸，並在接下來

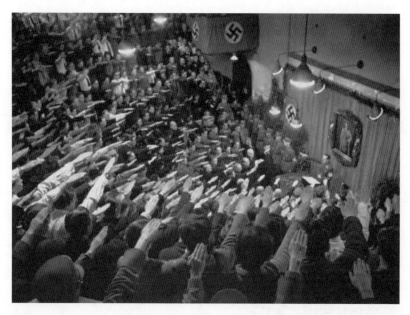

圖6：愛德華‧佩爾科普夫的就職演說，維也納大學醫學院新任的國家社會主義院長，1938年4月26日

的一週在街頭從事數起大規模破壞。

78

　　隨著新政權在維也納發動前所未有的暴力，亞斯伯格默認了新的現實。在1974年的一次採訪中，他似乎暗示，他所持有的信念讓他更容易接受納粹統治：「納粹時代來臨了，從我原有的生活中可以明顯看出，就像許多『國家主義者』（援引）一樣，人們順勢而行。」[48]

　　亞斯伯格在專業領域方面也產生轉變。在維也納大學，自1933年以來一直是納粹黨狂熱分子的解剖學專家愛德華‧佩爾科普夫（Eduard Pernkopf）被任命為醫學院院長。佩爾科普夫堅決依據國家社會主義原則重組這個機構。1938年4月6日，在他被任命後的第四天，佩爾科普夫身穿衝鋒隊制服發表就職演說。他在演講中強調了種族衛生在納粹醫學的核心地位，主張對大眾推廣「有遺傳價值」的事物，並「通過絕育和其他手段消滅那些遺傳上的劣等者」。[49]

佩爾科普夫堅持要求所有的醫務人員對希特勒宣誓效忠，並在政府部門登記他們的血統，無論是否為「雅利安人」。那些沒有宣誓或被歸為「非雅利安」的人失去了他們的職位。當亞斯伯格依從而為時，他的同事們卻遭到集體清洗。醫學院開除了百分之七十八的教職員，其中大部分是猶太人，包括三位諾貝爾獎得主。197名醫生中，只留下四十四名職員。[50]

總體而論，維也納大學從其他科系撤掉了百分之四十五的人員。[51]在維也納全部四千九百名醫生中有三分之二，以及一百一十名小兒科醫生中有百分之七十，失去了他們的職位。[52]數千人移民（主要前往美國）或被驅逐出境。醫療成為第三帝國最納粹化的職業之一，大約有一半的醫生加入了納粹。[53]

1934年至1940年間，由於種族或政治因素，超過四分之三的精神科醫生和精神分析學家離開了維也納，這導致該領域的深刻改造。維也納著名的精神分析領域尤其遭到重創。[54]維也納精神分析學會的成員絕大多數反對該政權，其中百分之八十四是猶太人。納粹軍隊進入奧地利的第二天，該協會的董事會在西格蒙德‧佛洛伊德的家裡開會，決定鼓勵會員移民。一個國際網絡已經準備好協助救援工作；國際精神分析學會（International Psychoanalytical Association）主席恩斯特‧瓊斯（Ernst Jones）以及法國精神分析學家瑪莉‧波拿巴（Marie Bonaparte）親自前往維也納協助安排，而其他在國外的成員則向維也納的同事提供資金、人脈、簽證和擔保書。大多數的維也納精神分析學家得以在一、兩個月內移居國外，並在歐洲或美國各地重新順利執業。八十二歲的佛洛伊德和他的女兒安娜在英國重新創立了一個有影響力的圈子。[55]

　　124名維也納精神分析學會的前成員和現任成員在經歷德奧併吞之後，有106人因其宗教信仰或政治上反對該政權而面臨迫害。絕大多數人離開了這個國家；有十人死於猶太族隔離區或集中營。在奧地利只剩下五名成員，最著名的是奧古斯特・艾克霍恩和奧托・帕茲爾。艾克霍恩繼續執業，但退出了公共生活。他私底下在家裡帶領了一小群精神分析學家，他們反對國家社會主義統治及其心理治療的政治目的。這個圈子的一些人因涉及反抗活動而被政權殺害。帕茲爾於1930年加入納粹黨，並一直經營維也納大學精神醫學暨神經醫學臨床部，直到1945年。[56]

　　柏林精神分析研究所（Berlin Psychoanalytic Institute）在清洗猶太人之後，被德國心理治療醫學學會（German General Medical Society for Psychotherapy）所吸收——而這個協會正是帝國元帥赫爾曼・戈林（Reichsmarschall Hermann Göring）的表親M・H・戈林（M. H. Göring）[*]所催生的結晶。相較於精神分析的「猶太科學」（Jewish science），納粹心理治療的變體是以政權的價值觀來定位個體的心智健康，引導病患關注當前，而非精神分析學家對過去的挖掘。心理治療師的實際用途是擔任納粹組織的顧問，譬如希特勒青年團和德國少女聯盟。德國心理治療醫學學會擴大了它在軍事和專業職場上有關領導力分析的應用。然而，儘管受到納粹的委託，戈林的機構實際上是一個大帳篷，囊括了榮格學派、阿德勒學派和佛洛伊德學派的精神分析學家。[57]

　　納粹的吞併摧毀了矯治教育在奧地利的兩個分支，它們與亞斯伯格的矯治教育診所的做法截然不同。以「教育治療」（*Heilpädagogik*）

---

[*] 　Matthias Heinrich Göring，德國精神分析學家。

為基礎的奧地利傳統教育領袖狄奧多‧海勒是猶太人，他在德奧合併之後自殺。社會主義者卡爾‧柯尼格（Karl König）出生在猶太人家庭，患有內翻足（club foot）的殘疾，他堅信應該與那些被人們視為重度身心障礙者共享社群主義的生活。柯尼格和他的同事移民到蘇格蘭，建立了烏托邦式的坎普希爾住宅社區（Camphill residential community），以一種不加評判的方式促進「一個自我與另一個自我的相遇」，藉以抵銷他在威權政權所看到的「對人性核心的威脅」。[58]

弗朗茲‧漢伯格的兒童醫院和亞斯伯格的矯治教育診所在德奧合併以及隨後的清洗與重組中安然無恙。當局認為亞斯伯格和他的診所工作人員是相當可靠的；猶太裔同事安妮‧韋斯和喬爾格‧弗蘭克已經移民了。這並不是說亞斯伯格同意國家的全盤政策。他仍然是一名虔誠的天主教徒，並沒有加入納粹黨。但他確實迅速地陸續加入第三帝國的其他組織以確保自己的職位：1938年4月加入德國勞工陣線（German Labor Front，簡稱DAF），1938年5月加入國家社會主義人民福利組織（National Socialist People's Welfare Organization，簡稱NSV）。雖然這些組織會期待像他這樣職位的人成為會員，不過亞斯伯格已經超乎了一般的會員資格。1938年5月，亞斯伯格開始為納粹政府工作，擔任該市少年法庭系統的精神科醫生。他還申請擔任希特勒青年團的諮詢顧問，並於1938年6月申請加入國家社會主義德國醫生聯盟（National Socialist German Physicians' League，簡稱NSDÄB），這不是一個單純的醫生專業協會，而是納粹黨的領頭「戰鬥組織」，要按照黨的原則來策動醫生，並且參與了對猶太裔醫生的迫害。[59]

亞斯伯格和他的同事們不僅倖存下來，而且在第三帝國時期蓬勃進取。[60] 如此多的猶太醫生和精神分析學家被驅逐，創造了一個真空，正好拓展了他們的機會。亞斯伯格和他的同事們，以及矯治教育的領域整體，在納粹統治下獲得了顯著的地位。正如漢伯格在德國吞併後的一場儀式演講中所說，第三帝國的醫生「必須是一位真正的國家社會主義者。他必須徹頭徹尾浸淫於國家社會主義原則對生活方式和健康方面的指導」。[61] 在這種新的風氣下，亞斯伯格提出了一種新的兒童分類方法。

在納粹吞併之前，亞斯伯格曾對制訂兒童診斷發出警告。1937年10月，他在維也納大學兒童醫院所提供的兩場演講的第一篇題為〈心智異常兒童〉，並發表在《維也納臨床週刊》上，他主張「研究取向的數量跟不同的個性數量一樣多。要建立一套嚴格的診斷標準是不可能的」。[62] 一年後，1938年10月，他在相同地方做了相同主題的演講，並且發表在同一份期刊上，介紹自己的診斷定義：

82

> 這群我們稱之為「自閉精神異常」的兒童其特質鮮明——因為自我（autos）的幽閉導致了他們與周圍環境的關係窄化。[63]

為什麼亞斯伯格會推翻他自己？他對自閉精神異常的診斷的確符合那個年代。隨著納粹吞併而來的是如何符合一些理念模範。加入民族共同體有了新的標準——包含種族、政治和生理方面。心智方面也有新的標準——孩子們要與集體保持一致與融合。[64] 亞斯伯格在1937年寫下的開放式句子根本不適用於1938年納粹的兒童發展標準。

如果沒有納粹的入侵，亞斯伯格可能永遠也想像不到他會發展出自閉精神異常。他於1938年的那場演講與其說是一篇科學研究，不如說是一篇政治和社會宣言。這篇文章寫於德奧合併的幾個月後，可以將它解讀對第三帝國帶來衝擊性轉變的水溫探試。這不僅僅是一個醫學診斷，它似乎是對於新現實的一項診斷，用來鞏固一個前後連貫的框架，他透過這個框架可能得以觀察到一個不斷變化的世界。

　　亞斯伯格也可能是在更大的舞臺前衡量自己的職業生涯。納粹兒童精神科醫生當時已經鞏固了國際聲譽。他的前任導師施羅德剛剛當選為國際兒童精神醫學學會（International Association of Child Psychiatry）首任主席，該學會於1937年7月在巴黎舉行了第一次會議，也是世界博覽會的活動之一。這場巴黎會議是一次大事件，吸引了來自四十九個不同國家的三百五十名與會者，並配備了最新的同步翻譯技術的耳機。納粹德國的代表團包括呂丁和海因策，維林格也被列為投稿人，但沒有出席。漢伯格是奧地利的官方代表。亞斯伯格沒有在與會名冊上，不過，接近漢伯格就可以打探到這場會議，他也許希望成為這些有影響力的人物之一。[65] 在巴黎，國際兒童精神醫學學會計畫在施羅德的領導下，於第三帝國召開下一次會議，儘管從未舉行過。

83

　　亞斯伯格於1938年關於自閉精神異常的演講開頭第一句話，他讚揚了納粹德國改造社會的宏偉抱負：「我們正處於對我們心智生活的大規模重組之中，它涵蓋了生活的所有領域，醫學更不在話下。」亞斯伯格持續向納粹的理想致敬，在1938年的奧地利科學論文中，他刻意使用親政權的詞藻，這既非該刊物所強制要求，也不是其慣例。在他的第二句話中，他建議按照國家社會主義的指導原則對醫學進行改革，宣稱個人服從國家，醫學則是為民族共同體服務。正如亞斯伯格所言：「新納粹德國的根本理念——整體大於部分，**民族**重於個體——必須在我們所有的態度當中，朝這個國家最寶貴的資產，它的健康，導引向深刻的轉變。」[66]

　　在講稿的第二段，亞斯伯格似乎接受了絕育政策。他承認納粹德國已經改變了健康實務，而且醫生現在應該在執行種族衛生法方面扮演角色。「我們醫生必須對目前在這一領域積累的任務負全部責任。」[67] 亞斯伯格援引了納粹《遺傳病患後代防止法》（Law for the Prevention of Genetically Diseased Offspring），這是該政權的絕育法。他認為納粹德國醫生的「職責」是去防止「疾病遺傳物質的傳播」，而當前包括將可能符合遺傳條件的人進行強迫絕育的通報義務。不過，亞斯伯格確實敦促醫生在選擇絕育對象時得謹慎，要根據個別情況而不是藉由檢測和統計資料來對他們進行判斷。[68]

　　亞斯伯格1938年的那篇文章的現今許多讀者刻意忽略他運用了政權的強硬修辭，反而是去強調他在論文其他部分顛覆納粹的一些信條。亞斯伯格在討論案例研究之前警告說，「並不是所有不一致的事物，所謂『不正常的』，就必定是『低劣的』（minderwertig）」。[69] 他在論文的結尾提出了忠告：「永遠不要放棄一開始就看似無望的不正常個體的教育。」孩子們可能會在治療過程中表現出「無法預見的能力」。 *84* 亞斯伯格堅持認為，醫生有「權利和職責」對每個孩子抱以密切而富有情感的投入，因為「那些脫離常規而且遇到困難的兒童需要教育工作者的經驗、愛以及充分的承諾」。[70] 也許亞斯伯格的仁慈話語反映出他的真實信仰。與此同時，他富有同情心的言論與他的導師漢伯格以及納粹兒童精神醫學帶有同情心的詞藻是吻合一致的──而且，即使是在最殘忍的情況下，溫情的言辭仍是這個領域的特色。

　　目前還不清楚亞斯伯格的慷慨情感是否運用在所有兒童身上。亞斯伯格稱讚自閉青少年的智力、「驚人熟稔的特殊興趣」和「思維的獨創性」能夠造就「高水準表現」和「傑出的成就」。[71] 然而，亞斯伯格也警告說，許多兒童的「自閉的獨創性可能是沒有意義、古怪和無用的」。這類孩童的「社會預後是不利的」，他們甚至「沒有能力去學習」。[72]

　　亞斯伯格把自閉精神異常定義為「環境適應的障礙」，在亞斯伯格看來，這導致了「本能功能的失調：理解情境的阻礙，與他人關係的中斷」。[73] 因此，亞斯伯格認為，自閉的兒童缺乏社會關係。「沒有人真的喜歡這些人」，他強調說，他們「與任何人都沒有私人關係」。自閉青少年「總是獨來獨往，與每個孩子所屬的社群格格不入」。簡而言之，亞斯伯格宣稱，「社群拒絕了他們」。[74]

　　話雖如此，最令人訝異的是，亞斯伯格以精神異常來命名這種症狀，而且在他的診斷定義中強調了兒童的惡意和頑固不化，這與當時對精神異常觀點是不謀而合的。對精神異常的診斷源自19世紀中期的德國，最初運用於精神病院和監獄的個體。這個詞到了一九二〇年代變得更為普遍，並開始指涉那些威脅社會秩序的人，諸如「不合群者」、違法青少年和無業遊民。精神異常是一種難以捉摸的精神疾病診斷，福利、教育和刑事司法體系日益採用這種診斷來隔離惹麻煩、無法管理以及虞犯兒童。報紙在有關青少年犯罪和福利的文章中也使用了這個詞彙。[75]

　　在精神醫學中，精神異常的支配性典範主要來自施耐德。在施耐德的定義中，「精神異常人格就是指那些不正常的人格，他們的違常導致其受苦，或讓社會受苦」。[76] 精神異常患者缺乏適當的社會情感──禮儀、道德、利他性和人際聯繫──這些都可能導致犯罪。在第三帝國統治下，精神異常一詞的定義和後果得到了擴展，指的是不合群青少年這一類的人，他們很可能遭到機構化的管理或監禁。[77] 亞斯伯格在1938年發表的論文中，第三段落就從對精神異常患者的普遍理解出發，旨在「防止他們的反社會和犯罪行為給民族共同體造成負擔」。[78]

　　這種社會威脅的概念充斥在亞斯伯格的一樁個案研究中，那是一位沒有名字的七歲半男孩的個案，他把這個男孩當作是具有社會威脅的例子。雖然亞斯伯格推測此名孩童「與世界的關係是限縮的」，因為他缺乏對人和環境的「本能理解」，但亞斯伯格把案例研究大多用來描繪這個男孩在他人眼中的粗鄙特質。按照亞斯伯格的說法，這個青少年打從童年就表現出「持續的、令人憤怒的紀律問題」。[79] 亞斯伯格說，這個「高大、粗壯、笨重」的男孩，表現出「粗魯的笨拙」，「他不順從他人意志；事實上，他以不追隨他人和惹惱他們來獲取惡意的快感」。據稱，他「對其他孩子極其惡毒，表現得像塊挑釁公牛的紅布」。[80] 這男孩的學校無法「控制」他。「他的搗亂和扭打惹惱了全班同學」，亞斯伯格說，這與自閉兒童「缺乏對權威的尊重，完全缺乏對紀律的理解」以及「無情的惡意」是完全一致的。[81] 亞斯伯格結論道，這些特質加總起來就是「一種精神異常的性格」。[82]

　　亞斯伯格一直沒有著手給自閉精神異常下定義，直到納粹主義掌控了他的世界——當他這麼做的時候，他採取了納粹德國的詞藻與價值來制訂診斷定義。如果亞斯伯格只是在表面上傳達政權的價值觀來僥倖過活，保護或促進自己的職業生涯，這會有什麼影響？七十多年後，正是亞斯伯格這一番話語，而不是他內心深處的想法或信念，影響了我們對自閉症診斷的觀念。 *86*

　　1939年7月，在納粹吞併奧地利一年後，亞斯伯格參加了在日內瓦舉行的首屆國際矯治教育大會（International Congress for Curative Education）。它彙集了來自三十二個國家的三百名精神科醫生、心理學家、教師、社會工作者和政策制訂者。三十三歲的亞斯伯格當時是一名年輕的助理教授，他並沒有在日內瓦會議上發表演講；他滿腔熱情地將參與者描述為「領頭的兒童精神科醫生和兒童心理學家，他們是各自領域的先驅」。

　　該會議的國際陣容是來自納粹德國的演講者，包括施羅德和維林格，但都不過是在宣揚納粹的信條，而且都占據支配地位。會議的首席組織者，維也納矯治教育專家安東・馬勒（Anton Maller），誇耀他們至高無上的新價值：「納粹德國的掌權讓純粹基於同情和慈善的所有原則都破滅了──在奧地利也是如此；它們不再與民族共同體有所關聯。」

　　對人民進行篩檢是至關重要的。因為「健康基因庫的衰退意味著**民族**的衰敗」，馬勒堅持認為，兒童照護的專業人員應該確保「劣質的遺傳物質應該被消滅」。

　　亞斯伯格起初目睹耳聞他的納粹德國同事們為納粹精神醫學制訂了致命的方針。但很快的，他就開始參與那些實現他們恐怖願景的方案了。

註釋

1　　Quoted: Felder, " 'Sehen' " (2008), 102-103.

2　　Rempel, Gerhard. *Hitler's Children: The Hitler Youth and the SS*. Chapel Hill: UNC Press, 1989; Reese, Dagmar. *Growing up Female in Nazi Germany*. Ann Arbor: University of Michigan Press, 2006; Kater, Michael H. *Hitler Youth*. Cambridge, MA: Harvard UP, 2004.

3　　Kuhn, Hans-Werner, Peter Massing, and Werner Skuhr. *Politische Bildung in Deutschland: Entwicklung, Stand, Perspektiven*. Opladen: Leske+Budrich, 1990, 90.

4　　Fritzsche, *Life*, 113-114.

5　　Tornow, Karl, and Herbert Weinert. *Erbe und Schicksal: von geschädigten Menschen, Erbkrankheiten und deren Bekämpfung*. Berlin: Metzner, 1942, 159.

6　　*Richtlinien für die Leibeserziehung in Jungenschulen*. Berlin: Weidmann'sche Verlagsbuchhandlung, 1937, 7-8.

7　　"Führer." *Deutsches Lesebuch für Volksschulen*. 3. u. 4. Schuljahr. Munich: Oldenbourg, 1937, 272.

8   *Deutsches Lesebuch für Volksschulen.* 5. u. 6. Schuljahr. Nuremberg: F. Korn, 1936, 361-363.

9   Razumovsky, Maria, Dolly Razumovsky, and Olga Razumovsky. *Unsere versteckten Tagebücher, 1938-1944: drei Mädchen erleben die Nazizeit.* Vienna: Böhlau, 1999, 16.

10   Williams, John A. *Turning to Nature in Germany: Hiking, Nudism, and Conservation, 1900-1940.* Stanford: Stanford UP, 2007, 203; Kater, *Hitler Youth.*

11   Cesarani, David, and Sarah Kavanaugh. *Holocaust: Hitler, Nazism and the "Racial State."* London: Routledge, 2004, 371.

12   Good, David, Margarete Grandner, and Mary Jo Maynes, eds. *Austrian Women in the Nineteenth and Twentieth Centuries: Cross-Disciplinary Perspectives.* Providence: Berghahn, 1996; Bischof, Pelinka, and Thurner, eds, *Women*; Bischof, Günter, Anton Pelinka, and Dagmar Herzog, eds. *Sexuality in Austria.* New Brunswick: Transaction, 2007.

13   Tantner, Anton. *"Schlurfs": Annäherungen an einen subkulturellen Stil Wiener Arbeiterjugendlicher.* Morrisville: Lulu, 2007; Mejstrik, Alexander. "Urban Youth, National-Socialist Education and Specialized Fun: The Making of the Vienna Schlurfs, 1941-1944." In *European Cities, Youth and the Public Sphere in the Twentieth Century*, edited by Axel Schildt and Detlef Siegfried, 57-89. Aldershot: Ashgate, 2005.

14   Fritz, Regina. "Die 'Jugendschutzlager' Uckermark und Moringen im System nationalsozialistischer Jugendfürsorge." In *Verfolgte Kindheit*, 303-326; 314; Malina, Peter. "Verfolgte Kindheit. Die Kinder vom 'Spiegelgrund' und ihre 'Erzieher.'" In *Totenwagen: Kindheit am Spiegelgrund von Alois Kaufmann*, edited by Robert Sommer, 94-115. Vienna: Uhudla, 1999, 102; Schikorra, Christa. "Über das Zusammenspiel von Fürsorge, Psychiatrie und Polizei bei der Disziplinierung auffälliger Jugendlicher." In *Kinder in der NS-Psychiatrie*, edited by Thomas Beddies and Kristina Hübener, 87-106. Berlin-Brandenburg: Be.bra, 2004, 93-95.

15   Steinberg, Holger. "Rückblick auf Entwicklungen der Kinder- und Jugendpsychiatrie: Paul Schröder." *PdKK* 48 (1999): 202-206, 204; Ettrich, K. U., "Gottlieb Ferdinand Paul Schröder—wissenschaftliches Denken und praktische Bedeutung." In *Bewahren und Verändern. 75 Jahre Kinder- und Jugendpsychiatrie an der Universität Leipzig*, edited by K. U. Ettrich, 14-25. Leipzig: Klinik und Poliklinik für Psychiatrie, Psychotherapie und Psychosomatik, 2002; Laube, S. "Zur Entwicklung der Kinder- und Jugendpsychiatrie in Deutschland von 1933 bis 1945." Leipzig: MD thesis, 1996.

16   Bürger-Prinz, Hans. *Ein Psychiater berichtet. Hamburg: Hoffmann und Campe*, 1971, 113; Steinberg, "Rückblick," 205; Thüsing, Carina. "Leben und wissenschaftliches Werk des Psychiaters Paul Schröder unter besonderer Berücksichtigung seines Wirkens an der

Psychiatrischen und Nervenklinik der Universität Leipzig." University of Leipzig, 1999, 27.

17　Dahl, Matthias. "Aussonderung und Vernichtung—der Umgang mit 'lebensunwerten' Kindern während des Dritten Reiches und die Rolle der Kinderund Jugendpsychiatrie." *PdKK* 50 no. 3 (2001): 170-191; 185; Steinberg, Holger and M. C. Angermeyer. "Two Hundred Years of Psychiatry at Leipzig University: An Overview." *History of Psychiatry* 13 no. 51 (2002): 267-283; 277; Castell, Rolf and Uwe-Jens Gerhard. *Geschichte der Kinder- und Jugendpsychiatrie in Deutschland in den Jahren 1937 bis 1961*. Göttingen: Vandenhoeck & Ruprecht, 2003, 441; Thüsing, "Leben," 47-50.

18　Schepker, Klaus, and Heiner Fangerau. "Die Gründung der Deutschen Gesellschaft für Kinderpsychiatrie und Heilpädagogik." *Zeitschrift für Kinder- und Jugendpsychiatrie und Psychotherapie* 44 no. 3 (2016): 180-188; 181-182.

19　Schepker and Fangerau, "Gründung," 182, 183.

20　Asperger, Hans. "'Jugendpsychiatrie' und 'Heilpädagogik.'" *MmW* 89 no. 16 (1942): 352-356.

21　Rudert, Johannes. "Gemüt als charakterologischer Begriff." In *Seelenleben und Menschenbild*, edited by Adolf Daümling and Philipp Lersch, 53-73. Munich: Barth, 1958; Scheer, Monique. "Topographies of Emotion," 32-61; 44; Gammerl, Benno, "Felt Distances," 177-200; 195, both in *Emotional Lexicons: Continuity and Change in the Vocabulary of Feeling, 1700-2000*, edited by Monique Scheer, Anne Schmidt, Pascal Eitler, et al. Oxford: Oxford UP, 2014.

22　*Dictionary of Untranslatables: A Philosophical Lexicon*, edited by Barbara Cassin, Emily Apter, Jacques Lezra, Michael Wood. Princeton, NJ: Princeton UP, 2014, 374; Scheer, "Topographies," 49, 56; Bonds, Mark Evan. *Absolute Music: The History of an Idea*. New York: Oxford UP, 2014, 150, 151.

23　Frevert, Ute. "Defining Emotions: Concepts and Debates over Three Centuries." In *Emotional Lexicons*, 1-31; 26-28; Rudert, "Gemüt," 55.

24　Diriwachter, Rainer, and Jaan Valsiner, eds. *Striving for the Whole: Creating Theoretical Syntheses*. New Brunswick: Transaction, 2011, 26-27.

25　Ash, Mitchell G. *Gestalt Psychology in German Culture, 1890-1967: Holism and the Quest for Objectivity*. Cambridge: Cambridge UP, 1998, 342.

26　Goebbels, Joseph. *Die Tagebücher von Joseph Goebbels*, Part 1, vol. 1, Munich: K. G. Saur, 2004, 110.

27　Asperger, "Problems of Infantile Autism," 45-52, 46; *Probleme des kindlichen Autismus*,

3. Asperger's citations of Klages in his 1944 thesis: Klages, Ludwig. *Die Grundlagen der Charakterkunde*. Leipzig: Barth, 1936; Klages, Ludwig. *Grundlegung der Wissenschaft vom Ausdruck*. Leipzig: Barth, 1936; Lebovic, Nitzan. *The Philosophy of Life and Death: Ludwig Klages and the Rise of a Nazi Biopolitics*. New York: Palgrave Macmillan, 2013; Ash, *Gestalt*, 345.

28 Geuter, Ulfried. *The Professionalization of Psychology in Nazi Germany*. Cambridge; New York: Cambridge UP, 1992, 169. Asperger's citations: Jaensch, Erich. *Der Gegentypus: Psychologisch-anthropologische Grundlagen deutscher Kulturphilosophie*. Leipzig: Barth, 1938; Jaensch, Erich. *Grundformen menschlichen Seins*. Berlin: Elsner, 1929.

29 Wetzell, Richard F. *Inventing the Criminal: A History of German Criminology, 1880-1945*. Chapel Hill: UNC Press, 2000, 181, 297; Schneider, Kurt. *Die psychopathischen Persönlichkeiten*. Leipzig: Deuticke, 1923.

30 Stumpfl, Friedrich. "Kriminalität und Vererbung." In *Handbuch der Erbbiologie des Menschen*, vol. 2, edited by Günther Just, 1223-1272. Berlin: J. Springer, 1939-1940; 1257; Wetzell, *Inventing*, 151, 152; 191-208.

31 Frevert, "Defining," 26; Bailey, Christian. "Social Emotions." In *Emotional Lexicons*, 201-229; 207. Another translation: Scheer, "Topographies," 50.

32 一場在波森（Posen）舉行對SS集團領導人會議上的演講（1943年10月4日），參見 Röttger, Rüdiger. *Davon haben wir nichts gewusst: jüdische Schicksale aus Hochneukirch / Rheinland 1933-1945*. Düsseldorf: DTP, 1998, 181.

33 Bailey, "Social," 201-229, 216, 225-226 (1933); Scheer, "Topographies," 55.

34 Schröder, Paul, and Hans Heinze. *Kindliche Charaktere und ihre Abartigkeiten, mit erläuternden Beispielen von Hans Heinze*. Breslau: Hirt, 1931, 30, 33.

35 Schröder, Paul. "Kinderpsychiatrie." *MfPN* 99 (1938): 269-293; 287, 291. Schröder's terminology: Nissen, Gerhardt. *Kulturgeschichte seelischer Störungen bei Kindern und Jugendlichen*. Stuttgart: Klett-Cotta, 2005, 455-456; Thüsing, "Leben," 32-37, characterology: 80-84; Rudert, "Gemüt," 57.

36 Quoted: Felder, " 'Sehen,' " (2008), 102.

37 Felder, " 'Sehen,' " (2015), 39, and (2008), 102-103.

38 Schröder and Heinze, *Kindliche Charaktere*, 33.

39 Schröder and Heinze, *Kindliche Charaktere*; Asperger, "Erwin Lazar," 37.

40 Heinze, Hans. "Zur Phänomenologie des Gemüts." *ZfK* 40 (1932): 371-456; Asperger, " 'Psychopathen,' " 78.

41　Heinze, "Phänomenologie," 395, 384-385, and "Psychopathische Persönlichkeiten. Allgemeiner und klinischer Teil." *Handbuch der Erbkrankheiten* 4 (1942): 154-310; 179-184.

42　Schultz, Heinz. "Die hypomanischen Kinder: Charakter, Temperament und soziale Auswirkungen." *ZfK* 45 (1936): 204-233; Leiter, "Zur Vererbung," and "Über Erbanlage und Umwelt bei gemütsarmen, antisozialen Kindern und Jugendlichen." *ZfK* 49 (1943): 87-93.

43　Kramer, Franz, and Ruth von der Leyen. "Entwicklungsverläufe 'anethischer, gemütloser' psychopathischer Kinder." *ZfK* 43 (1934): 305-422. Exchange with Schröder: *ZfK* 44 (1935): 224-228.

44　Lange, Klaus, Susanne Reichl, Katharina Lange, Lara Tucha, and Oliver Tucha. "The History of Attention Deficit Hyperactivity Disorder." *Attention Deficit and Hyperactivity Disorders* 2 no. 4 (2010): 241-255; 247-248; Müller-Küppers, "Geschichte," 23; Neumärker, Klaus-Jürgen. "The Kramer-Pollnow Syndrome: A Contribution on the Life and Work of Franz Kramer and Hans Pollnow." *History of Psychiatry* 16 no. 4 (2005): 435-451; Fuchs, Petra, and Wolfgang Rose. "Kollektives Vergessen: die Diagnose Psychopathie und der Umgang mit dem schwierigen Kind im Verständnis von Franz Kramer und Ruth von der Leyen." In *Kinder- und Jugendpsychiatrie im Nationalsozialismus und in der Nachkriegszeit: zur Geschichte ihrer Konsolidierung,* edited by Heiner Fangerau, Sascha Topp, and Klaus Schepker, 187-208. Berlin: Springer, 2017.

45　讓德國回到奧地利的得票率為 99.08%。Bukey, Evan Burr. *Hitler's Austria: Popular Sentiment in the Nazi Era, 1938-1945.* Chapel Hill: UNC Press, 2000, 38.

46　Bukey, *Hitler's Austria,* 74, 55; Tálos, Emmerich, Ernst Hanisch, Wolfgang Neugebauer, and Reinhard Sieder, eds. *NS-Herrschaft in Österreich.* Vienna: öbv & htp, 2000.

47　Bukey, *Hitler's Austria,* 131; Pauley, Bruce F. *From Prejudice to Persecution: A History of Austrian Anti-Semitism.* Chapel Hill: UNC Press, 1992; Vyleta, Dan. *Crime, Jews and News: Vienna, 1895-1914.* New York: Berghahn Books, 2012.

48　ORF Radio, Asperger, 1974.

49　Pernkopf, Eduard. "Nationalsozialismus und Wissenschaft." *WkW* 51 No. 20 (1938): 547-548. Quoted: Medizinische Universität Wien. http://www.meduniwien.ac.at/geschichte/anschluss/an_pernkopf.html; Neugebauer, "Racial Hygiene."

50　Malina, Peter, and Wolfgang Neugebauer. "NS-Gesundheitswesen und-Medizin." In *NS-Herrschaft in Österreich. ein Handbuch,* edited by Emmerich Tálos, Ernst Hanisch, and Wolfgang Neugebauer, 696-720. Vienna: öbv & htp, 2000. 在173名遭到解僱的教職員工中，有二十六人是出於政治的原因。

51 被解僱的醫生中，大約三分之二的人選擇移民美國，百分之十五的人移居英國；
其他人則死於集中營或遭到驅逐出境。Ernst, "Medical School," 790; Merinsky, Judith.
"Die Auswirkungen der Annexion Österreichs durch das Deutsche Reich auf die Medizinische
Fakultät der Universität Wien im Jahre 1938." University of Vienna, 1980; Lehner, Martina.
"Die Medizinische Fakultät der Universität Wien 1938-1945." University of Vienna, 1990.

52 Hubenstorf, "Emigration," 71-72, 132; Seidler, Eduard. "Das Schicksal der Wiener
jüdischen Kinderärzte zwischen 1938 und 1945." *WkW* 111 no. 18 (1999): 754-763, and
Jüdische Kinderärzte, 1933-1945: Entrechtet / geflohen / ermordet. Basel: Karger, 2007; Feikes,
Renate. "Veränderungen in der Wiener jüdischen Ärzteschaft 1938." University of Vienna,
1993. Specifics: Gröger, Helmut. "Zur Vertreibung der Kinderheilkunde: zwischen 1918
und 1938 lehrende Privatdozenten fur Kinderheilkunde der Universität Wien." In *100 Jahre
Universitatsklinik für Kinder- und Jugendheilkunde,* edited by Arnold Pollak, 55-66. Vienna,
2011.

53 Kater, *Doctors,* 58. Viennese science: Ash, Mitchell G., and Alfons Söllner, eds. *Forced
Migration and Scientific Change: Emigré German-Speaking Scientists and Scholars after 1933.*
New York: Cambridge UP, 1995; Heiss, Gernot, Siegfried Mattl, Sebastian Meissl, Edith
Saurer, and Karl Stuhlpfarrer, eds. *Willfährige Wissenschaft: die Universität Wien 1938-1945.*
Vienna: Gesellschaftskritik, 1989; Ash, Mitchell G., Wolfram Niess, and Ramon Pils, eds.
Geisteswissenschaften im Nationalsozialismus: das Beispiel der Universität Wien. Göttingen: V &
R Unipress; Vienna UP, 2010; Stadler, Friedrich, ed. *Kontinuität und Bruch 1938-1945-1955:
Beiträge zur österreichischen Kultur- und Wissenschaftsgeschichte.* Vienna: Jugend und Volk,
1988.

54 Hubenstorf, "Tote," 258.

55 Mühlleitner, Elke, and Johannes Reichmayr. "The Exodus of Psychoanalysts from Vienna."
In *Vertreibung der Vernunft: The Cultural Exodus from Austria,* edited by Peter Weibel and
Friedrich Stradler. Vienna: Löcker, 1993, 111; Peters, Uwe Henrik. *Psychiatrie im Exil: die
Emigration der Dynamischen Psychiatrie aus Deutschland 1933-1939.* Düsseldorf: Kupka,
1992, 65-103; Ash, Mitchell G. "Diziplinentwicklung und Wissenschaftstransfer—
deutschsprachige Psychologen in der Emigration." *Berichte zur Wissenschaftsgeschichte* 7
(1984): 207-226.

56 Mühlleitner, Elke, and Johannes Reichmayr. "Following Freud in Vienna: The Psychological
Wednesday Society and the Viennese Psychoanalytical Society 1902-1938." *International
Forum of Psychoanalysis* 6 no. 2 (1997): 73-102; 79, 80; Reichmayr, Johannes, and Elke

Mühlleitner. "Psychoanalysis in Austria after 1933-34: History and Historiography." *International Forum of Psychoanalysis* 12 (2003): 118-129.

57 Geuter, *Professionalization*; Ash, Mitchell G., and Ulfried Geuter. *Geschichte der deutschen Psychologie im 20. Jahrhundert: ein Überblick.* Opladen: Westdeutscher Verlag, 1985; Cocks, Geoffrey. *Psychotherapy in the Third Reich: The Göring Institute.* New Brunswick: Transaction, 1997; Ash, Mitchell G., and Thomas Aichhorn. *Psychoanalyse in totalitären und autoritären Regimen.* Frankfurt: Brandes & Apsel, 2010; Goggin, James, and Eileen Brockman Goggin. *Death of a "Jewish Science": Psychoanalysis in the Third Reich.* West Lafayette: Purdue UP, 2001; Fallend, Karl, B. Handlbauer, and W. Kienreich, eds. *Der Einmarsch in die Psyche: Psychoanalyse, Psychologie und Psychiatrie im Nationalsozialismus und die Folgen.* Vienna: Junius, 1989.

58 Konig, Karl. *The Child with Special Needs: Letters and Essays on Curative Education.* Edinburgh: Floris, 2009, 41; Brennan-Krohn, Zoe. "In the Nearness of Our Striving: Camphill Communities Re-Imagining Disability and Society." Brown University, 2009; Mühlberger, "Heilpädagogisches Denken," 44.

59 Asperger, Hans, 7 October 1940. WStLA 1.3.2.202.A5. P: A.

60 Asperger's activities: ÖStA (AdR) K 10/02 BfU: A. Czech, "Hans Asperger"; Hager, "Hans Asperge;" Feinstein, *History*, 15; Hubenstorf, "Emigration," 76, 120.

61 Hamburger, "Festvortrag," 134; Hubenstorf, "Emigration," 111.

62 Asperger, Hans. "Das psychisch abnorme Kind." *WkW* 50 (1937): 1460-1461; 1461.

63 Asperger, Hans. "Das psychisch abnorme Kind." *WkW* 49/51 (1938): 1314-1317; 1316.

64 Mejstrik, Alexander. "Die Erfindung der deutschen Jugend. Erziehung in Wien, 1938-1945." In *NS-Herrschaft in Österreich*, edited by Tálos, Hanisch, Neugebauer, and Sieder, 494-522; Gehmacher, Johanna. *Jugend ohne Zukunft: Hitler-Jugend und Bund Deutscher Madel in Österreich vor 1938.* Vienna: Picus, 1994.

65 "News and Comment." *Archives of Neurology & Psychiatry* 37, no. 5 (1937): 1171; "News and Notes." *American Journal of Psychiatry* 94, no. 3 (1937): 720-736, 727, 729; Castell and Gerhard, *Geschichte*, 48-49, 45-46; Schroder, "Kinderpsychiatrie," 9; Dahl, "Aussonderung," 186; Schepker and Fangerau, "Gründung," 183. 瑞士籍的莫里茲・特拉默（Moritz Tramer）獲選為總書記。

66 Asperger, "Das psychisch abnorme Kind" (1938), 1314.

67 Asperger, "Das psychisch abnorme Kind" (1938), 1314.

68 Asperger, "Das psychisch abnorme Kind" (1938), 1314, 1317. 亞斯伯格在一篇書評中

對佛朗茲‧君特‧馮‧史塔克特（Franz Günther von Stockert）於1939年寫就的〈兒童精神病學入門〉大表讚賞，該書堅定主張絕育，並對此概述了相關的條件。Asperger, "Bücherbesprechungen: F. G. v. Stockert, Einführung in die Psychopathologie des Kindesalters." *AfK* 120 (1940): 48; Castell and Gerhard, *Geschichte*, 48.

69 Asperger, "Das psychisch abnorme Kind" (1938), 1314.

70 Asperger, "Das psychisch abnorme Kind" (1938), 1317, 1314.

71 Asperger, "Das psychisch abnorme Kind" (1938), 1316.

72 Asperger, "Das psychisch abnorme Kind" (1938), 1316.

73 Asperger, "Das psychisch abnorme Kind" (1938), 1316.

74 Asperger, "Das psychisch abnorme Kind" (1938), 1316.

75 Eghigian, Greg. "A Drifting Concept for an Unruly Menace: A History of Psychopathy in Germany." *Isis* 106 no. 2 (2015): 283-309; Schmiedebach, Heinz-Peter. *Entgrenzungen des Wahnsinns: Psychopathie und Psychopathologisierungen um 1900*. Berlin: Walter de Gruyter, 2016.

76 Schneider, *Persönlichkeiten*, 16.

77 Wetzell, *Inventing*, 149-152; 203-205. Steinberg, Holger, Dirk Carius and Hubertus Himmerich. "Richard Arwed Pfeifer—A Pioneer of 'Medical Pedagogy' and an Opponent of Paul Schröder." *History of Psychiatry* 24 no. 4 (2013): 459-476; 471.

78 Asperger, "Das psychisch abnorme Kind" (1938), 1314.

79 Asperger, "Das psychisch abnorme Kind" (1938), 1315.

80 Asperger, "Das psychisch abnorme Kind" (1938), 1315.

81 Asperger, "Das psychisch abnorme Kind" (1938), 1316.

82 Asperger, "Das psychisch abnorme Kind" (1938), 1315.

4
索引生命

　　在維也納兒童醫院的一張當年的照片中，年輕而自豪的醫生赫里勃·戈爾（Heribert Goll）坐在健檢專車的駕駛座上，他是弗朗茲·漢伯格掌權時期亞斯伯格的博士後同事。他正驅車前往多瑙河下游的茲維特爾區（Zwettl District）人煙稀少的地區，為母親們提供基本醫療保健和健康建議。另一張照片顯示了無畏的健檢專車在雪道上行駛。還有另一張照片顯示了納粹人民福利組織的一名護士和一名穿著連衫裙身的粗壯婦女，正對著一個健康的幼兒微笑。[1]

　　機動化母親諮詢（Motorized Mother Advising）是漢伯格簽署的計畫之一，他請亞斯伯格協助指導——這是對他信任的一種象徵。[2] 一九二〇年代，漢伯格曾透過美國聯邦基金（American Commonwealth Fund）在奧地利農村地區參與過類似的推廣活動，但現在他將計畫調整符合於納粹的目標。「第三帝國的一所大學兒童醫院」，漢伯格說：「不僅要照料生病的孩子，還要照顧健康的孩童。」他把這個原則發揮到了極致。儘管他的醫生們從農村健壯飽滿的青少年身上獲得了「實務的」經驗，但他們拒絕為罹病的孩子提供醫療服務。戈爾，受到亞斯伯格推薦為該計畫的繼任負責人，他強調，健檢專車的工作人員「只在緊急情況下」治療患病兒童。[3]

　　亞斯伯格在1939年10月至1940年7月的任職期間，漢伯格的機動化母親諮詢方案執行過七十七次出訪任務，檢查了5,626名嬰兒和

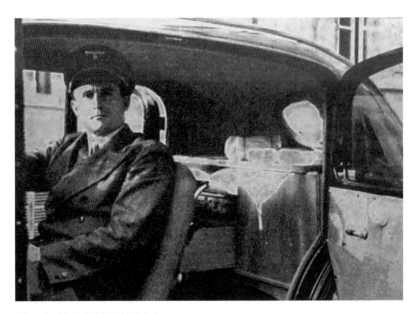

圖7：戈爾在兒童醫院的健檢車內

十四歲以下的兒童。該計畫聲稱降低了佝僂病和嬰兒死亡率，並為奧地利其他地區樹立了榜樣。[4] 然而漢伯格也指出，一些當地居民對這輛從維也納駛來的健檢專車表示擔憂，他們寫道，「母親們剛開始對新的設備有某種不信任感」。[5]

　　母親們保持警惕是對的。漢伯格的機動化母親諮詢方案也充當了納粹政權的耳目。健檢專車特別配備了三個座位，一名兒童醫院的醫生必定由一名納粹德國福利工作者和一名NSV的護士陪同。[6] 他們會記錄下由他們所認定有身心障礙或基因缺陷的孩童，也會把這些孩子的父母經過認定屬於社會或經濟上不合適者予以記錄。然後，健檢專車的工作人員將與當地的公共衛生局協調，對「遺傳性疾病、酗酒

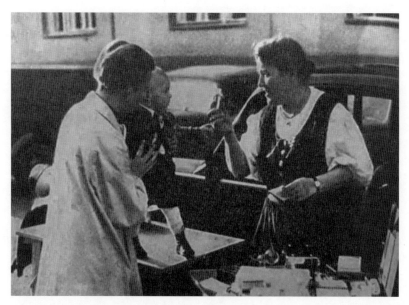

圖8：納粹人民福利組織的護士在機動化母親諮詢計畫中檢查一名兒童

者、肺結核和其他傳染病患者」造冊登記。[7] 1940年針對1,137名兒童
進行的一次調查顯示，其中有百分之六十二的兒童被歸為有明顯的問
題，如「嚴重扁平足」（八名兒童）、「遺傳性低能」（二十四名兒童）和
「酗酒父親」（三名兒童）。

　　接著，這些青少年的索引很快就被運用在維也納的斯皮格朗德診
所在1940年8月底的一項兒童殺害計畫，那也是亞斯伯格任職於機
動化母親諮詢方案的一個月之後。在斯皮格朗德的一份病歷樣本中，
超過五分之一遭到殺害的兒童——即百分之二十二——是來自下多瑙
河地區，那也是漢伯格的計畫所涵蓋的區域。[8] 例如，瑪莉·費廷格
（Marie Fichtinger）天生右側癱瘓；1942年夏天，茲維特爾的地區行

政長官建議將瑪莉送進機構收容，瑪莉的父親在入院同意書上簽字許可。當斯皮格朗德的資深醫生海因里希・格羅斯（Heinrich Gross）認定瑪莉「重度呆癡」、「身體相當退化」之後，她的案件被提交給納粹德國委員會批准殺死這個女孩。瑪莉於新年前夕去世。[9]

在亞斯伯格完成他在漢伯格的機動化母親諮詢計畫的任務後，1940年9月4日，他在德國兒科學會第四十七屆年會上發表演說。在他的論文〈論兒童照護的教育治療〉（“On Educational Therapy in Childcare”）中，亞斯伯格反思認為，儘管兒童發展已經有不同的取向，但他相信在納粹主義下只有一種取向。「在此之前，各種養育孩子的哲學、政治和宗教目標相互競爭」，他解釋道。而今，「國家社會主義確立了自身唯一有效的的兒童養育目標」。[10]

亞斯伯格接著說，他「非常贊同」第三帝國對兒童發展的「單一目標」。亞斯伯格宣稱，特殊教育的目的就是「讓這些孩子朝著國家社會主義國家一致對齊」。[11]

亞斯伯格認為，為了「一致對齊」，有些孩子需要徹頭徹尾的改造，甚至包含他們性格的改變。亞斯伯格翻轉了他兩年前的觀點，當時他說醫生應該給予青少年「他們沒有病而是要自我承擔的那份信心」。[12] 相反的，在他1940年的演講中，亞斯伯格宣稱，「教育可以挑選受期待的那些特質，教育也可以提供特定環境——在一定範圍內——達到個性的改變」。他自我宣揚他對兒童改造的看法，並且把他為小兒科會議撰寫的四頁報告中的結論段落投稿到《神經學家》期刊（The Neurologist）來加以探討。[13]

亞斯伯格在德奧合併之後旋即尋求政權的職位和組織的會員，他的工作不僅受到納粹理念也受到納粹機構的影響。納粹德國的任務委託構築起他的專業天地。在兒童醫院，漢伯格認為亞斯伯格相當可靠，能夠繼續做他的博士後學生，也可以繼續擔任矯治教育診所的主任以及機動化母親諮詢計畫的負責人。對漢伯格來說，擔任部門主管是一項重要的責任，也顯示出對政權的忠誠。漢伯格在1939年的一次演講中堅持認為，「大學院系的首席教員代表必須是一位堅定的國家社會主義者」。[14]

　　亞斯伯格選擇待在漢伯格的醫院，根據納粹黨紀錄，除了他以外，那裡的所有醫生都是黨員。[15] 他不入黨的決定可能標示著他在政治上的反對立場（事實上，這在戰後挽救了他的聲譽）。但亞斯伯格的選擇也和他大多數奧地利同行的選擇相同。在整個納粹德國，大約一半的醫生成為了黨員，而在奧地利，三分之二的醫生沒有成為黨員。在維也納，十分之七的醫生避開了黨員身分。[16]

　　亞斯伯格的一位同事約瑟夫·費爾德納所發表的一篇隨意評論，多少透露出亞斯伯格與國家社會主義的關係。在回顧亞斯伯格的一篇論文時，費爾德納建議亞斯伯格降低他的親政府論調——「這對你的聲譽來說可能有點太納粹了」。[17] 費爾德納的忠告意味著亞斯伯格不是一個納粹狂熱者，這是眾所周知的；它還意味著，亞斯伯格努力讓自己看起來像一名納粹分子，甚至做得過頭了。事實上，亞斯伯格確實在他的論文中納入支持政權的言辭，他會遵守一些小細節，比如在沒有要求的情況下於文件上簽署「*Heil Hitler*」。[18]

　　亞斯伯格的宗教信仰確實讓納粹黨的官員感到詫異，因為第三帝國質疑宗教活動，認為它與納粹意識形態格格不入，甚至構成威脅。該政權迫害並監禁牧師神職人員，褻瀆教堂，並迫使公民停止宗教儀式。在黨內部有關亞斯伯格的檔案中，有一封黨衛軍信件對此表達了擔憂：亞斯伯格來自教士圈，在威瑪共和國體制（*Systemzeit*, 1933-

1938）*，他是一名堅定的信徒。同一份檔案還指出，亞斯伯格曾是信仰天主教的新土地協會成員以及天主教聖盧卡斯行會的秘書。[19] 然而，在納粹統治下的奧地利，身為一名虔誠的天主教徒並不一定意味著反對納粹德國。畢竟，90.5%的人口是天主教徒。這是一種涵蓋了不同政治和宗教立場的信仰保護傘。反納粹的天主教異議者，可能會與親納粹、支持該政權的保守價值觀和反布爾什維克主義（anti-Bolshevism）的天主教徒一起參加彌撒。反納粹的奧地利天主教徒在德國併吞前可能並不信教，但他們開始去教堂參加抗議活動。在德奧合併之後，教會的參與度實際上增加了。即使在只有三分之一人口是天主教徒的德國，大多數有登記的天主教徒會定期上教堂，唯有在戰爭時期才下降。[20]

　　國家社會黨官員很快斷定，亞斯伯格的天主教信仰並不影響他的政治可信度。1939年的一份黨派報告堅稱，雖然亞斯伯格是「一個典型穿黑袍的」（天主教徒），但從納粹主義因極端暴力聞名並且在奧地利被禁的那些年看來，他「不是納粹主義的反對者」。[21] 1940年的另一份報告證實，亞斯伯格是「一名虔誠的天主教徒，但沒有伴隨天主教而來的政治傾向」。黨務人員審查並澄清了亞斯伯格的宗教信仰，得出的結論是，「他與那個政治團體沒有共同利益」。[22]

　　納粹和政府官員對亞斯伯格的可靠度越來越有信心。亞斯伯格的黨內部管區檔案（*Gauakt*）很薄，其形式上的評估一直認為亞斯伯格忠於政權。納粹黨的官員每年都確認「無須擔心他的性格或政治動機」。[23]

---

* 「System time」，即制度時期。國家社會主義者以鄙視的口吻使用「制度」來指稱威瑪共和國。

在納粹種族衛生方面，亞斯伯格也被認為是可靠的。在1940年11月的一次黨評鑑中，一名黨衛軍少校保證，亞斯伯格「從來沒有積極從事反對納粹黨人的舉動，儘管在兒童醫院——那裡只有國家社會黨的醫生職員——他很容易就能取得洩密的資料」。[24] 雖然這類檔案大多數的措辭比較隱晦，但也可能「暴露」很多事情：譬如兒童絕育、兒童醫學實驗，或將兒童轉移到剛營運的斯皮格朗德底下的安樂死計畫等醫院在這些措施中所扮演的角色。亞斯伯格在他對國家的服務，以及在維也納的種族衛生措施的場所中工作，證明了他自己是值得信賴的。

1940年10月1日，亞斯伯格擴大了與納粹國家的合作，申請維也納公共衛生局醫學專家的職位。維也納公共衛生局是納粹德國的一個中央機構，負責評估個人對政權的價值，並判定他們的命運。亞斯伯格在德奧合併之後已經開始在少年司法體系和矯正學校為納粹政府工作，而他的診所已經成為政府運作的重要單位。1940年8月7日，《新維也納日報》（*New Viennese Daily, Neues Wiener Tagblatt*）稱讚亞斯伯格的矯治教育診所是維也納市的「諮詢機構」，「與全市福利部門密切合作」來治療兒童。[25]

兩個月後，亞斯伯格向公共衛生局提出正式「請求」，希望成為該市「矯治教育和兒童精神醫學領域」的「專科醫生」，此舉更接近了政府運作的核心。亞斯伯格為維也納的學童福利部針對來自矯正和特殊教育學校的青少年能力進行評鑑。亞斯伯格的申請案獲得公共衛生局主任麥克斯・岡德爾（Max Gundel）批准之後，他就簽約從事每週十二個小時的工作，據他估計這相當於他四分之一的時間。[26] 工作報酬頗佳；他每年1,920德國馬克的收入相當於納粹德國一名全職工人的年收入。[27]

　　公共衛生局是納粹優生學的關鍵機構。1933年7月，希特勒上臺後僅僅六個月，《醫療保健制度統一法》（Law on the Unification of the Health Care System）就透過這些機構進行了醫療保健的重組與集中管理。納粹德國共有739個公共衛生局分布於大城市和農村地區，其工作人員廣泛包含黨衛軍官員、醫生、護士、律師和生物醫學人員。他們的任務涉及醫療服務、計畫生育和「遺傳和種族保健」──監督納粹德國公民在社會、生物和種族方面的生活狀況。[28]

　　維也納市議員岡德爾是納粹種族衛生方案的狂熱支持者，曾領導維也納的健康與民族保健部（Department for Care of Health and the Nation），掌理該市的公共衛生局，並將市政衛生、福利和種族衛生系統納入其管轄範圍。他還主導了數千人的逮捕和遣送行動，為加快運輸維也納的猶太人而格外賣力，並主動成立維也納的兒童安樂死計畫。岡德爾於1940年擔任斯皮格朗德診所的首任行政官，他曾與斯皮格朗德的首位醫療主任厄文・傑克留斯，以及設計納粹德國整體安樂死計畫的維克托・布雷克（Viktor Brack），共同參與了有關殺人方法的最初討論。[29]

　　對民眾來說，維也納衛生所的使命，其實也是納粹德國所有衛生所的使命，是提供優渥的預防和家庭護理。這些辦事處提倡「積極的」優生學，促進備受期待的公民的福祉和生育，向婦女提供懷孕期間的醫療保健、育兒諮詢、家政和衛生指導，甚至還有母乳收集服務。然而，積極的優生學往往也有陰暗的一面，其中包含著消極的優生學。例如，在實施婚姻貸款以鼓勵生育的同時，公共衛生局也對個人進行「遺傳疾病」篩檢。1938年，該計畫在維也納實施的第一年，該市的公共衛生局拒絕向682名被認定有生理缺陷的人提供婚姻貸款——總共有四萬三千名申請者——甚至否定他們的結婚權利。[30]

　　公共衛生局也經手納粹德國的強制絕育計畫。絕育手術在當時的歐洲和美國得到了廣泛的支持——從1907年到1939年，美國有二十九個州為三萬多人進行非自願絕育——而第三帝國把絕育推向了新的極端。1934年至1945年間，納粹政權實施的絕育手術多達四十萬人，占育兒人口的百分之一。[31]該計畫在奧地利的規模較小，絕育手術在1940年納粹吞併奧地利的兩年後生效，約有六千名受害者。[32]由於安樂死幾乎是在同一時期開始的，許多原本要接受絕育手術的奧地利人，卻反而遭到殺害。

　　從理論上講，公共衛生局針對的是那些被認為具有遺傳和離散特質的個體，比如「遺傳性弱智」（hereditary feeble-mindedness）、思覺失調症、躁鬱症、癲癇、亨廷頓舞蹈症（Huntington chorea）、遺傳性失明和失聰、「嚴重身體畸形」和酗酒。醫生、護士、教師和福利工作者都要匯報他們認為有缺陷的人，這一過程被系統化為告發的標準形式。[33]儘管個人會被歸入醫學類別，但案件的告發往往與社會偏見更加相關，尤其針對貧困或未能符合資產階級規範的人們。階級因素很可能是納粹德國全體居民沒有對絕育手術產生廣泛質疑的主要因素。

　　受到告發的人們要在納粹德國內兩百個遺傳健康法庭之一出庭，一個三人小組僅用幾分鐘就在法庭確定了他們的基因價值。如果發現有缺陷，人們就會被送往診所——有百分之十的人必須交由警力帶去——並且通常要接受輸精管切除術或輸卵管結紮術，有些人稱之為「希特勒式切除」。[34]數百人死於併發症，其中大多數是女性。

　　據估計，絕大多數人都因所謂的心智缺陷而遭受絕育。在該計畫實施的頭幾年，官員們將超過一半的受害者標籤為「弱智」，把大約四分之一的人標為思覺失調症，第二高比例的則是癲癇。[35]由於這些情況後來成為兒童和成人安樂死計畫中遭到殺害的主要類別，這些工作的意圖可以說是等同於精神醫學的種族滅絕（psychiatric genocide），其目標是要從全體人民中消滅那些具有特定心智的人們。例如，該政權對220,000至269,500位被貼上思覺失調症的標籤的人施行絕育或殺害——是納粹德國被診斷為患有思覺失調症人口的四分之三。[36]

亞斯伯格支持納粹德國的絕育法律。1938年，他在自己的文章〈心智異常的兒童〉中公開背書，從此之後，他的管區黨內部檔案中有大量黨給予肯定的報告，「他服從國家社會主義的種族保健和絕育立法理念」。亞斯伯格的忠誠不僅止於原則，也付諸實踐。另一份報告證實：「他在種族和絕育立法問題上符合國家社會主義思想。」[37]

在他的著作中，亞斯伯格並不像許多納粹種族衛生學家那樣認為生物學就是命定，而是像漢伯格一樣，堅信兒童是遺傳和社會環境的產物。亞斯伯格在《遺傳學醫生》（ The Genetic Doctor, Der Erbarzt）的1939年1月／2月卷發表了一篇關於雙胞胎研究的文章，這份期刊是創立於1934年的權威刊物，旨在傳播納粹的種族衛生政策，並就絕育法的實施向醫生提供建議。[38] 雙胞胎研究是納粹醫學的主題，通常用來展示生物學如何決定一個人的社會價值。亞斯伯格和戈爾觀察到同卵雙胞胎姐妹同時罹患一種偏側舞蹈症病毒（virus of hemichorea）。亞斯伯格說，其中的一個妹妹「更聰明，更成熟，有更豐富的心智生命」，而她也出現了更嚴重的偏側舞蹈症狀——因為，亞斯伯格相信，她「更精細的大腦組織」使她更容易受到感染。他們於是做出這樣的結論：個體的「本質差異和天賦會受到環境影響」。[39]

逐漸地，亞斯伯格的優生學措辭變得有些苛刻。1940年9月11日，在接受《小人物雜誌》（ Small People's Journal, Das Kleine Volksblatt）專訪時，亞斯伯格把他認為是身心障礙兒童的孩子比作廢物。亞斯伯格吹噓他能夠矯正那些被認為難以改正的青少年，他解釋道：「用一個粗篩子，許多有用的東西就會掉進污桶裡；拿一個細篩子，有效運用——人的靈魂也要！」然後，「慢慢地，慢慢地」，他說：「有些人會成為有用的人。」[40]

1941年和1942年，亞斯伯格同意這樣的假定，即有些人是「社群的負擔」，而且「這類人的大量增加對**民族**來說是不受期待的，也就是說，任務是把某些人排除在生育之外」。亞斯伯格確實說過，有些個體可以得到矯正，這樣的人能夠在「**民族**這個更大的有機體中找到他們的位置」，而且，對他們而言，絕育手術不會「受到質疑」。[41] 儘管亞斯伯格告誡人們不要濫用絕育手術，但他原則上還是肯定此種做法。

對公共衛生局來說，實施強制絕育和其他遺傳及種族保健措施是一項龐大的計畫。這表示要收集與核對數百萬人的資訊，追蹤他們生活的多個方面，並將他們按照「診斷政權」加以分類。納粹國家從一開始就著迷於彙整公民的資料。每個人都要擁有一本祖先護照（Ancestor Passport, *Ahnenpass*），這是一本四十八頁的小冊子，概述了一個人的四代家譜，以確認雅利安系譜。這是在雅利安人證書（Aryan Certificate, *Ariernachweis*）之外，同樣去驗證一個人的雅利安血統。納粹國家在1933年和1939年的兩次人口普查中將人口資訊予以系統化。該政權徵用了包括IBM的霍爾瑞斯（Hollerith）打卡製表機在內的最先進技術，然後利用猶太人和「吉普賽人」的人口普查番號來鎖定日後要迫害和遣送的對象。

納粹德國還記錄下公民生活的許多其他方面。勞工名冊（Labor Books）追蹤一個人的就業歷史，健康紀錄名冊（Health Record Books）則追蹤一個人的身體狀況，平民登記簿（Registry of the Populace, *Volkskartei*）詳細條列一個人的工作技能和種族地位，個人身分證號碼

（PersonalIdentification Numbers）則有利於立即提取公民的訊息。[42] 在納粹國家，每個人的生活都要被評估，並被抽取到小冊簿、索引卡和數字編號裡面。

　　公共衛生局能夠廣泛地接觸到納粹德國公民的生活情況，因此是資料收集的主要場所。工作人員可以收集個人的醫療紀錄、家族史、學校報告、福利訪視、犯罪紀錄以及社會和經濟狀況，並將這些資訊彙集成一份遺傳索引（Hereditary Index, *Erbbiologische Kartei*），將生命提取為標準化的表格和檔案。[43] 納粹德國的某些公共衛生局已經著手彙編的工作，該政權在1938年3月23日頒布的《遺傳目錄施行指引》（*Erbbestandsaufnahme*）才將這些工作系統化。在奧地利，1939年的一次會議發布了關於遺傳目錄的指示，共有二百五十名與會者參加。[44]

　　類似亞斯伯格所任職的那些大學臨床部，都被要求全面配合遺傳目錄，把病人的醫療檔案移交給公共衛生局。公共衛生局則允許大學臨床部能晉用病人的其他類型資訊來作為回報。[45] 儘管在資料系統化方面做了很多要求，但衛生所官員對紀錄和診斷的處理仍有模稜之處。亞斯伯格和這些醫務人員就被告知：「如果只是可能案例，在診斷標籤後面以括弧問號註記，如果是仍有疑慮者，則要加上兩個問號。」[46] 官員們把主觀性乃至於假定納入了遺傳目錄之中。

　　維也納的遺傳目錄收錄了來自不同機構的主觀意見。正如《維也納內科檔案》（*Vienna Archive for Internal Medicine*）在1940年向醫生們解釋，「遺傳目錄的主要任務之一就是從病人的病史、學校紀錄、員警紀錄等資料中，彙集和評估重要的資訊，這些資訊現在分散在許多地方」。儘管該刊物認為「遺傳目錄主要侷限於具有負面特質的人」——這確實是公共衛生局內許多人的意圖——但也有人認為它是積極優生學的有力工具。[47] 有些人認為，遺傳清單「必須被視為不是用來消滅不適合的對象，而是要系統地促進比較有價值的事物——即德國人民的利益」。可是，即便是積極優生學也同樣需要從事詳盡的分類，從大學和其他高等教育機構收集各種紀錄。[48]

維也納公共衛生局的工作人員綜合了身體、心理、社會、經濟和種族等方面的關注，把確認為有認知和生理損害者註記為「不合群者」、酗酒者、娼妓、性傳播疾病患者、猶太人、半猶太人、「吉普賽人」和「任性青少年」——並經常將這些指稱組合成複合性的類別。社會和種族標籤主導著生物標籤；事實上，被歸類的人大多數身體上都是健康的。[49]

維也納的遺傳目錄是一項浩大的工作。到了1944年春天，公共衛生局的工作人員將767,000人編入索引——占全市人口的四分之一——成為納粹德國最大的資料庫之一。有超過七十位人員負責登記造冊，他們查閱了出生紀錄、青年辦公室紀錄、醫療紀錄、員警紀錄、斯坦霍夫診所紀錄、納粹黨紀錄，以及娼妓和酗酒者的城市登記。維也納的登記冊中包括至少一萬兩千名被標記為身心障礙者，至少四萬名「有障礙和精神異常的兒童來自缺乏社會關係的家庭」，這當中有許多人歸屬於亞斯伯格的負責權限。[50]

納粹德國其他地方的公共衛生局也彙編了大量的遺傳目錄。萊茵蘭地區（The Rheinland）* 將至少一百二十五萬人編入索引，占總人口的百分之十六；圖林根邦（Thuringia）* 則將一百七十萬人編入索引，占總人口的五分之一。漢堡（Hamburg）* 的調查是最全面的，涵

---

* 泛指德國西部萊茵河兩岸的地區。

* 位於德國中部的一個邦。

* 位於德國北部的城市。

蓋了百分之六十五的人口，一百一十萬居民。它的索引也是具野心的，超越了常規的檔案內容，把意外保險公司和體育俱樂部等實體的資料也納進來。[51] 到了1942年，政權的衛生部部長萊奧納多・康蒂（Leonardo Conti）估計，納粹德國已有一千萬公民被編入索引——占總人口的百分之十二。[52]

在規畫者看來，遺傳目錄最終有一個「實際的」目的：它們是「實施遺傳和種族保健措施的基礎」。[53] 換句話說，個體化的紀錄可以作為一個人如何接受處遇或遭到消滅的處置依據。政權當局根據這些檔案決定了納粹德國公民的命運，透過審查這些紀錄來確定其婚姻貸款、婚姻許可、強制絕育、逮捕、勞改營拘留、遣送到集中營以及施行安樂死。每個公民都在一份紀錄中被量化評估他或她的社會、經濟、生理和心智屬性，從而對其生活做出全面性的判斷，這是一種針對個人整體的診斷。

遺傳目錄乃是以資料形式體現了納粹的診斷政權，這是一種藉由書面資料進行的大規模量身定制工程。然而，這些檔案也不過是一種準備工作。索引生命鞏固了納粹德國更廣大的使命，即為了集體生活而重塑人民——這一使命是由亞斯伯格在納粹精神醫學領域的同事們所推動的。

註釋

1　Bornefeld, Adele. "Entstehung und Einsatz des Gesundheitswagens." *WkW* 53 (1940): 704-705; Czech, Herwig. "Zuträger der Vernichtung? Die Wiener Universitäts-Kinderklinik und die NS-Kindereuthanasieanstalt 'Am Spiegelgrund.' " In *100 Jahre Universitätsklinik*, 23-54; 40; Hubenstorf, "Emigration," 152-161. Mother Advice Centers in Vienna: Czech, Herwig. "Geburtenkrieg und Rassenkampf: Medizin, 'Rassenhygiene' und selektive Bevölkerungspolitik in Wien 1938 bis 1945." *Jahrbuch des Dokumentationsarchivs des österreichischen Widerstandes* (2005): 52-95; 59-61.

2　Hans Asperger to H. Hoberstorfer, Verwaltung des Reichsgaues Wien. Gesundheitsamt, 14 September 1940, 3a. WStLA 1.3.2.202.A5. P: A.

3　Hamburger, Franz. "Der Gesundheitswagen (Motorisierte Mütterberatung)." *WkW* 53 (1940): 703-704; 704; Goll, Heribert. "Erfahrungen mit dem ersten Gesundheitswagen im Kreise Zwettl, Niederdonau." *WkW* 53 (1940): 705-709; 705; Asperger to Hoberstorfer, 14 September 1940, 3a. WStLA 1.3.2.202.A5. P: A.

4　Goll, "Erfahrungen." 1940年，多瑙河下游地區有二十五個類似的諮詢計畫，上多瑙河地區有十五個，奧地利的其他地方則有三十七個。Wolf, *Vernunft*, 351-353.

5　Hubenstorf, "Emigration," 156-158; Koszler, Viktor. "Franz Hamburger 70 Jahre." *WkW* 57 no. 31/32 (1944): 391-392; 391; Hamburger, "Gesundheitswagen," 704.

6　Bornefeld, "Entstehung," 704.

7　Goll, "Erfahrungen," 705.

8　Asperger to Hoberstorfer, 14 September 1940; Hubenstorf, "Emigration," 158.

9　Häupl, *Kinder*, 118.

10　Asperger, Hans. "Zur Erziehungstherapie in der Jugendfürsorge." *MfK* 87 (1941): 238-247; 240.

11　Asperger, "Zur Erziehungstherapie," 240.

12　Asperger, "Das psychisch abnorme Kind." (1938), 1315.

13　Asperger, "Zur Erziehungstherapie," 240, 245, and "Tagungsbericht: Erziehungsfragen im Rahmen der Kinderkundlichen Woche." *DE* 14 no. 2 (1941): 28-31; 28-29.

14　Hamburger, "Festvortrag," 134.

15　SS-Sturmbahnführer (Jahrmann) to Gemeindeverwaltung des Reichsgaues Wien, Personalamt, 14 November 1940, 11. WStLA 1.3.2.202.A5. P: A.

16　Ertl, "NS-Euthanasie," 12.

17　Felder, " 'Sehen,' " (2008), 104.

18　e.g., Asperger to Hauptgesundheitsamt der Stadt Wien, WStLA 1.3.2.202.A5. P: A; Donvan and Zucker, *Different*, 341: citing Herwig Czech.

19　SS-Sturmbahnführer to Gemeindeverwaltung des Reichsgaues Wien, 14 November 1940.

20　Parkinson, Fred. *Conquering the Past: Austrian Nazism Yesterday & Today.* Detroit: Wayne State UP, 1989, 139; Spicer, Kevin. "Catholic Life under Hitler." In *Life and Times in Nazi Germany*, edited by Lisa Pine, 239-262. London: Bloomsbury, 2016, 241.

21　Gauamt für Volksgesundheit, "Politische Beurteilung," 2 May 1939. ÖStA (AdR 02)

Zl36.055. G: A.

22 Kamba (Gauhauptstellenleiter, Gauleitung Wien) to Scharizer (Stellvertretenden Gauleiter), 11 July 1940, 36. Similar: Marchet. 1938. Both: ÖStA (AdR 02) Zl36.055. G: A.

23 ÖStA (AdR 02) Zl36.055. G: A; WStLA 1.3.2.202.A5, 7.

24 SS-Sturmbahnführer to Gemeindeverwaltung des Reichsgaues Wien, 14 November 1940, 11.

25 "Schwer erziehbare Jugend findet zur Gemeinschaft." *Neues Wiener Tagblatt*, 7 August 1940.

26 Asperger to Hauptgesundheitsamt der Stadt Wien, 1 October 1940, 4a; Gemeindeverwaltung des Reichsgaues Wien, Personalamt, 9 November 1940, 6a. WStLA 1.3.2.202.A5. P: A. Asperger's activities: ÖStA (AdR) K 10/02 BfU: A; Hüntelmann, Axel, Johannes Vossen, and Herwig Czech. *Gesundheit und Staat: Studien zur Geschichte der Gesundheitsämter in Deutschland, 1870-1950*. Husum: Matthiesen, 2006.

27 Gemeindeverwaltung des Reichsgaues Wien, Personalamt, 9 November 1940, 6a; Vellguth, Stadtmedizinaldirektor, Hauptgesundheits- und Sozialamt to Personalamt, Abteilung 2, 10 October 1940, 4c; Erneuerung des Dienstvertrages, 25 October 1954. WStLA 1.3.2.202.A5. P: A; Evans, Richard. *The Third Reich at War*. New York: Penguin, 2008, 429.

28 Czarnowski, Gabriele. "The Value of Marriage for the 'Volksgemeinschaft': Politics towards Women and Marriage under National Socialism.; In *Fascist Italy and Nazi Germany*, edited by Richard Bessel, 94-112. Cambridge: Cambridge UP, 1996, 98.

29 Malina and Neugebauer, "NS-Gesundheitswesen;" Häupl, *Massenmord*, 23.

30 Czech, Herwig. "Venereal Disease, Prostitution, and the Control of Sexuality in World War II Vienna." *East Central Europe* 38 (2011): 64-78; 71.

31 Burleigh, *Death*, 56.

32 估計最少五千人，最多一萬人。Malina and Neugebauer, "NS-Gesundheitswesen;" Neugebauer, Wolfgang. "Zwangssterilisierung und 'Euthanasie' in Österreich 1940-1945." *Zeitgeschichte* 19 no. 1/2 (1992): 17-28. Vienna: Spring, Claudia. *Zwischen Krieg und Euthanasie: Zwangssterilisationen in Wien 1940-1945*. Vienna: Böhlau, 2009. Reich: Bock, Gisela. *Zwangssterilisation im Nationalsozialismus: Studien zur Rassenpolitik und Frauenpolitik*. Opladen: Westdeutscher Verlag, 1986.

33 Aly, Götz, and Karl Heinz Roth. *The Nazi Census: Identification and Control in the Third Reich*, translated by Edwin Black and Assenka Oksiloff. Philadelphia: Temple UP, 2004, 104.

34 Fritzsche, *Life*, 117; Proctor, *Racial Hygiene*, 106 [Hitlerschnitt].

35 Gellately, Robert, and Nathan Stoltzfus, eds. *Social Outsiders in Nazi Germany*. Princeton, NJ: Princeton UP, 2001, 149. 在奧地利，43.2%的人絕育是因為「弱智」(其中三分之二

為女性），28%則為精神分裂症，17.8%患有癲癇症，37%患有躁鬱症。此外，少部分人則是因畸形、失聰、眼盲或酗酒的原因而被特別標記。Spring, Claudia. " 'Patient tobte und drohte mit Selbstmord': NS-Zwangssterilisationen in der Heil- und Pflegeanstalt Am Steinhof und deren Rechtfertigung der Zweiten Republik." In *Zwangssterilisierung zur Ermordung*, vol. 2, 41-76; 56.

36　Torrey, E. Fuller, and Robert Yolken. "Psychiatric Genocide: Nazi Attempts to Eradicate Schizophrenia." *Schizophrenia Bulletin* 36 no. 1 (2010): 26-32. 大約132,000名被診斷患有精神分裂症的人被迫絕育。

37　Dr. A. Marchet, 1938; Hauptstellenleiter Stowasser to Gemeindeverwaltung des Reichsgaues Wien, 1 November 1940, 7. WStLA 1.3.2.202.A5. P: A.

38　Asperger, Hans. "Über einen Fall von Hemichorea bei einem eineiigen Zwillingspaar." *DE* 6 (1939): 24-28; Asperger, Hans, and Heribert Goll. "Über einen Fall von Hemichorea bei einem eineiigen Zwillingspaar; Gleichzeitung ein Beitrag zum Problem der Individualität bei erbleichen Zwillingen." *AfK* 116-118 (1939): 92-115; Löscher, *Eugenik*, 217-219; Proctor, *Racial Hygiene*, 104-106.

39　Asperger, "Das psychisch abnorme Kind," (1938) 1315.

40　"Nimm ein haarsieb und spare–auch mit Menschenseelen!" *Das Kleine Volksblatt*, 11 September 1940, 8.

41　Asperger, "Zur Erziehungstherapie," 239, 245-246; Asperger, " 'Jugendpsychiatrie,' " 353.

42　Full list: Aly and Roth, *Nazi Census*, 2-3.

43　Czarnowski, "Value," 99.

44　Spring, " 'Patient,' " 51. Overview of Reich efforts: Roth, Karl Heinz. " 'Erbbiologische Bestandsaufnahme': ein Aspekt 'ausmerzender' Erfassung vor der Entfesselung des Zweiten Weltkrieges." In *Erfassung zur Vernichtung: von der Sozialhygiene zum "Gesetz über Sterbehilfe,"* edited by Karl Heinz Roth, 57-100. Berlin: Verlagsgesellschaft Gesundheit, 1984; Nitschke, Asmus. *Die "Erbpolizei" im Nationalsozialismus: zur Alltagsgeschichte der Gesundheitsämter im Dritten Reich*. Berlin: Springer, 2013.

45　"Erbbestandsaufnahme: Meldungen der Universitätskliniken an die Gesundheitsämter." *Deutsche Wissenschaft, Erziehung und Volksbildung: Amtsblatt des Reichsministeriums für Wissenschaft, Erziehung und Volksbildung und der Unterrichtsverwaltungen der Länder* (5, 1939): 289-290; 289.

46　"Erbbestandsaufname," *Deutsche Wissenschaft, Erziehung und Volksbildung*, 290.

47　*WAfIM* 34-35 (1940): 327, 328.

48   Kresiment, Max. "Massnahmen durch Staat und Gemeinden: Erbbestandsaufnahme," 76-79 (1940). In *Carl Flügge's Grundriss der Hygiene: für Studierende und Praktische Ärzte, Medizinal- und Verwaltungsbeamte,* edited by Carl Flügge, Hans Reiter, and Bernhard Möllers. Berlin, Heidelberg: Springer, 2013, 79.

49   Wolf, *Vernunft,* 359; Malina and Neugebauer, "NS-Gesundheitswesen."

50   Czech, Herwig. "Die Inventur des Volkskörpers: die 'erbbiologische Bestandsaufnahme' im Dispositiv der NS-Rassenhygiene in Wien." In *Eugenik in Österreich,* edited by Baader, Hofer, and Mayer, 284-311; 291-298; Czech, Herwig. "From Welfare to Selection: Vienna's Public Health Office and the Implementation of Racial Hygiene Policies under the Nazi Regime." In *"Blood and Homeland,"* 317-333; 324-325.

51   Czech, "Inventur," 304-305; Czech, *Selektion und Auslese,* 55-59; Aly and Roth, *Nazi Census,* 106-107.

52   Czech, "Welfare," 325.

53   *WAfIM* 34-35 (1940): 326.

5
致命的理論

格哈德·克雷奇馬爾（Gerhard Kretschmar）1939年2月20日出生在農場工人理查和莉娜·克雷奇馬爾（Richard and Lina Kretschmar）的家裡。他雙目失明，只有一條完整的腿和一條完整的胳膊，而且患有癲癇。他的父母稱他們的兒子為「怪物」。他們寫信給希特勒，請求允許殺死他。希特勒派他的私人醫生卡爾·勃蘭特（Karl Brandt）到萊比錫檢查嬰兒。勃蘭特稱五個月大的格哈特為「白癡」。這名嬰兒很可能服用了巴比妥，三到五天之後，即於1939年7月25日去世。他的教會紀錄將他的死亡歸因於「心臟衰竭」。

格哈德的死是納粹的兒童「安樂死」計畫的首樁紀錄。正如他的案例所顯示的，安樂死一詞名不符實，因為大多數被殺害的兒童並沒有身患絕症，何況他們原本可以度過完整的生活。但是，該計畫的醫生卻宣告這些兒童無法治療，說他們將成為國家的負擔，並／或危及日耳曼**民族**的基因庫。由於不再滿足於對那些基因「受污染」的人進行強制絕育，納粹德國的做法變得極端，去殺死那些被認為不合格的兒童。

1939年7月，在克雷奇馬爾去世幾天後，希特勒召集了十五名精神科醫生到納粹德國總理府，討論一項系統性殺害兒童計畫。1939年8月18日，德國內政部發布一項敕令，要求醫生、護士和助產士匯報他們認為有心智和身體障礙的嬰兒和三歲以下兒童，包括像是「白癡」和「各種畸形」等定義不明確的診斷。孩童會進入納粹德國三十七個「特殊兒童病房」的其中一間接受觀察，並定期進行醫療謀殺。為鼓勵合作所提供的誘因是，醫生和護士根據他們在安樂死中心報告每位孩子的情況而獲得某些人所說的「黑錢」──孩童遭受殺害的工作獎金和津貼。[1]

最初，殺害孩童只限於嬰兒和幼童，它像是一個科學和慎重的計畫，以詳細檢查為基礎，並且與納粹德國的醫療保健系統整合。當醫務人員匯報一名兒童屬於身心障礙者之後，該兒童的檔案會交由柏林的「納粹德國嚴重遺傳性和先天性疾病科學登記委員會」（Reich Committee for the Scientific Registration of Serious Hereditary and Congenital Illnesses）進行審查，這是納粹德國總理府的一個直屬組織。該委員會的三名醫療「專家」隨後會授權將這名兒童送往納粹德國的「特殊兒童病房」。1939年，保羅・施羅德的明星級學生漢斯・海因策在他位於布蘭登堡的國家戈登研究所（State Institute Görden）建立了該政權的第一個殺戮中心。在那裡，殺害兒童的主要是以個人觀察和據稱是科學觀察為基礎的。[2] 估計數字雖有落差，但是在1939年到1945年間，有五千到一萬名青少年死於安樂死計畫。

海因策還授權成人安樂死的謀殺者擔任T4計畫的「專家」，T4的代號是以其柏林總部的地址蒂爾加滕街4號來命名。隨意的成人安樂死計畫與個體化、系統化的兒童安樂死計畫有很大的不同。殺害成人的計畫於1939年10月啟動，除了利用藥物和餓斃作為殺戮方法外，很快就轉變為從療養院、醫院進行大規模篩選與整批遣送到納粹德國六個主要殺人中心的作業。納粹德國的第一座毒氣室也在T4計畫擴大的同時隨之設計出來。

在維也納，殺害成人的效率為殺害兒童逐步廓清道路。斯坦霍

夫精神醫學研究所（Steinhof Psychiatric Institute）的三十四棟爬滿常
春藤的隔離式病樓，座落在歐洲最宏偉的新藝術（Art Nouveau）複合
建築群的緩坡上，它們在這座城市裡實施了成人安樂死。斯坦霍夫
於1907年啟用，是歐洲最大的現代改良式的精神療養院。它的位置
良好──位於維也納郊區，離47號市區電車還有一站的路程。斯坦
霍夫優雅的建築和枝葉扶疏的356英畝土地，提供了一個宜人休息之
地，吸引富裕者的到來。然而，在第三帝國的統治下，它卻成了病人
最可怕的噩夢。

　　斯坦霍夫於1940至1945年間，因饑餓、故意忽視或將病人大規
模轉移到林茨（Linz）附近的哈特海姆堡（Hartheim Castle）毒氣室，造
成七千五百多人死亡。[3] 1940年夏天，斯坦霍夫的工作人員開始將三
千二百名病人送往毒氣室之後，他們清空了足夠的房間來容納數百名
兒童。1940年7月24日，該市府在斯皮格朗德成立維也納市青少年
福利機構，位於斯坦霍夫隔離式病樓的西側，以磚牆和雙層窗戶式
的樓房一棟棟隔開，分別是1號、3號、5號、7號、9號、11號、13
號、15號和17號樓，可容納六百四十張床位。兒童在15號病樓被殺
害，而在17號病樓接受觀察的兒童也可能給予處死的標記。[4]

　　在斯皮格朗德的殺戮於1940年8月25日展開。在第三帝國時
期，至少有789名兒童在那裡死亡，其中近四分之三的官方死因列為
肺炎。[5] 一般認為這是一種自然的死亡原因，但實際上是工作人員發
放巴比妥類藥物蓄意致死的結果。這些青少年隨後會出現體重下降、
發燒，並且容易感染而導致肺炎等症狀。許多其他疾病也可能導致死
亡，像是兒童疾病未經處置以及營養不良。正如斯皮格朗德的第二任
主管恩斯特‧伊林（Ernst Illing）的戰後證詞所言：「這種情況經過偽
裝，從外面沒有人知道這些死亡的加速。疾病會逐漸惡化，然後導致

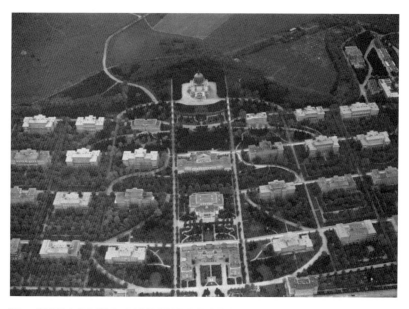

圖9：斯坦霍夫的鳥瞰圖。斯皮格朗德的九棟病樓在照片左側底部起的第一、二、三排。第15、17號的死亡病樓是在第三排的最左側

死亡。」[6]

　　然而，兒童對這些藥物的反應不盡相同，有些孩子很快就死了。斯皮格朗德的醫生們將殺人描述為一項反覆試驗的科學過程。在戰後的審訊中，他們陳述了如何花費時間進行完善的殺人。斯皮格朗德的第一任醫療主任厄文·傑克留斯自陳說，兒童並不總是死於標準劑量的魯米那（Luminal）*：「早期，我親眼目睹了幾次殺戮，目的是看看這個過程是否有任何痛苦。在我們的施作中，有兩例生病的兒童中毒但沒有導致孩童死亡，因為魯米那劑量不足。」因此，傑克留斯透

---

*　亦稱苯巴比妥，是一種巴比妥類鎮靜劑及安眠藥。

露，醫生們不得不同時注射嗎啡、二烯丙基巴比妥酸和東莨菪鹼。[7]

1942年，四十一歲的伊林接替傑克留斯擔任主任，他承認「死亡的發生情況相當不同，視兒童年齡以及我們是否事先安撫孩子而異。死亡有時發生在數小時內或幾天後」。在他的監督下，伊林觀察到，孩子們通常會服用魯米那或佛羅拿（Veronal）[*]藥片，這些藥片被磨成粉末，並與「糖、糖漿或其他美味的食物」混合，所以他們嚐不到藥片的怪味」。但是，伊林繼續說，一旦一名孩童「處於瀕死的過程中，他就無法再行吞咽，只能採取注射」。[8]

104

亞斯伯格的導師弗朗茲·漢伯格於1940年8月15日，把最早期的受害者之一從他的維也納大學兒童醫院轉到了斯皮格朗德。十二個月大的維克托·斯特爾澤（Viktor Stelzer）患有抽搐和肌肉痙攣，可能是盲人。斯皮格朗德的一張照片顯示，維克托面頰豐滿，雙眼緊閉，他的嬰兒毛髮像是桃紅色絨毛。斯皮格朗德的主任傑克留斯——亞斯伯格在矯治教育診所的前同事——於1940年11月14日向柏林的納粹德國委員會建議殺死這個嬰兒。兩個半月後，維克多表面上死於肺炎。[9]

另一名早期受害者是兩歲的赫爾穆特·葛拉茲爾（Helmuth Gratzl）。幼童的父母報告說，赫爾穆特在兩個月大的時候就有癲癇發作；發作狀況即便消退，但他們認為，造成這名男孩心智和身體上的損害，以及腸道和膀胱失調。1940年8月31日，斯皮特－德勞（Spittal-Drau）[*]的衛生所批准將赫爾穆特轉移到斯皮格朗德。在那裡，赫爾穆特坐立不安，不停地哭泣。他還發了高燒，排出「稀便」。工作人員每天給他施以三到四次魯米那，讓他步向死亡之路。儘管如此，他的母親還

---

* 又稱巴比通，一種巴比妥類藥物。
* 奧地利西部的城市。

是給斯皮格朗德的工作人員發送了詳細的指示，告訴他們如何最好地照顧這個男孩——讓他保持溫暖，給他吃蘋果來緩解其腸道蠕動。赫爾穆特於10月20日去世，表列的死因是肺炎。兩天后，傑克留斯見了赫爾穆特的父親並告訴他，他的兒子生來就患有「嚴重的呆癡和全身器官退化」。赫爾穆特的父親根據案件檔案，認可了他的死亡，並且說「對他和家人來說只是一種解脫」。無論事情是否真切，不管父親是否真的這麼想，這就是殺害兒童的兇手對他們工作的描述：宛如解放。[10]

　　的確，斯皮格朗德的工作人員訴諸於父母想要擺脫孩子的願望，昭然地宣揚死亡的好處。1940年8月8日，在格蒙登（Gmunden）衛生所的指示下，十三個月大的寶拉·席爾（Paula Schier）的母親將她的女兒帶到斯皮格朗德。紀錄中有一張嬰兒挺直而坐的照片，露著小肚臍，嘴裡咬著一根管子，眼睛直視相機。一個月後，寶拉於9月7日去世。傑克留斯寫信給她的父母說，他為他們做了一件好事：「你們和孩子將免受許多痛苦。」因為寶拉患有「蒙古型呆癡症」（唐氏症候群），她「永遠不會走路或學習說話，而且會一直是你們的負擔」。[11]

　　然而，兒童安樂死計畫的真正意圖不是讓父母的生活較為輕鬆，而是清除不受期待的公民。兒童殺手彼此間的對話也相當迴異。

　　1940年9月5日，在嬰兒席爾死於斯皮格朗德的前兩天，德國兒童精神醫學暨矯治教育學會（German Society for Child Psychiatry and Curative Education）在維也納召開了第一次會議，確立了納粹兒童精神醫學的宏大實驗計畫是一個獨特的領域。納粹兒童精神科醫生改造兒童的努力只是納粹改造人類工作的一環。他們對所謂劣等兒童的塑造和消滅，反映了該政權對所謂劣等民族進行塑造與消滅的意圖。

　　這次會議吸引了五百多人來到維也納大學精神醫學和神經學臨床部的大講堂——這是維也納第九區宏偉的帕拉第奧式石雕建築之一，離西格蒙德‧佛洛伊德兩年前居住的地方不遠。該機構建於1853年，當時是一所精神療養院。現在它接待了第三帝國的兒童發展領域的領導人，「大多數人都穿著軍裝」。[12]

　　這次會議是由六十八歲的施羅德組織的。1934年，亞斯伯格在萊比錫實習期間，施羅德對他有著很深的影響。現在普遍將施羅德視為納粹德國兒童精神醫學「之父」，他主持新成立的德國兒童精神醫學暨矯治教育學會，它是在巴黎和日內瓦會議之後成立的一個組織。當時的會議是為了把兒童精神醫學與矯治教育兩學門合併，使它們與納粹德國的集體主義和優生學的原則相一致。[13] 使納粹兒童精神醫學具體化的目標，終於在維也納會議上實現了。

　　納粹兒童精神科醫生希望他們的學科能獲得更大的認可與權力，並能協調整合並且科學地合法化納粹德國兒童計畫的多重陣線：診所、學校、福利制度、法院、絕育和安樂死。納粹兒童精神科醫生也樂於治療那些看起來非重度心智疾病的青少年，這會提高他們所在領域的聲望。兒童精神科醫生可以藉由塑造生產力蓬勃的工人、士兵和公民，來證明他們對納粹國家的潛在實用價值。

　　施羅德在會議當天發表了第一場演講，用他明顯的柏林口音宣告：「兒童精神醫學不是對精神異常患者的照顧。真正生病的少數人應該去看醫生。我們的目標要遠大得多。我們想要理解和認識、正確評估和引導、有目的地教導和整合那些難搞以及與眾不同的兒童。」[14]

　　施羅德解釋說，納粹國家關心兒童對團體行為的偏離情況。誠如他向維也納的與會者所說，「現今，從性格學角度進行教育評估的需求無處不在」，從學校到少年法庭皆然。施羅德提議，納粹兒童精神

醫學可以為該政權在兒童社會化方面提供廣大的服務,並在心智方面
有獨特的應用性。「我格外明瞭希特勒青年團和德國少女聯盟的利害
關係」,他解釋說,因為「『難搞』的孩子進入了他們的行列」。[15]

施羅德強調,納粹兒童精神醫學,像其他醫學領域一樣,是以
優生學的篩選為前提。遺傳學是決定性的;在那些偏離常模的兒童
中,有些從遺傳觀點來看是無望的,有些可能可以藉由不同的社會環
境與適當的指導而重塑。施羅德指出,區分這兩類青少年是至關重
要的——為了將他們安置在擁有不同資源的不同類型機構中。他警
告說,積極的矯正「並不是隨機地以同樣的方式對待所有『難搞兒童』
(difficult children)*,而是要持續不斷地對有價值和可教導的對象進
行專家篩選,並且對那些被認為是毫無價值和無法教導的孩童,要施
以同樣嚴格、目標鎖定以及審慎的拒絕」。[16]

時年三十四歲的亞斯伯格並不是維也納會議的主要參與者;他
既不是受邀的講者,也不是與會者中的知名人士。但他參加了演講
大會,並認真聽取報告,至少足夠認真到為《神經學家》撰寫大會報
告。《神經學家》是一本著名的精神醫學和神經學期刊,相較於第三帝
國的其他刊物,它更有實質內容,較少被納粹的種族衛生所吸收。[17]
然而,亞斯伯格贊同會議上發表的學說。他有關自閉精神異常的概念
深深受到會議中所發表的各種觀念所影響,沒有去了解這些觀念是不
可能掌握其概念的。

在他的會議報告中,亞斯伯格重述施羅德對「毫無價值和不可
教導」的嚴厲論點,甚至賦予它們更多的聲量。「透過早期的性格診
斷,將絕大多數毫無價值和不可教導的孩子排除之後」,亞斯伯格寫

---

*   亦有難帶、教養困難之意。

道：「這項工作可以顯著地幫助那些受到損傷或價值尚未完滿的孩童融入勞動的民族共同體。」[18]

在優生學和效用考量之外，亞斯伯格還疾呼關注施羅德治療取向的形上學維度。他強調，納粹兒童精神醫學的意義不亞於「關愛難搞兒童的心靈，關愛兒童的靈魂」。[19] 這樣的使命賦予精神科醫生對孩子有非凡的權力。畢竟，治療一個靈魂，意味著對一個孩童的存在進行審判，決定他或她的命運。

第三帝國最高公共衛生官員漢斯・賴特在他的會議開幕致詞中，肯定了國家控制兒童的方針。[20] 賴特當年五十九歲，自1933年以來一直擔任納粹德國衛生所的主席，並且推動了一項有關兒童發展的法西斯指令。他宣稱，兒童不僅屬於他們的父母，還屬於國家，「屬於全體**民族**」，而塑造人民政體（the body politic）*的任務「對德國人民的未來具有決定性意義」。賴特當然擅長於切除多餘的東西。在第三帝國期間，他參與了強制絕育、大規模屠殺和人體醫學實驗；布亨瓦爾德（Buchenwald）集中營的二百五十名囚犯正是死於他其中一次的斑疹傷寒試驗。[21]

賴特只是維也納議會中可鄙甚至兇殘的角色之一。十四位會議演講者中，大多數人已經或正要對兒童犯下罪行。僅有三位——其中兩人來自瑞士——據知沒有支持包括兒童收容、強制絕育、人體醫學實驗和滅絕在內的措施。這些要角大多已被歷史遺忘，但亞斯伯格寫道，他受到了演講者的啟發和影響，讚揚他們「熱忱投入、踏實工

---

* 「The body politic」有國家全體人民之意。此處貼近字面意譯為政體，除了顯露納粹的「身體政治」，也呼應作者一再提及的第三帝國診斷政體或政權。

作」的「集體情操」。[22] 這就是圍繞著他的智識世界。他於1944年制訂自閉精神異常的診斷就是立基於這個智識世界的信念。

兒童精神醫學暨矯治教育會議是維也納小兒科科學週（Pediatrics Science Week）大肆誇耀展示的一個部分，夾在德國兒科學會第四十七屆年會和德國心理治療醫學學會第三次會議之間。[23] 小兒科科學週是一項重大的活動。組織者甚至成功地說服德意志國防軍允許服役的醫生可以休假與會。漢伯格負責現場的後勤工作，並推遲了維也納大學新學期的開學以便調度空間。漢伯格全心投入這項活動。在當週的開場致辭中，他宣布活動宗旨是為「阿道夫‧希特勒的生物國家」（biological state of Adolf Hitler）打造「優生學上有價值的家庭」。[24]

事實上，小兒科科學週的開辦，罕見地在《慕尼黑醫學週刊》（Munich Medical Weekly）一併宣布納粹德國第一個兒童安樂死計畫殺戮中心國家戈登研究所青少年精神醫學部門的啟用，該中心是由海因策負責。[25]

小兒科科學週的舉辦正臨第三帝國的一個歷史關鍵時刻。1940年9月，該政權在重塑歐洲的各個陣線上取得了炫目的成功。在入侵波蘭並發動第二次世界大戰之後，納粹國家瓜分了歐洲大陸的東半部，並將猶太人擠進猶太居住區。它控制了從挪威到法國的西歐，並準備在不列顛戰役（Battle of Britain）中發動閃電戰（Blitz）。1940年的納粹德國，幾乎一切皆有可能。

會議進行的這一週，維也納發生了許多事情。在貝爾維德爾宮（Belvedere Palace），納粹德國和義大利的兩國外交部長約阿希姆‧馮‧里賓特洛甫（Joachim von Ribbentrop）以及加萊阿佐‧齊亞諾（Galeazzo Ciano）共同簽署了第二次維也納裁定（the Second Vienna Award），把外西瓦尼亞（Transylvania）從羅馬尼亞移交給匈牙利（Hungary）。有相當多的政要來到維也納這場秋季博覽會，觀看各國場館從技術、滑雪板到刺繡的各種民族產品的展示。[26] 納粹國家將維也納推廣為它的風格之都（style capital），「維也納風」（Viennese fashion）被視為「直接源自於**民族**的深處」。在那個季節，肩強眉瘦的模特兒炫耀著貂和狼的皮毛外套。[27]

　　納粹德國也在重新打造兒童。該週在維也納舉行的另一場著名大會上，巴爾杜爾‧馮‧席拉赫（Baldur von Schirach）將希特勒青年團移交給新的領導層。如果亞斯伯格在會議當天早上讀了報紙，他就會看到席拉赫告誡納粹德國的男孩們要去感受社會精神，要「透過對共同體無私的忠誠」，以「不可分割的紐帶永遠團結在一起」。[28] 在納粹主義下，僅僅服從集體是不夠的；一個人必須感到自己是集體的一部分。

　　但是，那些沒有感受到共同體紐帶的孩童怎麼辦呢？德國兒童精神醫學暨矯治教育學會當時正要開會解決這個問題。它的公開使命是置入社交能力（installing sociability），讓「難搞的兒童和青少年整齊一致」，融入「民族共同體」。[29] 這意味著要決定哪些年輕人有能力加入**民族**，決定如何培養他們，如何使不合群的青少年變得社會化。第三帝國的使命就是將他們配合與融合在一起，從內而外順從一致。[30]

　　維也納會議以「出乎意料的高出席率」而自豪。與會官員來自納粹德國內政部、納粹德國衛生部、納粹德國國民教育與宣傳部，以及許多其他黨政組織。[31] 醫生、心理學家、特殊教育工作者、教師、福利工作者和日托服務提供者，以及來自瑞士、匈牙利、中國和智利的一些國際賓客也參加了會議。

　　來自維也納學術機關的傑出人士也都到場，包括維也納大學校長和醫學院院長。維也納兩位最著名的精神科醫生支持了這次會議。奧托‧帕茲爾是東道主，諾貝爾獎得獎人朱利斯‧瓦格納－喬雷格是官方的支持者；與會聽眾對這位八十三歲的「老前輩」給予「特別熱烈的歡迎」。[32] 不過，很明顯，這次會議是在政權的控制下舉行的。人們可能已經知道，或者也猜測得到，傳奇的精神分析學家奧古斯特‧艾克霍恩──佛洛伊德在維也納的少數追隨者之一──拒絕演講和與會的邀請。艾克霍恩不是納粹支持者，他更不可能對同樣受邀的心理治療醫學學會會長戈林的言談感到愉悅。他說他會「從政治角度」來「審核」艾克霍恩的演講。[33] 儘管如此，還是有許多其他知名的參與者來彌補艾克霍恩的缺席。

在建立納粹精神醫學領域的過程中，該協會的目標是塑造一種新類型的人，在身體和精神上都能銜接上新型的共同體。它呼籲囊括一切的方法，納入傳統精神醫學、矯治教育、特殊教育、內科和國家訓育等領域，讓「醫生、教育工作者和政府官員進行（學術和實務方面的）合作」。[34] 因此，儘管與會者來自不同的領域，但他們遵循著四個共同的原則：一切以**民族**、優生學篩選、整合治療以及培養共同體精神為優先。

雖然這些原則獲得廣泛的共識，但在現實中的怎麼落實仍是未知數。可矯治與不可矯治孩童之間的界限如何劃分？國家應該如何對待那些被認為沒有價值的孩童？不同的從業者支持不同的解決方案，包含矯治、監禁，甚至是消滅。

並非所有維也納的參與者都對第三帝國抱有同樣的熱情。有些人只是很樂於參加一場科學會議──為他們自己的新興領域爭取認可和尊重。然而，整個大會是第三帝國的產物，是由第三帝國塑造的。這群形形色色的科學家和謀殺者所提交的論文充斥著納粹的原則，誇誇其談，欠缺條理。但人們卻必須認真看待它們，就像亞斯伯格那樣認真。[35]

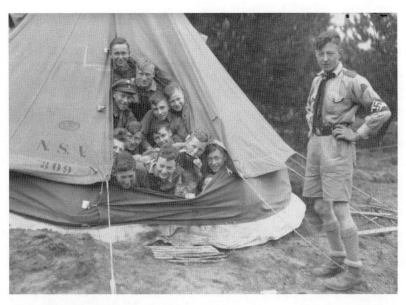

圖10：希特勒青年團露營聚會，1933年

　　庫爾特・伊斯曼（Kurt Isemann）在大會上闡述了兒童的「社群感 *111*
受」（*Gemeinschaftsgefühl*），可能比會議中的其他人都來得充分，而這
個觀念與亞斯伯格後來對自閉精神異常的定義最為相似。伊斯曼告訴
維也納的聽眾，兒童發展的目標「首先也是最重要的，就是改造個人
特質並喚醒其社群意志」。[36]

　　五十三歲的伊斯曼性格開朗，平易近人。一位同事形容他「行動
遲緩，動作笨拙」，「不需要資深醫師的那身莊重制服」。他在室外穿
著休閒服，還會戴著運動帽。[37] 在二〇年代和三〇年代，伊斯曼對
兒童克服障礙的能力抱有積極的看法，還認為這些障礙應該被正常
看待。他在1930年寫道，當一個孩子對他或她自己感到煩亂時，醫

生應該安慰並告訴孩子:「一定有什麼不順遂……但你不必陷入宿命論。此外,你並不像你想的那麼不正常。」[38]

伊斯曼運用了**靈覺**這個概念,這是他的精神醫學圈子裡描繪社會精神的形上學術語。在諾德豪森(Nordhausen)的青少年療養院裡,伊斯曼的同事為「**靈覺的發展**」(*Gemütsbildung*)舉辦一場夜間聚會儀式,青少年坐在燭光下,分享童話、宗教談話和冒險故事。為了協助「社交挫敗」的孩子,伊斯曼敦促道,「我們必須保護他不受自己的傷害,這樣他才能再次相信自己,再次感受到社群生活的樂趣」。[39]

在維也納會議上——離伊斯曼先前的看法十年後,而國家社會主義也邁入第六個年頭——他發表的話語反而顯得嚴厲刻板。他現在告訴聽眾,只有某些孩童可以得到矯治:「社會價值觀的融合」,只對「部分案例」才是可能的。伊斯曼列舉了一些無法矯治的例子:表現出「缺乏**靈覺**性」(*Gemütlosigkeit*),「缺乏建立情感上重要關係的成熟能力」,以及「情感方面完全隱藏在簾幕後面」等情況的孩童,對他們來說,「預後特別黯淡」。正如伊斯曼在大會上所說,「人們從未曾覺得碰到了什麼堅實核心,而是覺得這種東西在他們身上根本沒有」。[40]亞斯伯格也曾聽過伊斯曼在前一年於日內瓦舉行的首屆國際矯治教育大會上做過類似的演講。伊斯曼談到,有些孩子缺少「社會生活方式的正常心智體質」。他們會「放棄或拒絕與社群接觸」——患有「自閉症」、社群厭惡感以及身體虛弱。[41]「自閉症」在當時為人所知的是描述明顯的退縮症狀的用詞,通常也與思覺失調症有關,但伊斯曼比較罕見地將這個詞應用於較溫和類型。

雖然亞斯伯格在他的研究工作中借鑑了許多與伊斯曼相同的概念和詞彙,但在他的會議報告總結中,亞斯伯格並沒有提到伊斯曼關於社會依附的觀點。他簡單地傳達伊斯曼的演講要點:「任性必須符合某些性格學方面或精神異常方面特質，符合性格中某些困擾的時刻；有時大腦疾病的殘餘狀態可能在這些性格障礙中發揮作用。」[42]

維也納會議的另一位演講者安娜・萊特也提出一些觀點，亞斯伯格三年後把這些觀點運用在他的自閉精神異常論文中。她甚至針對兒童的社會精神不足的情況提出一個正式診斷：「缺乏靈覺」。[43] 萊特和施羅德在萊比錫一起工作了十二年，亞斯伯格1934年在萊比錫實習期間曾和她有過交集。萊特是唯一一位在會議發言的女性，她當時並不是重要的人物，不過，施羅德贊同她在靈覺以及社會精神方面的工作。萊特的立場比起亞斯伯格更加明確。該領域的幾位知名人士，像是安樂死計畫的領導者海因策就引用了她的研究成果，並將她的研究與施羅德的聯繫起來。評論者稱讚她創造出「缺乏靈覺」的診斷，並把她的觀念與伊斯曼（而不是和亞斯伯格）的想法相互關聯。[44]

萊特在演講中強調了她的研究廣度，是以十多年來對465名兒童進行的研究為基礎。她描述其研究對象的措辭，也是亞斯伯格日後所運用的術語。對萊特來說，她研究的孩童「無法去感受快樂和悲傷，沒有熱情或溫暖」，而他們的「理智狀態是高度警惕的、狡猾的、權變多謀的，這是為了滿足他們的利益，而這些利益是缺乏靈覺的」。當孩童表現出「缺乏同理心、同情心、愛的能力、尊重和奉獻精神等主要缺陷」，她將其診斷為「缺乏靈覺」。如同亞斯伯格，萊特關注的是「智力方面正常」或「甚至有天賦」，但「沒有跡象顯示他們有相互聯繫的行動和經驗能力」的青少年。[45]

萊特將她對「缺乏靈覺」的診斷用於德國少女聯盟，它是希特勒青年團的對應少女組織。萊特認為「一個人擁有靈覺對社群具有關鍵的重要性」，她所從事的是「對難相處、不合群和反社會的兒童和青少年進行檢測與評估」。身為德國少女聯盟的一名組長，萊特尤其著重建立「同志精神」的「依附」和「愛鄰」品格。萊特協同施羅德以及他在萊比錫和德勒斯登（Dresden）的工作人員一起開設課程和「長時座談會」，培訓德國少女聯盟的其他領導者針對不適合該聯盟兒童的性格學和鑑別方式。[46]

　　然而，萊特在如何處理缺乏**靈覺**的兒童方面，不同於亞斯伯格和伊斯曼。亞斯伯格和伊斯曼著重於讓一些孩子可以得到協助以及**靈覺**的教導，而萊特則強調那些無法接受幫助與教導的孩童的危險性。她提供了一系列關於「缺乏同志情誼感受」的犯罪預後（criminal prognoses）和遺傳能力的統計資料，並且把青少年父母及其手足的情緒予以量化。（在她的一個子集合統計中，兒童缺乏**靈覺**，其父母中有百分之十的人認為自己也缺少**靈覺**。[47]）萊特提醒會議聽眾，缺乏**靈覺**的青少年有犯罪行為的風險，她提倡「儘早根除反社會行為」。她建議對這些兒童進行拘留：「為了國家民族作為一個整體，應儘早對這些兒童進行預防性監管，因為他們構成了無法承受的負擔和風險。」[48]

　　亞斯伯格在他的會議報告中描述了萊特的研究，但迴避掉她對於監禁的呼籲。他簡單地寫道，萊特「描繪了施羅德關於兒童和青少年的分類圖像，包含『缺乏**靈覺**』和『擁有**靈覺**』、他們的基因生物學、一般行為，並且從教育上始終無法對這類人產生影響，以及從這些發現中所得出的必要結論」。[49]

　　但是，萊特並不是唯一一個搶先主張監禁那些被認為缺乏社會情感的兒童的人。納粹德國頂尖兒童精神科醫生沃納・維林格曾談及要把這些年輕人隔離在他所說的「勞動殖民地」。1920年，五十二歲的維林格在布列斯勞（Breslau）*已是一位有影響力的精神科與神經學教

---

* 波蘭第四大城，位於波蘭西南部。

授，並且在圖賓根（Tübingen）的一所大學醫院創建了德國第一間兒童精神科觀察病房。[50] 儘管維林格與納粹政權及其暴行有著曖昧的關係，但他和其他在國際上備受尊敬的著名醫生一樣，被動地捲入納粹的種族衛生政策、強制絕育、人體醫學實驗和謀殺之中。

在政治光譜的極右立場方面，維林格支持許多國家社會主義的觀點——但他於1937年加入該黨，入黨時間較晚，而且據報導，他與這一場下階層群眾運動風潮保持著一種菁英的距離。維林格加入了準軍事組織「鋼盔團」（Stahlhelm），但當它被納粹衝鋒隊接管時，他便離開了。他的兒子說，維林格似乎認為那是「愚蠢的」。[51]

維林格還避免涉入種族衛生措施。從1934年到1940年身為伯特利（Bethel）醫療院的精神醫學主任，維林格負責「遺傳性疾病」的絕育手術。但他不喜歡醫生和法院在短短幾分鐘內草率對病人判定強制絕育，也不喜歡基於模棱兩可的診斷和「邊緣案例」來進行絕育。因此，儘管維林格依法匯報有資格接受絕育的病人，但他還是淡化了他們被宣告的缺陷，如此一來，遺傳健康法庭（Hereditary Health Courts）有可能饒過他們。不過，維林格原則上還是支持絕育計畫；他曾在漢姆（Hamm）和布列斯勞的遺傳健康法庭任職。維林格還曾鼓勵他的病人——青少年——自行申請絕育手術，作為「**民族**的奉獻」。在納粹德國，十歲以後可以提自願絕育，而強制絕育則要年滿十四歲。維林格說，到了1935年4月，伯特利的512個絕育申請案中，大約百分之六十是「自願」提交的。維林格說，當時的要求是「我們的醫院不能完全施行所有的絕育手術。我們每週只有一次絕育日，而且能接受手術的名額有限。日後它就變成了一場激烈的競爭」。[52]

在會議上，維林格勾勒了一個以社群情感為基礎的兒童發展宏偉願景。維林格主張，如果孩童缺乏「所謂**靈覺**的教養——來遏制自我中心性，來喚醒並促進社群觀念的話」，「任性就會油然而生」。[53] 他認為納粹集體主義有利於心智健康。納粹德國提出一種單一有力的解決模式。維林格解釋說，在此之前，「自由和個人主義的概念充斥，在撫養孩子方面缺乏共同的理想」。結果，「整個二〇年代的權威喪失，導致一大批特別難搞的兒童」，他們「當時常常被誤認為是精神異常患者」。維林格誇耀地說，值得慶幸的是，國家社會主義清除了這些心智障礙。在納粹主義的統治下，「威權式政府和青年領導使得假性精神異常（pseudo-psychopathy）在難搞兒童和青少年中變得更加罕見」。[54] 不過，他警告說，對一些孩童來說，「不可能防止他們在精神上——通常也包括身體上——會感染健康、有價值的國家同志」。[55]

　　因此，維林格認為，最為難搞的兒童應該受到保護性的監管。他們可能成為不合群者或罪犯，而且為了讓他們在犯罪嫌疑（pre-crime）時就接受處罰，納粹德國需要「一部預防性拘留法（*Bewahrungsgesetz*），及時去收容實際上難以教導的人」。當時已有許多人支持某種類型的預防性拘留法，而維林格則說，這項法律應該把不合群的孩童「永久地安置在勞動殖民地，或者直到他們證明適合自由生活為止」。[56]

　　亞斯伯格在他的會議報告中，就像他對待萊特那樣，輕輕帶過維林格對兒童拘留的強烈呼籲。相反的，亞斯伯格特別點出維林格最富有同情心的觀點之一，即「對個案進行個別評估」。[57] 這反映了亞斯伯格的溫和傾向，但也證明了維林格在納粹政權的地位曖昧性。

　　第三帝國的整個歷程中，在面對納粹的謀殺措施時，維林格的態度甚至也變得曖昧。1941年3月，維林格在成人安樂死的T4計畫中被列為官方的「醫學專家」——是納粹德國裡大約四十名此類專家之一。根據官方權限，他要對可能被殺的成年人進行檔案評估；然而，他似乎選擇在這項計畫中扮演一個小角色，避免對處死做出結論性的決定。在面對人體醫學實驗時，維林格也只是順著其他人的作為。他並沒有進行自己的實驗，但他提供了六名精神異常患者給布列斯勞的同事做肝炎研究。戰後，維林格成為德國最著名的兒童精神科醫生之一，並於1950年受邀參加在美國白宮舉行的一次會議。然而，當他與T4安樂死計畫的聯繫在1961年公諸於世時，這一切都結束了。他從茵斯布魯克（Inssbruck）的哈弗萊卡峰（Hafelekar）鋸狀山頂跳下，有人懷疑他是自殺。亞斯伯格和另一位同事前去確認了屍體的身分。[58]

　　維林格道道地地彰顯出他所處的那個時代。他就像包括亞斯伯格在內的許多受人尊敬的科學家一樣，終究還是不溫不火地遵循第三帝國的嚴格規定。儘管維林格在個人、職業和政治上尚屬模稜曖昧狀態，但他仍然參與了一個系統性的殺戮計畫。也許是因為如此，維林格在他的維也納演講中含糊其辭地告誡說，「與道德價值缺乏內在聯繫，缺乏目的性、缺乏誠摯、缺乏**靈覺**深度」，這都是危險的。[59]

　　兩位來自非納粹德國的會議演講者對兒童發展提出了截然不同的態度。約瑟夫·斯皮勒（Josef Spieler）和安祖·雷朋德（Andre Repond）都是瑞士人，他們的取向較為溫和，也不那麼規範化。他們的背景也不盡相同。斯皮勒和雷朋德，以及伊斯曼，是十四位會議演講者中僅有的三位不認可兒童預防性拘留、強制絕育、醫學實驗或殺人。儘管如此，斯皮勒在維也納大會召開前七個月秘密加入納粹黨，並被瑞士政府懷疑為納粹間諜。[60] 至於雷朋德，他與義大利獨裁者貝尼托·墨索里尼（Benito Mussolini）最深愛的長女艾達（Edda）關係密切。她的丈夫被她父親暗殺後，她旋即於1944年逃到瑞士，並住進雷朋德的馬列佛茲（Malévoz）精神療養院。儘管艾達曾是領袖墨索里尼（Il Duce）的貼身顧問，並被視為法西斯主義理想中的堅強、活躍、世故的「新女性」，但雷朋德認為她因遭受父母虐待、創傷和父親因素而

117

變得衰弱。[61]

　　斯皮勒在維也納會議要傳達的訊息很簡單：兒童的差異就應該僅以差異來看待。雖然斯皮勒的演講主題——選擇性緘默症——表面上相當侷限，但他在演講的開頭和結尾都告誡聽眾不要對兒童做出非黑即白的判斷。在處遇方式上，斯皮勒認為，「所有形式的高壓和強迫都應該加以剔除。更重要的是理解，鼓勵，建立信任的橋樑」。斯皮勒告誡精神科醫生和教育工作者，要引導孩子從「流動的過渡階段朝向正常狀態」。[62]

　　雷朋德的演講在這次會議中更為罕見。他談到要在瑞士為他在美國的心理衛生實務工作建立成模式，也就是透過早期介入和照護來促進兒童的心智健康，從而預防精神疾病。[63]雷朋德也是一名心理治療的支持者。納粹德國的醫生們傾向於把心理治療的內在觀照取向，視為相近於令人難受的精神分析，因為精神分析當時受到普遍的蔑視。雖然納粹德國時期的心理治療比較沒有像精神分析那麼推理性，也沒有那麼的激進，但亞斯伯格於1942年寫道，心理治療雖然有潛在的用處，但也有可能滑入精神分析的「危險」，他鄙視其過於「推理」。

_118_　　1939年，他與人合撰一篇評論，批評夏洛特·布勒對兒童的觀點「過於非個人、強調純數理面向」，認為她的「膚淺」取向忽略了「精神生活的本質」。亞斯伯格還在1942年激動地指出，佛洛伊德只看到了「重度不正常的歇斯底里、強迫精神官能症或思覺失調」，而忽視了「具神聖和人性的一切」。[64]雖然在戈林的帶領下，心理治療在第三帝國受到更多的尊重，但戈林在小兒科科學週的第二天所主持的德國心理治療醫學學會的會議上也坦承，人們仍然把潛意識視為一種「猶太人的建構」（Jewish construction）。[65]

　　斯皮勒和雷朋德的常觀化取向（normalizing approaches）與納粹德

國演講者們的取向之間在基調上的鴻溝，正好彰顯出第三帝國的兒童
精神科醫學是圍繞在納粹理念下的結晶。

　　特殊教育的專業人士在維也納會議上並不擁有如兒童精神科醫生
那樣的聲望，不過，有四位代表的演說也強調了相同的主題：把兒童
融入**民族**集體，並將他們認為對國家造成負擔的孩童分離出來。

　　整個二〇年代，特殊教育的實務工作者日益投入優生學領域——
有些出於科學或政治信仰，有些出於策略考量，因為他們認識到流行
的科學能為他們的新興專業賦予更大的社會重要性與合法性。然而，
到了三〇年代初，特殊教育似乎面臨到威脅。1932年的大蕭條導致
特殊學校關閉，而且到了1933年9月，納粹政權解散了德國特殊學校
協會（German Associationof Special Schools），將特殊教育置於國家社
會主義教師聯盟（National Socialist Teachers' League）的管轄之下。[66]

　　第三帝國逐步邊緣化被視為身心障礙的兒童，吝於將資源耗費在
對他們的照顧上。由於感受到威脅，一些特殊教育工作者煞費苦心地
宣稱他們的工作對**民族**健康至關重要。他們把自己塑造成民族共同體
的看門人，擔任孩子們歸屬於社會與否的裁決者，最終還支持強制絕
育和安樂死。和許多其他領域的專業人士一樣，他們支持納粹政策的
原因，比較不是因為這個政權把它的理念全盤強加於人們，而是由於
它利用了就業的不確定性以及既存的信念。為第三帝國的優生學野心
提供協助，成為個人和整個專業領域在這個國家尋求安身立命的一種
方式。對於種族衛生措施的熱烈支持者來說，納粹主義則提供了實現
他們最為激進和滅絕主義願望的契機。[67]

　　與兒童精神科醫生一樣，特殊教育專業人員也不希望只接觸他
們認為重度障礙的兒童。他們試圖透過凸顯優生學的另一個面向來

119

提高他們在納粹德國的職業的聲望。他們呼籲人們重視他們對身心障礙程度較輕的兒童所做的努力，並且表示透過他們所提供的優質特殊教育能夠帶領這些兒童進入民族共同體。特殊教育的教師嘗試藉由各種管道以**民族**為目標來培育孩童。例如，希特勒青年團倡議為聽力受損者（*Gehörgeschädigte*）設立 G 大區（Bann-G），為身體障礙者（*Körperbehinderte*）設立 K 大區（Bann-K）。1934 年為盲人創造 B 大區（Bann-B）的愛德華・貝希特霍德（Eduard Bechthold）自豪地說，這些男孩戴著三個黑圓圈鑲在倒三角內的鮮明黃色臂章，他們將成為「新精神的旗手」。[68]

隨著納粹德國的軍事建設和戰爭的進展，越來越多被認定有輕微身心障礙的青少年受到國家的調派，徵召到國家勞役團（Reich Labor Service）和軍隊充當新血。納粹德國的特殊教育首席代表弗里茲・茲萬齊格（Fritz Zwanziger）向特殊教育教師發出戰時「徵召令」，要求他們「彙編一份特殊檔案」，記錄他們先前的學生參與戰爭的情況，包括剪報、上級檔案和軍事死亡報告等內容。[69]

此外，茲萬齊格譴責那些他認為無法幫助的兒童，視他們為民族共同體的負擔。正如他在維也納的會議所說明的，《國家義務教育法》曾於 1938 年依法實施了一次「負面篩選」，要求標準學校裡所有「沒有足夠能力接受教育」的孩童都進入特殊學校——因此，「德國特殊學校現在成了負面篩選兒童的收集盆」。篩選過程中的另一項削減是必要的：把「無法接受教育的學生群體」完全從學校教育中剔除。[70] 來自慕尼黑的特殊學校教師厄文・萊施（Erwin Lesch）認為，孩童們應該儘早接受標準教育或特殊教育。他堅持認為，由教師和精神科醫生組成的跨學科團隊可以在七歲之前對兒童進行篩檢。[71]

納粹黨的支持者貝希特霍德強調納粹優生學在特殊教育中的作

用，並宣稱「我們的整體教育工作是以種族生物學為依歸」。他堅持認為，特殊教育工作者推動青少年自願接受絕育手術，這表明絕育的兒童比一般兒童能建立起更牢固的社會紐帶，並獲得**靈覺**以及「道德力量」。他說，因為絕育的「犧牲」其實「不總是那麼容易」，尤其是那些不得不放棄未來作為妻子和母親的女孩——青少年會在社會環境，在「一個提供常態的社群、同志情誼和工作的寄宿學校」中茁壯成長。[72]

卡爾・托諾（Karl Tornow）附和貝希特霍德對集體情感優生學的強調。他在三十九歲時成為納粹德國特殊教育領域最有權勢的人物，也是該政權種族政治辦公室（Office of Racial Politics）的領導人。當國家摒棄身心障礙兒童，甚至可能蔑視照顧他們的專業人士的時候，托諾已經開始去收編這些支離破碎的專業領域了。他將盲人、聾人、身體或心智障礙兒童的照護者統一納編到特殊教育這個廣泛領域中。他還敦促維也納的會場聽眾使用他的術語「特殊教育」（*Sonderpädagogik*）來命名兒童精神醫學暨矯治教育的新創學會，因為矯治教育「有歷史包袱，不適合這個時代」。它過去是個體主義、自由主義和人道主義的。相反的，使用「特殊教育」這個詞會讓他的研究領域與兒童精神醫學有同等的地位。托諾甚至認為，該學會應該改名，因為「*Heilpädagogik*」（矯治教育）一詞的字首「*Heil*」意味著「獲得救贖」，因此「*Heil*」應該這個意義上保留下來，為的是以「*Heil* Hitler」來向元首致意。[73]

托諾顯然是個教條主義者。他與人合著了一本名為《遺傳與命運》（*Erbeund Schicksal*）的小書，自稱是一本為特殊教育學生和教師而寫的現代教科書。然而，該書並沒有支持身心障礙兒童，而是宣傳他們的絕育手術。這本書的語言淺顯簡單，紙質高檔厚實，刊登幾十幀據稱

是對**民族**毫無用處者的怪誕形象的照片，來對比於那些有用的人的光
輝形象，其中還包括托諾自己兩個孩子的照片。這本書警告說，如果
那些被認為有遺傳缺陷的學生不自願接受絕育手術，國家就會來找他
們：「當局可能已經知道某個特定家庭的遺傳疾病，並且會去處理那
些有遺傳缺陷的兒童。」這本書還提出175個討論問題，並在書末附
有答案，比如「為什麼以金錢或其他資源來支持心智缺陷人士往往沒有
任何作用？」以及「為什麼這名孩童年紀輕輕就死了是件好事？」[74]

　　托諾在維也納的演講中希望新創的學會能夠引領一場「真正的哥
白尼革命」，在這場革命中，國家將不再圍繞著身心障礙兒童的需求
而轉，而是身心障礙兒童的命運將以國家的需要為中心。**民族**的健
康是第一要務。[75] 當然，將社會福祉置於個人之上並不是什麼新鮮
事。德國和其他地方的兒童發展專家長期以來一直強調兒童的社會效
用──培養有價值的勞工和公民，以及保護社會免受那些可能被摒
棄、患有精神疾症、犯罪和遺傳劣勢的兒童所影響。但納粹的做法增
添了一種更深層的面向。它要求民眾去感受到適當的情感，要促進政
權的共同體聯繫的目標。

　　對托諾來說，特殊教育既是精神的，也是功利主義的。他承
認，「任何特殊教育的目的都是讓學生盡可能發揮**民族**的（*völkisch*）
用處」；而且至關重要的是，兒童要擁有集體精神，「這一種團結、
活力、相互連結的態度，與過去完全孤立的思維方式形成了鮮明對
比」。[76] 這是納粹主義的根本所在，這是一種對「作為一個有機體和統
一體的整體歸屬感，把那些支離孤立人們的苦惱和原子化心智匯聚在
一起」。[77]

　　亞斯伯格在他的會議報告中，沒有針對特殊教育者的演講給予太
多的討論。[78] 亞斯伯格是為醫學刊物《神經學家》寫稿，不是針對特

殊教育的讀者來撰寫。亞斯伯格很可能並不認同這些特殊教育者在演講中的粗魯言詞。他對兒童精神科醫生的大腦優生學會產生更多的共鳴。但兒童精神科醫生和特殊教育工作者都提出了相同的優先要務：**民族**的健康、優生學篩選、整合性的處遇和社會精神。這些學術論文背後要傳遞的訊息，與誇誇其談的文宣品背後所要傳達的不謀而合。從維也納會議的界定來看，納粹兒童精神醫學納編了施羅德和托諾這樣的人物，把某一種類型與其他類型的人交融在一起了。

　　維也納會議也有納粹德國官員加入。儘管有些人可能認為他們在學術會議出席很奇怪，但這個新成立的學會以他們作為號召是有道理的——納粹兒童精神醫學需要獲得法律的強制性。被認為不合群或有潛在犯罪傾向的兒童，會移交給國家採取懲罰措施。

　　德國精神科醫生長期以來支持犯罪學領域，該領域借鑑了19世紀末的天生罪犯（born criminals）*的觀點。進入20世紀後，福利和青少年司法系統日益將精神醫學納入他們的日常實務工作。這種與科學之間的聯繫使精神科醫生的診斷具有更大的權威性和合法性，並為先前被認定是道德或社會環境不良所致的行為，提供了內在與生理上的診斷。精神科醫生會去預測哪些孩童長大後會變成無生產力、罪犯或是對社會有害的人。[79] 這樣的預測可以為先發制人的行動提供科學理據，不管孩童是否會真的犯下罪刑。診斷就是對生命的預後。

　　在納粹政權統治下，國家的權力前所未見地依據這些直覺般的預測採取行動。會議演講者赫伯特・弗蘭克（Herbert Francke）是柏林地

---

* 19世紀的犯罪學相信，可以藉由研究犯罪者的身體來推定犯罪者有與生俱來的犯罪體質。

區法院的首席法官，他誇耀納粹德國擴大了管轄範圍。他認為，由於「現代刑法比19世紀以自由主義為基礎制訂的法律，賦予法官更大的自由裁量權」，納粹法官應該「洞悉罪犯的個性」，「以科學的明確性來區分在未來具有危險慣犯氣質的青少年虞犯」。犯罪要「透過適當的教育性的處遇方式，或是藉由早期預防性拘留（*Bewahrung*）來加以防止」。[80] 精神科醫生會嗅出犯罪嫌疑者並予以懲罰。

　　當然，許多兒童精神科醫生同意預防性拘留；會議演講者萊特、維林格和阿洛伊斯・施密茲（Alois Schmitz）都在他們的演講中提倡這個做法。預防性拘留的構想在第一次世界大戰後進入了政治辯論，幾乎從右到左的每個政黨以及婦女運動中的著名人物都牽涉在內。[81] 事實上，1921年提出的預防性拘留法，其第一份草案的宗旨是遏制賣淫。雖然在威瑪時期，兒童收容原則上已經獲得普遍支持，但二〇年代末的政治分歧與經濟危機，阻礙了該項涵蓋面廣泛的法律的通過。[82] 預防性拘留一直與階級和犯罪有關，因為中產階級和上層階級的支持者，想方設法去圍控一群長大後可能變得「不合群」的社會底層兒童。

　　而今，納粹政權為拘留問題兒童提供了新的契機。國家擁有前所未有的權力將孩童從父母身邊帶走──並且極大程度地延伸了難搞青少年的定義。德國最苛刻的兒童福利行政首長之一，正是會議演講者沃爾特・海克（Walther Hecker），他是杜塞道夫（Düsseldorf）的地區議員，自1930年以來一直擔任萊茵蘭地區的矯正教育和青年福利部門（Correctional Education and Youth Welfare）的負責人。1934年夏天，他在萊茵蘭設立納粹德國首座青少年預防拘留中心。[83] 納粹德國有許多地區的行政首長也紛紛效仿，在漢諾威（Hannover）、漢堡、圖林根、巴登（Baden）和柏林設立中心。[84] 最後，在1939年，納粹高級領導人萊因哈德・海德里希（Reinhard Heydrich）呼籲建立青少年保護營

（Juvenile Protection Camps）。這些營區像成人集中營一樣嚴格——甚至是由親衛隊來管理——而且要容納那些據稱表現出反對、不合群或犯罪行為的青少年。第一個營區是針對十三到二十二歲的男孩，於1940年在下薩克森州（Lower Saxony）的莫林根市開設，比維也納會議的召開早了一個月；1942年，布蘭登堡的烏克馬克縣則為女孩們開設一個營區。幾年下來，這些營區收留了大約兩千五百名青少年，奧地利高居轉介來源之首。[85]

　　納粹德國的預防性拘留的措施是臨時發展而來的。由於官僚機構內部的明爭暗鬥和混亂，該政權直到1944年春天才真正制訂一部統一的兒童拘留法。[86] 有些官員認為，在現行法律範圍內設立中心是理所當然的；另一些人則認為這只是納粹德國制訂出一套連貫政策之前的權宜措施。

　　在維也納會議上，海克依據最新的精神醫學研究來為他的拘留個案辯護。儘管海克是一名政府官員，但他在演講中引用了七名不同的精神科醫生。「如果我沒有錯的話，作為一個門外漢」，他表示：「目前的研究幾乎一致認為負面預後不僅取決於家族譜和人格結構，還受到不合群行為的影響，也就是維林格所說的『總性格』（overall character）。」海克強調了維林格關於兒童患有「冷漠靈覺的觀點」。[87]

　　海克以有關社群精神的「最新研究」為基礎，將兒童分為四種缺陷群組。他告訴維也納的與會者，最後一組人要被關起來：「需要接受預防性拘留的不合群者，我預料天生流浪漢也在他們當中，還有那些由於種族（吉普賽人）或其他系統性缺陷而無法控制衝動的人。」海克是非常認真嚴肅的；1943年，他竭盡方式確保將「吉普賽人」甚至「混血吉普賽兒童」從他所在的地區遣送到奧斯威辛集中營（Auschwitz）。[88]

亞斯伯格轉達了海克的訊息。他的會議報告總結強調海克「身為一名行政官員的經驗，是『透過遺傳傾向和教育成效來重新建構公共的替代教育』」，他勾勒出「可教導的人就是那些表現出積極價值的人，必須與無法教導的那些接受預防性拘留個案相互隔離」。[89]亞斯伯格目睹了維也納會議是如何奉行納粹兒童精神醫學的激進處遇方案。

令人有點意外的是，會議報告以亞斯伯格自己的研究作為結論。當漢伯格結束當天的最後一次演講時，他具名指出他的學生是第三帝國新方法的模範。漢伯格在演講的最後幾句話敦促貴賓們去追隨亞斯伯格的模範——「運營良好的兒童中心能夠提供這麼多好的事物。其他診所應該效仿亞斯伯格在維也納兒童醫院的矯治教育部門所建立的那套照護方式」。[90]那就是維也納會議的尾聲：亞斯伯格本身體現了第三帝國納粹兒童精神醫學這個新興學門。

施羅德向聽眾致以溫暖的告別，感謝與會者「在漫長的會議中始終保持著興致」。[91]這場會議聚集了來自兒童精神醫學、特殊教育和納粹政府的高層人士這些喜氣洋洋的參與者，他宣告1940年第一屆德國兒童精神醫學暨矯治教育學會大會取得了巨大的勝利。

這場成功會議的影響力遠超過第三帝國的年壽。戰後著名的青年精神科醫生赫曼‧斯圖特（Hermann Stutte）將他的職業生涯歸功於這次會議。會議演講「對我這個領域的新手來說，其學術水準相當高，它所帶給我的印象正是我決定選擇這個職業的理由」。[92]即使是那些對納粹政權持批評態度的與會者，在幾十年後也表示，他們重視會議的「實證」（empirical）內容。後一個世代的著名精神科醫生曼弗雷德‧穆勒－庫伯斯（Manfred Müller-Küppers）於2001年閱讀到該會議論文集時寫道，「大部分的投稿論文是無可指責的，而且令人尷尬的意識形態傾向只在其中一些論文中呈現」。[93]

德國兒童精神醫學暨矯治教育學會此後再也不曾召開會議。第二屆會議原本表訂於1941年10月8日在符茲堡市（Würzburg）召開，但施羅德卻於1941年6月7日意外去世。[94]納粹德國T4成人安樂死計畫的要角們著手決定施羅德的繼任者。他們藉由指導和資助成人精神醫學的組織——由恩斯特·呂丁領導的德國神經科醫生與精神科醫生協會（Association of German Neurologists and Psychiatrists）——早已醞釀出殺害成年人的制度性權力。這些人現在想把德國兒童精神醫學暨矯治教育學會作為兒童安樂死的載具。

T4計畫的領導階層屬意由對兒童和成人安樂死抱有熱忱的海因策擔任施羅德的繼任者，雖然施羅德本人原本指定謹慎的T4計畫的安樂死評估者維林格作為下一任人選。T4計畫的「頂尖專家們」針對這項決定進行了很長的通信討論：包括維爾納·海德（Werner Heyde）、保羅·尼查（Paul Nitsche）、赫伯特·林登（Herbert Linden）——尼查和海德接續領導T4計畫——還有安樂死計畫的規畫者維克托·布雷克，以及呂丁和賴特等人。[95]不過，這群人最終並未決定施羅德的繼任者，該學會也隨之解散。

也許在這些安樂死的領導者看來，納粹兒童精神醫學的方向已經十分清晰。青少年不是予以融合，就是加以肅清。沒有必要再開會了，因為沒有什麼可討論的了。

註釋

1　Burleigh, Michael. *Death and Deliverance: "Euthanasia" in Germany c. 1900-1945*. Cambridge: Cambridge UP, 1994, 105.

2　Overviews: Beddies and Hübener, eds., *Kinder*; Benzenhöfer, *Udo. Der gute Tod? Geschichte der Euthanasie und Sterbehilfe*. Göttingen: Vandenhoeck & Ruprecht, 2009; Benzenhöfer,

Der Fall Leipzig (alias Fall Kind Knauer) und die Planung der NS-Kindereuthanasie. Münster: Klemm & Oelschläger, 2008; Benzenhöfer, *Kinderfachabteilungen und NS-Kindereuthanasie*. Wetzlar: GWAB, 2000; Burleigh, *Death*, 101-103; Friedlander, Henry. *The Origins of Nazi Genocide: From Euthanasia to the Final Solution*. Chapel Hill: UNC Press, 1995; Aly, Götz. *Aktion T4, 1939-1945: die "Euthanasie"-Zentrale in der Tiergartenstrasse 4*. Berlin: Hentrich, 1987; Lifton, Robert Jay. *The Nazi Doctors: Medical Killing and the Psychology of Genocide*. New York: Basic, 1988; 2000; Mostert, Mark. "Useless Eaters: Disability as Genocidal Marker in Nazi Germany." *Journal of Special Education* 36 no. 3 (2002): 157-170; Schmidt, Gerhard, and Frank Schneider. *Selektion in der Heilanstalt 1939-1945*. Berlin: Springer, 2012.

3   Mende, Susanne. "Die Wiener Heil- und Pflegeanstalt am Steinhof in der Zeit des NS-Regimes in Österreich." In *NS-Euthanasie in Wien* vol. 1, edited by Eberhard Gabriel and Wolfgang Neugebauer, 61-73. Vienna: Böhlau, 2000; Schwartz, Peter. "Mord durch Hunger: 'Wilde Euthanasie' und 'Aktion Brandt' am Steinhof in der NS-Zeit." In *Zwangssterilisierung zur Ermordung* vol. 2, 113-141; Kepplinger, Brigitte, Gerhart Marckhgott, and Hartmut Reese. *Tötungsanstalt Hartheim*. Vienna: OÖLA, 2008. 據悉，死於哈特海姆城堡的人數為18,269人。在奧地利，包括兒童在內的安樂死人數約為兩萬五千人。奧地利州立精神病院內大約百分之六十二的病患死於T4計畫。Kepplinger, Brigitte. "The National Socialist Euthanasia Program in Austria: Aktion T4." In *New Perspectives on Austrians and World War II*, edited by Gunther Bischof, Fritz Plasser, and Barbara Stelzl-Marx, 224-249. New Brunswick: Transaction, 2009, 238; Hartheim: Kepplinger, Brigitte, Irene Leitner, and Andrea Kammerhofer, eds. *Dameron Report: Bericht des War Crimes Investigating Teams No. 6824 der U.S. Army vom 17.7.1945 über die Tötungsanstalt Hartheim*. Innsbruck: Studien, 2012; "Wild euthanasia" in Austria: Czech, Herwig. "Vergessene Opfer der NS-Zeit: 'wilde Euthanasie' in psychiatrischen Anstalten in den 'Donau- und Alpenreichsgauen.' " *Pflegen: Psychosozial* 1 (2010): 42-47. Elderly in Austria: Arias, Ingrid, Sonia Horn, and Michael Hubenstorf, eds. *"In der Versorgung": vom Versorgungshaus Lainz zum Geriatriezentrum "Am Wienerwald."* Vienna: Verlagshaus der Ärzte, 2005. Maps: Häupl, Waltraud. *Der organisierte Massenmord an Kindern und Jugendlichen in der Ostmark 1940-1945: Gedenkdokumentation für die Opfer der NS-Euthanasie*. Vienna: Böhlau, 2008, 11-14.

4   Pavilion 17: Czech, Herwig. "Selektion und Auslese." In *Von der Zwangssterilisierung zur Ermordung* vol. 2, 165-187. Vienna: Böhlau, 2002, 186. 在接下來的五年中，斯皮格朗德經歷了更名、替換領導階層與結構改革。該機構最初是一座位於斯皮格朗德的維也納市青年福利機構（*Wiener Städtische Jugendfürsorgeanstalt "Am Spiegelgrund"*），1940年至

1941年間由傑克留斯主持。在1942年上半年，漢斯・伯沙（Hans Bertha）和馬格瑞塔・荷布煦（Margarethe Hübsch）勝任更名為斯皮格朗德的維也納市矯治教育診所（*Heilpädagogische Klinik der Stadt Wien "Am Spiegelgrund"*）的臨時董事。恩斯特・伊林始自1942年7月1日到1945年主管斯皮格朗德。1942年11月，斯皮格朗德被分成了不同的機構。擁有兩百二十張病床的15和17號樓成為位於斯皮格朗德的維也納市兒童心理診所（*Wiener städtische Nervenklinik für Kinder "Am Spiegelgrund"*），並由市政委員麥克斯・岡德爾（Max Gundel）監督。其他總計六百八十張床位的病樓，則成為位於斯皮格朗德的維也納市教養院（*Wiener Städtische Erziehungsanstalt "Am Spiegelgrund"*）。Additional details: Neugebauer, Wolfgang. "Die Klinik 'am Spiegelgrund' 1940-1945—eine 'Kinderfachabteilung' im Rahmen der NS-'Euthanasie.' " *Jahrbuch des Vereins für Geschichte der Stadt Wien* 52/53 (1996/1997): 289-305; 294-297.

5　Dahl, Matthias. *Endstation Spiegelgrund: die Tötung behinderter Kinder während des Nationalsozialismus am Beispiel einer Kinderfachabteilung in Wien 1940 bis 1945*. Vienna: Erasmus, 1998, 97; Cervik, Karl. *Kindermord in der Ostmark: Kindereuthanasie im Nationalso-zialismus 1938-1945*. Münster: Lit, 2001.

6　Interrogation of Ernst Illing, 22 October 1945. Quoted: Dahl, *Endstation*, 41.

7　Interrogation of Erwin Jekelius, 7 July 1948. Quoted: Ertl, "NS-Euthanasie," 151.

8　Häupl, *Kinder*, 14.

9　Häupl, Waltraud. *Die ermordeten Kinder vom Spiegelgrund: Gedenkdokumentation für die Opfer der NS-Kindereuthanasie in Wien*. Vienna: Böhlau, 2006, 537.

10　Häupl, *Kinder*, 154-155.

11　Häupl, *Kinder*, 476.

12　Stutte, Hermann. "30 Jahre Deutsche Vereinigung für Jugendpsychiatrie." *DN* 41 (1970): 313-317; 313.

13　Müller-Küppers, "Geschichte." Schröder, "Kinderpsychiatrie," 9; Castell and Gerhard, *Geschichte*, 46, 60-62; "Geschäftssitzung," *ZfK* 49 (1943): 118.

14　Schröder, "Kinderpsychiatrie," 11.

15　Schröder, "Kinderpsychiatrie," 12; Asperger, "Tagungsbericht," 29.

16　Schröder, "Kinderpsychiatrie," 14.

17　Asperger, "Tagungsbericht;" Steinert, T., and B. Plewe. "Psychiatrie in 'Der Nervenarzt' von 1928-2000." *DE* 76 no. 1 (2005): 93-102; 98; Pfeiffer, Martina. "Das Erbgesundheitsgesetz im Spiegel der Publikationen aus der Zeitschrift 'Der Nervenarzt' in den Jahren von 1928 bis 1945." Ludwig Maximilian University of Munich, 2008; Hübel, Stefan. "Vergleichende

Darstellung der psychiatrischen und neurologischen Begutachtung in der Zeitschrift 'Der Nervenarzt' in den Jahren 1928 bis 1944." LMU Munich, 2006.

18　Asperger, "Tagungsbericht," 29.

19　Schroder, "Kinderpsychiatrie," 10; Asperger, "Tagungsbericht," 29.

20　"Bericht über die 1. Tagung der Deutschen Gesellschaft für Kinderpsychiatrie und Heilpädagogik in Wien am 5. September 1940." ZfK 49 (1943): 1-118; 3.

21　V. B., "Ansprachen." ZfK 49 (1943): 4; Riedel, Heinz. "Kinderpsychiatrie und Psychotherapie in Wien." MmW 87 (1940): 1161-1163. 賴特後來在紐倫堡大審中因戰爭罪被審判,但從未被定罪。

22　Asperger, "Tagungsbericht," 30.

23　小兒科學會是1940年9月1日、2日和4日,心理治療醫學學會的會議是1940年9月6日。Proceedings: Goebel, F. "Verhandlungen der siebenundvierzigsten ordentlichen Versammlung der Deutschen Gesellschaft für Kinderheilkunde in Wien 1940." MfK 87 (1941): 1-307; Bilz, Rudolf. Psyche und Leistung: Bericht über die 3. Tagung der Deutschen allgemeinen ärztlichen Gesellschaft für Psychotherapie in Wien, 6-7. Sept. 1940. Stuttgart: Hippokrates-Verlag Marquardt, 1941. Summaries: "Berichte Kinderärztlicher Gesellschaften— Kinderkundliche Woche in Wien vom 1-7. September 1940." KP 12, no. 1 (1941): 25-29; no. 2 (1941): 57-60; no. 3 (1941): 89-93; no. 4 (1941): 121-124.

24　Schepker and Fangerau, "Gründung," 185; Hamburger, Franz. "Willkommen zur ersten Kinderkundlichen Woche in Wien!" WkW 53 no. 35 (1940).

25　"Tagesgeschichtliche Notizen." MmW 87(30) 1940. Quoted: Schepker and Fangerau, "Gründung," 187.

26　"Glanzvoller Auftakt der Wiener Herbstmesse." Wiener Illustrierte, 11 September 1940, 4-5.

27　"Wiener Geschmack." (Neuigkeits) Welt Blatt, 5 September 1940, 4; Hofmann-Söllner, "Wiener Mode auf der Wiener Herbstmesse." Wiener Illustrierte, 11 September 1940, 23.

28　"Opfer der Jugend garantieren den Sieg." Österreichische Volks-Zeitung, 5 September 1940, 3.

29　"Mitteilung," ZfK 7 (1940): 63.

30　在其他的專制國家中,存有大量關於精神醫學和精神分析的文獻。Overviews: Damousi, Joy, and Mariano Ben Plotkin, eds. Psychoanalysis and Politics: Histories of Psychoanalysis under Conditions of Restricted Political Freedom. New York: Oxford UP, 2012; Eghigian, Greg, Andreas Killen, and Christine Leuenberger, eds. The Self as Project: Politics and the Human Sciences. Chicago: University of Chicago Press, 2007; Ash and Aichhorn, Psychoanalyse.

31　Schröder, "Kinderpsychiatrie," 9; Schroder, Paul. "Gründung und Erste Tagung der

Deutschen Gesellschaft fur Kinder-Psychiatrie und Heilpädagogik in Wien." *Zeitschrift für psychische Hygiene* 13 no. 5/6 (1940): 67-71; 68. 包括維也納教育委員會、維也納公共衛生辦公室、納粹德國青年領袖健康指導辦公室、德國市政委員會、德國少年法院暨少年法庭服務協會、德國公共和私人福利協會，以及內政部中央委員會。

32　Schröder, "Gründung," 68.

33　Huber, Wolfgang. *Psychoanalyse in Österreich seit 1933.* Vienna: Geyer-Ed., 1977, 60-63.

34　"Mitteilung," *ZfK* 7 (1940): 63.

35　Summary: Riedel, "Kinderpsychiatrie." Scholarship: Castell and Gerhard, *Geschichte*, 63-76; Schmuhl, Hans-Walter. *Die Gesellschaft Deutscher Neurologen und Psychiater im Nationalsozialismus.* Berlin; Heidelberg: Springer, 2015, 344-347; Dahl, "Aussonderung," 185-187; Hänsel, Dagmar. *Karl Tornow als Wegbereiter der sonderpädagogischen Profession: die Grundlegung des Bestehenden in der NS-Zeit.* Bad Heilbrunn: Julius Klinkhardt, 2008, 273-282.

36　Liehr-Langenbeck, M. ed. *Kurt Isemann, Arzt und Heilpädagoge: ein Lebensbild; (1886-1964).* Neuburgweier / Karlsruhe: Schindele, 1969, 121.

37　Schulte, Walter. [Kurt Isemann]. In *Kurt Isemann*, 21-32; 21.

38　Isemann, Kurt. "Aus der Praxis des Heilerziehungsheimes." In *Kind und Umwelt, Anlage und Erziehung*, edited by Arthur Keller, 230-238. Leipzig: Deuticke, 1930, 231.

39　Ritter von Stockert, "Kurt Isemanns ärztlich-pädagogische Aufgabe," 32-35; 33, and Spiekermann, F. Rosa Elisabeth, geb. Heckel, "Die Heckelgruppe," 61-65; 64, both in *Kurt Isemann.* Isemann, "Praxis," 233.

40　Isemann, Kurt. "Psychopathie und Verwahrlosung." *ZfK* 49 (1943): 43-53; 45, 51-52.

41　Isemann, Kurt. "Arzt und Erzieher." In *Bericht über den I. Internationalen Kongress für Heilpädagogik*, 258-267; 259, 260. 此處，伊斯曼將「自閉症」視為一種性格特質，不同於歇斯底里，也非一種獨立的診斷。

42　Asperger, "Tagungsbericht," 29.

43　Leiter, "Erbanlage" and "Vererbung."

44　Ernst, Karl. "Psychiatrie des Kindes- und Jugendalters." In *Naturforschung und Medizin in Deutschland 1939-1946: Psychiatrie*, edited by Ernst Kretschmer, 215-240. Wiesbaden: Dietrich, 1948, 227, 229; Francke, Herbert. "Jugendkriminalität." *ZfK* 49 no. 3 (1943): 110-136; 111; Heinze, "Persönlichkeiten," 175, 236, 250; Dubitscher, Fred. "Leiter, Anna: zur Vererbung von asozialen Charaktereigenschaften." *Deutsche Zeitschrift für die gesamte gerichtliche Medizin* 33 no. 1 (1941): 80-81; Schorsch, Gerhard. "Psychopathische Persönlichkeiten und psychopathische Reaktionen." In *Fortschritte der Neurologie,*

Psychiatrie und ihrer Grenzgebiete, edited by A. Bostoem and K. Beringer, 69-81. Leipzig: Thieme, 1942, 74; Schliebe, Georg, and Karl Seiler. "Internationaler Literaturbericht für Erziehungswissenschaft." *Internationale Zeitschrift für Erziehung* 13 no. 4/5 (1944): 211-270; 248; Lange-Cosack. "Zeitschriftenschau." *Monatsschrift für Kriminalbiologie und Strafrechtsreform* 32 no. 11/12 (1941): 336-342; 337-338; Thomae, Hans. *Persönlichkeit: eine dynamische Interpretation.* Bonn: Bouvier, 1955, 77, 80.

45   Leiter, "Erbanlage," 91, 92; 88; 92, 91.

46   Leiter, Anna. "Über bisherige Tätigkeit und Erfolg des Jugendpsychiaters im BDM." *Die Ärztin* 17 (1941), 218-223; 220; 218, 219.

47   Leiter, "Erbanlage," 92.

48   Leiter, "Erbanlage," 88, 93.

49   Asperger, "Tagungsbericht," 30.

50   Steinberg, Carius, and Himmerich, "Pfeifer," 471; Busemann, Adolf, and Hermann Stutte. "Das Porträt: Werner Villinger, 65 Jahre alt." *Unsere Jugend* 4 (1952): 381-82; Holtkamp, Martin. *Werner Villinger (1887-1961): die Kontinuität des Minderwertigkeitsgedankens in der Jugend-und Sozialpsychiatrie.* Husum: Matthiesen, 2002.

51   Castell and Gerhard, *Geschichte*, 464, 468; Schmuhl, Hans-Walter. "Zwischen vorauseilendem Gehorsam und halbherziger Verweigerung: Werner Villinger und die nationalsozialistischen Medizinverbrechen." *DN* 73 no. 11 (2002): 1058-1063; 1060.

52   Villinger, Werner. "Erfahrungen mit der Durchführung des Erbkrankenverhütungsgesetzes an männlichen Fürsorgezöglingen." *ZfK* 44 (1935): 233-248; 237, 245; Ellger-Rüttgardt, Sieglind. *Geschichte der Sonderpädagogik.* Munich: Reinhardt, 2008, 250; Klee, Ernst. *Die SA Jesu Christi: die Kirchen im Banne Hitlers.* Frankfurt: Fischer, 1989, 92; Schmuhl, "Gehorsam," 1060-1061; Castell and Gerhard, *Geschichte*, 465-467.

53   Villinger, Werner. "Erziehung und Erziehbarkeit." *ZfK* 49 (1943): 17-27; 18, 21. e.g., Villinger. *Die biologischen Grundlagen des Jugendalters.* Eberswalde-Berlin: R. Müller, 1933, 32; Triebold, Karl, Karl Tornow, and Werner Villinger. *Freilufterziehung in Fürsorge-Erziehungsheimen.* Leipzig: Armanen, 1938, 14.

54   Villinger, "Erziehung," 21-22, 22-23.

55   Villinger, "Erziehung," 22; Villinger, Werner. "Die Notwendigkeit eines Reichsbewahrungs-gesetzes vom jugendpsychiatrischen Standpunkt aus." *ZfK* 47 (1939): 1-20, 17.

56   Villinger, "Erziehung," 26.

57   Asperger, "Tagungsbericht," 29.

58　Nedoschill, Jan. "Aufbruch im Zwielicht—die Entwicklung der Kinder- und Jugendpsychiatrie in der Zeit von Zwangssterilisation und Kindereuthanasie." *PdKK* 58 no. 7 (2009): 504-516; 509-510; Schmuhl, "Gehorsam," 1062; Castell and Gerhard, *Geschichte*, 469-480.

59　Villinger, "Notwendigkeit," 16.

60　Wolfisberg, Carlo. *Heilpädagogik und Eugenik: zur Geschichte der Heilpädagogik in der deutschsprachigen Schweiz (1800-1950).* Zurich: Chronos, 2002, 121-136; Gröschke, Dieter. *Heilpädagogisches Handeln: eine Pragmatik der Heilpädagogik.* Bad Heilbrunn: Klinkhardt, 2008, 148.

61　Moseley, Ray. *Mussolini's Shadow: The Double Life of Count Galeazzo Ciano.* New Haven, CT: Yale UP, 1999, ix-x; 254, 255.

62　Spieler, Josef. "Freiwillige Schweiger und sprachscheue Kinder." *ZfK* 49 (1943): 39-43; 39-40, 43, 44.

63　Repond, André. "Der ärztliche heilpädagogische Dienst des Kantons Wallis." *ZfK* 49 (1943): 100-111; 105.

64　Asperger, " 'Jugendpsychiatrie,' " 352; Asperger, Hans, and Josef Feldner. "Bemerkungen zu dem Buche Praktische Kinderpsychologie von Prof. Charlotte Bühler." *ZfK* 47 (1939): 97-100. 亞斯伯格的立場在戰後沒有太多的變化。Asperger, Hans. "Psychotherapie in der Pädiatrie." *OZfKK* 2 (1949): 17-25; 24.

65　Geuter, *Professionalization*; Ash and Geuter, *Geschichte*; Cocks, *Psychotherapy*; Göring , M. H. "Eröffnungsansprache." In *Psyche und Leistung*, edited by Bilz, 7-10.

66　Brill, Werner. *Pädagogik der Abgrenzung: die Implementierung der Rassenhygiene im Nationalsozialismus durch die Sonderpädagogik.* Bad Heilbrunn: Klinkhardt, 2011, 25-54, 120, 156; Ellger-Rüttgardt, *Geschichte*, 256-257; Poore, Carol. *Disability in Twentieth-Century German Culture.* Ann Arbor: University of Michigan Press, 2007, 84; Hänsel, Dagmar. *Die NS-Zeit als Gewinn für Hilfsschullehrer.* Bad Heilbrunn: Klinkhardt, 2006, 97-98.

67　Brill, *Pädagogik*, 55-86, 140-57; Hänsel, *NS-Zeit*; Hänsel, Dagmar. "Die Deutsche Gesellschaft für Kinderpsychiatrie und Heilpädagogik im Nationalsozialismus als verkappte Fachgesellschaft für Sonderpädagogik." In *Kinderund Jugendpsychiatrie*, 253-294.

68　Klee, Ernst. "Der blinde Fleck: wie Lehrer, Ärzte und Verbandsfunktionäre die 'Gebrechlichen' der Verstümmelung und der Vernichtung auslieferten." *Die Zeit*, 8 December 1995; Brill, *Pädagogik*, 169, 177.

69　Brill, *Pädagogik*; Poore, *Disability*, 84; Zwanziger, Fritz. "Betr. Brauchbarkeit ehemaliger Hilfsschüler im jetzigen Kriege." *dS* 7 (1940): 297.

70   Zwanziger, Fritz. "Die Beschulung des gehör- und sprachgebrechlichen Kindes im neuen Deutschland." *ZfK* 49 (1943): 14-17; 15, 16.

71   Lesch, Erwin. "Sichtung der Schulversager—eine heilpädagogische Aufgabe." *ZfK* 49 (1943): 111-115, 112, 114.

72   Bechthold, Eduard. "Die Lage auf dem Gebiete des Blindenwesens." *ZfK* 49 (1943): 71-76; 74, 73; Bechthold, Eduard. "Die Blindenanstalt im neuen Staat." *dS* 1, no. 1 (1934): 42-46, 43-44; Bechthold, "Die Blindenfürsorge im neuen Staat," 496; Brill, *Pädagogik*, 169, 177.

73   Tornow, Karl. "Völkische Sonderpädagogik und Kinderpsychiatrie." *ZfK* 49 (1943): 76-86; 81.

74   Ellger-Rüttgardt, *Geschichte*, 259-262; Hänsel, Dagmar. " 'Erbe und Schicksal': Rezeption eines Sonderschulbuchs." *ZfP* 55 no. 5 (2009): 781-795; Tornow and Weinert, *Erbe*, 208, 159.

75   Tornow, "Sonderpädagogik," 86.

76   Tornow, "Sonderpädagogik," 80-81, 77; Landerer, Constanze. "Das sprachheilpädagogische Arbeitsfeld im Wechsel der politischen Systeme 1929-1949." TU Dortmund, 2013, 25-28, 255; Eberle, Gerhard. "Anmerkungen zu einer These Hänsels über das Verhältnis Tornows und Lesemanns während und nach der NS-Zeit." *Empirische Sonderpädagogik* 1 (2010): 78-94.

77   Tornow, "Sonderpädagogik," 81.

78   Asperger, "Tagungsbericht," 30, 29.

79   Dickinson, *Politics*; Wetzell, *Inventing*.

80   Francke, Herbert. "Ansprachen und Begrüssungen." *ZfK* 49 (1943): 6-8; 6, 7.

81   Willing, Matthias. *Das Bewahrungsgesetz (1918-1967): eine rechtshistorische Studie zur Geschichte der deutschen Fürsorge*. Tübingen: Siebeck, 2003.

82   Peukert, Detlev. *Grenzen der Sozialdisziplinierung: Aufstieg und Krise der deutschen Jugendfürsorge von 1878 bis 1932*. Cologne: Bund, 1986, 251; Dickinson, *Politics*, 198-99.

83   1934年8月至1936年初，共有137名兒童曾在此待過，其中百分之八十以上是女孩。

84   Kuhlmann, Carola. *Erbkrank oder erziehbar? Jugendhilfe als Vorsorge und Aussonderung in der Fürsorgeerziehung in Westfalen von 1933-1945*. Weinheim: Juventa, 1989, 44; Willing, *Bewahrungsgesetz*, 147, 117.

85   Fritz, " 'Jugendschutzlager,' " 314; Malina, "Kindheit," 102; Czech, "Selektion," 178; Schikorra, "Zusammenspiel," 93-95.

86   Dickinson, *Politics*, 221.

87   Hecker, Walther. "Neugliederung der öffentlichen Ersatzerziehung nach Erbanlage und Erziehungserfolg." *ZfK* 49 (1943): 28-39; 33-34.

88   Hecker, "Neugliederung," 33, 35; Köster, Markus. *Jugend, Wohlfahrtsstaat und Gesellschaft im*

Wandel: Westfalen zwischen Kaiserreich und Bundesrepublik. Paderborn: F. Schöningh, 1999, 227, 227 fn 151.

89　Asperger, "Tagungsbericht," 29.

90　Hamburger, Franz. "Aussprache." *ZfK* 49 (1943): 116-117; 117.

91　Schröder, Paul. "Schlus." *ZfK* 49 (1943): 118.

92　Stutte, "30 Jahre," 314.

93　Stutte, "Anfange," 190; Müller-Küppers, "Geschichte."

94　"Mitteilungen." *P-NW* 43 no. 21 (1941): 218; Rüden, Ernst, Pelte, and H. Creutz. "6. Jahresversammlung der Gesellschaft Deutscher Neurologen und Psychiater, Würzburg." *P-NW* 43 (1941): 359-360; 359; Schröder, Paul. "Zu diesjährigen Tagung der Deutschen Gesellschaft für Kinderpsychiatrie und Sonderpädagogik." *dS* 8 no. 4 (1941): 248. 它被載入德國神經醫學暨精神醫學第六屆年會（1941年10月5-7日）。Schröder, "Gründung."

95　Benzenhöfer, Udo. "Der Briefwechsel zwischen Hans Heinze (Görden) und Paul Nitsche (1943⁄44)." In *Dokumente zur Psychiatrie im Nationalsozialismus,* edited by Thomas Beddies and Kristina Hübener, 271-285. Berlin: Be.bra, 2003; Nedoschill, Jan, and Rolf Castell. "Der Vorsitzende der Deutschen Gesellschaft für Kinderpsychiatrie und Heilpädagogik im Zweiten Weltkrieg." *PdKK* 3 (2001): 228-237; Castell and Gerhard, *Geschichte,* 77-87; Schepker, Klaus, Sascha Topp, and Heiner Fangerau. "Wirren um Paul Schröder, Werner Villinger und Hans Heinze: die drei Vorsitzenden der Deutschen Gesellschaft für Kinderpsychiatrie und Heilpädagogik zwischen 1940 und 1945." *DE* 88 no. 3 (2017): 282-290; Schmuhl, *Gesellschaft,* 347-354.

6

亞斯伯格與殺人系統

　　1941年末，亞斯伯格和他三位最殘暴的同事一起成立了維也納矯治教育學會，該學會被認為是德國兒童精神醫學暨矯治教育學會解散後的繼承組織。他的聯合創始人有維也納公共衛生局主任暨斯皮格朗德診所市營部主任麥克斯・岡德爾，和斯皮格朗德醫療部主任厄文・傑克留斯，以及維也納大學兒童醫院院長弗朗茲・漢伯格。傑克留斯擔任學會主席，亞斯伯格是學會的第二任副主席。[1]

　　這四個人共同致力於將維也納的兒童處遇方式步調一致，在納粹德國的資助下拓展兒童發展的工作。這個新的學會藉由開設特殊課程、講座和機構參觀來引導不同領域的人士──學校教師、特殊教育教師、兒童精神科醫生、福利工作者、特殊診所主任、護士和醫務人員。正如傑克留斯所堅持的，「與這些未成年人直接或間接地有關的 兒童發展實務工作者都要統整起來」。[2]

　　該學會可能還為一個更黑暗的使命服務。由於維也納矯治教育學會的兩位創始人──傑克留斯和岡德爾──也負責營運斯皮格朗德診所，當今的研究學者懷疑該組織可能在幕後散播兒童安樂死的指令，或者至少讓該市的兒童醫療機構與斯皮格朗德更緊密地結合。[3]

　　毫無疑問的是，傑克留斯在1941年12月10日學會會議上的就職演說中，立下了一個近乎休戚與共的基調。他愉快地開場，強調矯治教育的重要性，以及他個人與學會創始人漢伯格和亞斯伯格的密切關係：

我們的學會挑選大學的兒童醫院作為集會場所，這不是巧合。畢
竟，我們的東道主漢伯格教授一直在積極地、系統地從事矯治教
育已經數十年了，猶如從一片荒蕪中發出改革呼聲。雖然我們，
也是他的學生，已經邁向不同的道路，但這個診所，尤其是矯治
教育部門仍然是我們的精神家園。

　　在這個場合，我想回顧一下亞斯伯格博士在此地所做的關於
矯治教育的有力演說：他堅定而令人信服地解釋說，第三帝國當
前有繁多的新任務卻又短缺人力，因此我們不應該忽略那些「已
被邊緣化的人們」。[4]

就在傑克留斯讚揚漢伯格和亞斯伯格這兩位他唯獨提及名字的人同
時，傑克留斯也提出不值得存活的生命這樣的論點。在談到重度身心
障礙者時，他建議：

> 這類的孩童不應歸入教育機構或醫院，而應歸入保護政策——
> 對我個人而言，這意味著保護民族共同體不受這些不幸生物的
> 傷害。
>
> 　　虛偽的多愁善感在這裡是不合適的。如果我們在我們的特殊
> 醫療機構中拖著這樣的壓艙物走下去，我們只會危及矯治教育的
> 工作，這是如此重要，而且仍然經常被誤解。它阻礙了整體的運
> 作，卻絲毫沒有給這個無法教導的孩子帶來好處。[5]

129

亞斯伯格很早就認識傑克留斯。他們的年紀差不多，都是漢伯格的
博士後學生，在三〇年代早期，他們一起在矯治教育診所工作了五
年，最後的兩年裡亞斯伯格是傑克留斯的上司。從1940年開始，

他們都在維也納公共衛生局擔任醫療專家。傑克留斯擔任心智疾病、上癮及精神異常患者福利部（Welfare for Mentally Ill, Addicts, and Psychopaths）的主任，他把人們轉介到遺傳健康法庭進行絕育，並建議裁定把病人交付療養院，包括斯坦霍夫診所，他們在那裡可能會被處死。[6]

亞斯伯格在那段期間與傑克留斯共同創立了維也納矯治教育學會，到了1941年末，傑克留斯因其謀殺活動在維也納廣為人知。身為兩家安樂死機構的負責人，他在斯坦霍夫監督了大約四千名成年人的死亡，在斯皮格朗德監督了一百名兒童的死亡。在斯坦霍夫，傑克留斯是當地的「元首總理府代表」，負責把數千名成年人協調遣送往林茨的哈特海姆城堡毒氣室。[7]

殺戮從一開始就引起了公眾的關注和憤怒。1940年10月，群眾聚集在斯坦霍夫前（其中包括斯皮格朗德的病樓）示威反對安樂死計畫，直到警察和親衛隊的干預後才驅散。在另一個抗議場合，約有兩百位病患被殺害的家屬在斯坦霍夫診所附近的一家旅館聚會，並發起一封給柏林當局的遊說信件，呼籲停止殺戮，這次聚會再次受到警察驅散。格拉茨市的共產黨在1940年秋天散發了反對安樂死謀殺的非法傳單。

維也納人普遍稱傑克留斯是「斯坦霍夫大屠殺的兇手」。[8] 維也納的官方報紙迅速做出回應。為了改善斯坦霍夫的形象，1940年10月20日奧地利《人民報》（*Austrian People's Newspaper Volks-zeitung*）發表了一篇熱情洋溢的長篇文章，描述了斯皮格朗德病樓的田園詩般環境：「孩子們在各個病房的花園裡洋溢著歡快的氣氛。在老師的指導下，男孩們和女孩們在秋日的陽光下歡快地玩耍。」在對「主任醫生」（推測是傑克留斯）的一次採訪中，把工作人員描繪成包容、接納且心地善良。「『我們這裡的孩童和其他人一樣，都是孩子』，主任笑著說……『在我們的幫助下，他們很快就會找到返回社群的路！』」[9]

　　然而，這篇吹捧的小品文不足以中止關於殺戮的謠言。維也納的主要報紙《人民觀察報》（*People's Observer, Völkischer Beobachter*）直接否認了這些謀殺。根據這篇文章，關於「**毒氣室裡的大規模處決**」（原文強調），以及醫生和護士進行致命的手術和注射的報導，只是「愚蠢的謠言」。這些謠言被認為是「出自於犯罪、愚昧和自以為是」，是「罪犯一手編造而笨蛋一再覆誦，用來顛覆國家的社會結構」。這篇文章的作者宣稱，他曾親自和岡德爾一起參觀過斯坦霍夫，他們在那裡握了「許多顫抖的年邁雙手，長久的老繭證明了不倦怠的工作結果」。[10]

　　這些文章並無法壓制公眾對殺戮情況的了解。當英國廣播公司（British Broadcasting Corporation，簡稱BBC）於1941年夏天報導了斯坦霍夫所發生的事件時，傑克留斯的惡名遠播到納粹德國之外。同年9月，英國皇家空軍（Royal Air Force）在維也納投擲傳單授予傑克留斯「注射器之王」的稱號。該文件警告：「傑克留斯穿著白色醫袍，手持注射器，出沒在維也納的精神療養院斯坦霍夫的走廊上。他帶給病人的不是新生，而是死亡。」[11]

　　傑克留斯致力於將安樂死作為一項永久性的公共政策來實施，他在納粹德國的殺戮體系中扮演舉足輕重的角色。他協助起草一項《納粹德國安樂死法》（Reich Euthanasia Law），詳列殺害兒童的條件並予以合法化，雖然這項法律並未付諸實施。[12] 傑克留斯是維也納的兩名納粹德國T4「專家」之一，他們針對整個納粹國家大約四十名T4專家所建議的成人處死名單進行審查與授權。傑克留斯的判定顯然很彈性，而且他接受賄賂。據他的一位同事說，「他『捏造報告』收取高額費用，以便讓個別病人免於面臨死亡的遣送，這是一個公開的秘密」。[13]

就宣判受害者方面，他可以說是個不受拘束的工作者。傑克留斯從其他兒童機構搜索心智障礙兒童帶到斯皮格朗德，並向他的同事誇耀他正在進行「一連串這類的搜查」。但傑克留斯的熱衷可能會導致一些摩擦。他的同事們抱怨說，傑克留斯累積的1,107公里的搜查旅程汽車費用所費不貲。[14]

正如斯坦霍夫的前任所長阿爾弗雷德・莫契卡（Alfred Mauczka）所描述的，「傑克留斯醫生是一個能力很強，極富野心的人，但是，他想一次處理太多事情，這有時會使他面臨某種程度的分神和反覆無常的險境」。著名的神經學家、精神科醫生、大屠殺倖存者維克多・弗蘭克（Viktor Frankl）用更強烈的措辭描述傑克留斯：「他是我一生中遇到的唯一一個我敢稱之為梅菲斯特式存在（Mephisophelean being），是一個惡魔般的人物。」[15]

傑克留斯在納粹政權中是如此活躍，甚至還與希特勒的妹妹寶拉・希特勒（Paula Hitler）訂婚。她曾寫信給傑克留斯，請求赦免她的二表妹阿洛伊西亞・維特（Aloisia Veit）的性命，她是斯坦霍夫的長期病患。維特被診斷為思覺失調症，在T4計畫中面臨死亡。傑克留斯顯然沒有被寶拉的請願所說服，仍然把維特送到了哈特海姆的毒氣室。儘管如此，誠如傑克留斯在1948年7月對蘇聯審訊人員所說的，寶拉邀請傑克留斯到她的公寓。「我們之間建立起友情關係」，傑克留斯回憶說：「後來這發展成親密關係。」據報導，寶拉在1941年11月請求希特勒允許她嫁給傑克留斯，但遭到希特勒的反對。1941年11月30日，高級官員海因里希・希姆萊和萊因哈德・海德里希在他們的電話交談中討論到逮捕傑克留斯一事，傑克留斯突然成為一個高度關注的問題。傑克留斯說，1941年12月，蓋世太保（Gestapo）在他訪問柏林期間逮捕了他，官員們對他施壓簽署一份聲明，表明他與寶拉斷絕關係。[16]

　　不清楚希特勒為什麼反對這段婚配；也許希特勒不希望他深愛的妹妹嫁給一個職業殺手。無論如何，對希特勒來說，逮捕是擺脫一個不受歡迎的潛在妹夫的有效方法。傑克留斯接著被派往波蘭執行一項「特殊任務」，據推測是利用他的T4計畫專業協助建立「最終解決方案」（Final Solution）中的第一批滅絕營。貝烏熱茨（Belzec）、索比布爾（Sobibor）和特雷布林卡（Treblinka）等早期的滅絕營十分仰賴T4計畫的工作人員。不過，傑克留斯拒絕了這項指派，改被派往東方戰線服兵役。[17]

　　第二位與亞斯伯格共同創立維也納矯治教育協會的人，是他的長期導師漢伯格。如果說傑克留斯是維也納安樂死掌管殺人機構的的知名人物，那麼漢伯格則是在幕後構建維也納的謀殺基礎設施。他是亞斯伯格十四年來主要的專業夥伴；在此期間，亞斯伯格發表的所有文章幾乎都有漢伯格的署名。[18] 雖然亞斯伯格在他的文章中很少引用學者的觀點，但是他經常讚美和闡述漢伯格的工作。讚揚他的導師符合亞斯伯格的職業利益，但亞斯伯格的尊重和崇敬顯然是真誠的。即使是在戰後，漢伯格死後的幾十年，亞斯伯格仍將他的人生哲學歸功於漢伯格。誠如亞斯伯格於1977年回憶第三帝國時說：

　　　　我和漢伯格就上帝以及這個世界進行了長時間漫談交流，特別是
　　　　關於引導和治療人們的議題，就像希臘哲學家引領他們的學生那
　　　　樣，漫無限制地談話，我們知道這正是思想的釋放和整理，以達

致和諧律動的正確過程。隨著對青少年的投入──在德國青年運動的這個美麗社群中，在對自然、世界和精神的體驗中，這一切都得到了澄清和鞏固。[19]

亞斯伯格和漢伯格在納粹時期彼此的激勵對話，與他們對待過許多兒童的可怕現實形成了鮮明對比。

漢伯格身為大學兒童醫院院長的影響力，使他成為第三帝國時期維也納最有影響力的醫生之一。他很輕易地穿梭於政權的多元決策中，將醫療機構、政府官僚單位、政黨辦公室和兒科學會的網絡連結起來。在傳統醫學和國家社會主義激進舉措的結合點上，漢伯格使自己成為多方領域的權力掮客。他還與其他權力掮客有著廣泛的聯繫，甚至包括納粹德國衛生部的領導人萊奧納多·康蒂。

不同於野心勃勃和個性急躁的傑克留斯，漢伯格慎思慎行，藉由形塑制度來施展自己的影響力，而不是以個人經手者的方式行事。歷史往往不會認出漢伯格所運用的那種權威。直到今日，很少有人聽說過他，無論是作為一位安樂死的推動者，還是作為一名醫生。但漢伯格的所作所為造成了長遠的影響。隨著時間的推進，它們的規模才變得清晰可見。他透過各種策略宣傳激進的納粹種族衛生的進程。漢伯格改變了現有的專業機構，同時成立新的機構；他發表過無數篇文章，做過無數次演講，組織過無數的研討會；他在兒童醫院推出新的生物篩選計畫；他還訓練了一個世代的學生和工作人員從事納粹醫學，其中至少有兩人在安樂死計畫中表現突出。[20] 漢伯格的事蹟揭示了檯面下制度角色的重要性，而傑克留斯所彰顯的則是檯面上的犯罪者。

漢伯格擁護納粹優生學的兩個面貌，他主張幫助那些以民族共同體為目的而且能夠康復的兒童，同時消滅那些無法康復的兒童。他發表了許多文章，詳細闡述了哺乳和養育孩子的方法，提倡充足的新鮮空氣、陽光和運動。[21] 與此同時，漢伯格還寫到要讓「體質差」的孩童死去。他認為，「對低劣者的過度照顧會導致低劣基因物質散播」於**民族**之中，而且醫生在兒童的疾病上花費了太多時間。他說：「如果出生率落在百分之三十到百分之四十之間，死亡率在百分之十甚至百分之十五之間，會比出生率落在百分之十八到百分之二十之間，死亡率只有百分之三來得理想。」漢伯格甚至認為不應給早產兒提供營養品。[22]

134　　早在第三帝國建立之前，漢伯格就提倡納粹種族衛生的雙向使命，後來才在國家社會主義中找到促進這一使命的手段。漢伯格的兒童醫院把許多青少年轉介到斯皮格朗德。從592份在該醫院死亡的兒童醫療檔案樣本中可以看出，這家醫院遣送了四十四名兒童，占總數的百分之八——其中許多兒童是由漢伯格親自轉送的。[23] 實際數字可能要高得多，因為其他病例檔案並不完整，而且他還會針對首先被轉介到其他地方的兒童給予致死的診斷。

　　當亞斯伯格在大廳裡有效率地工作時，漢伯格則在兒童醫院指導許多針對兒童的醫學實驗。一名醫科學生讓兒童和嬰兒暴露在極端溫度變化之中，並測量其影響。埃爾瑪·圖爾克（Elmar Türk）是亞斯伯格的同事之一，也是漢伯格的一名博士後學生，他利用早產兒研究維生素 D 對佝僂病的影響；他明明知道早產兒特別容易患佝僂病，圖爾克卻沒有採取預防措施，使得他的對照組十五名嬰兒中有十三名患上了佝僂病。[24]

　　漢伯格對圖爾克在兒童身上進行致命的結核病研究特別感興趣。1941年，圖爾克選擇了一些嬰兒作為他的試驗對象，他認為這些嬰兒「由於出生時的創傷而嚴重損傷，難以存活，而且呆癡」。他給其中兩名嬰兒注射了卡介苗（Bacillus Calmette-Guérin，簡稱BCG），並且讓所有三名嬰兒都感染了「劇毒結核病桿菌」。他把他們送到斯皮格朗德進行觀察，最後，解剖驗屍。那兩名接種疫苗的嬰兒在一個月內死亡──不是死於肺結核，據稱死於肺炎，這是斯皮格朗德的主要官方死因。這名未接種疫苗的兒童經過四個月的痛苦折磨後克服了肺結核，但仍然死亡。[25]

　　一年後，圖爾克重複了他的結核病實驗，他給一名「呆癡、感染梅毒」的三歲半孩童接種疫苗，另一名「腦積水呆癡」的一歲半孩童阿道夫·古特曼（Adolf Guttmann）則沒有接種。當他把小阿道夫轉介到斯皮格朗德觀察時，圖爾克為了在男孩死亡後進行屍體解剖，向診所主任發送了一份令人毛骨悚然的所謂「願望清單」：「我請求您在孩子死亡時通知我，這樣我就能在現場驗屍。因為我打算進行各種組織學檢驗（histological examinations）。」在孩子還活著的時候，斯皮格朗德的工作人員對阿道夫的病情進行特別記錄，並定期做X光檢查。圖爾克還說：「我希望你們不要為此感到太大的負擔。」阿道夫到斯皮格朗德後，工作人員報告說，這個男孩「安靜而溫和，有人輕拍他的臉頰時，他偶爾會笑」。[26] 阿道夫在抵達後的兩個半月就遭到殺害了。[27]

　　漢伯格個人也投入圖爾克的致命兒童實驗，因為漢伯格早年大部分職業生涯都致力於結核病研究。他和圖爾克沒有隱藏他們的方法，反而在出版物和醫學論壇上宣揚他們的工作。漢伯格甚至誇耀他們拿孩童來做研究是開創性的。他宣稱：「BCG對天竺鼠的保護作用一直為人所知，但直到現在才證明對人類有效。」[28] 漢伯格對人類進行BCG實驗的成功而被譽為「納粹德國第一人」，甚至在戰後也是如此。[29]

　　漢伯格的博士後學生赫利伯特·戈爾也在兒童醫院對嬰兒進行

了實驗,而亞斯伯格於1939年曾與他共同發表論文。在漢伯格的監督下,戈爾解釋說他只挑選「不適合生存的嬰兒」。[30] 1941年,戈爾在《慕尼黑醫學週刊》上發表了一篇文章,文中他剝奪了嬰兒的維生素A,藉以衡量維生素對角膜軟化症病程的影響,這是眼盲的共同病源。這種情況會造成覆蓋在眼白上的角膜乾燥,久而久之,可能會導致稱為「畢托氏斑」(Bitot spot)的泡沫班點,還有潰瘍、感染和眼睛破裂。在戈爾幾個月不提供嬰兒維生素A之後,他們當中的一些人確實罹患初期角膜軟化症。接著,在第二項實驗中,戈爾通過將一名患有角膜軟化症女孩的眼睛分泌物塗在四名健康嬰兒的眼睛,試圖予以感染。當這個方法失敗時,他又嘗試局部細菌感染,但也失敗了。

1942年,戈爾把提高研究風險一事發表在《慕尼黑醫學週刊》上,在長達三百天的時間裡,剝奪了二十名嬰兒的脂肪和維生素A的攝入量。在嬰兒死亡後——可能是遭到強行殺害,也可能是死於虐待——戈爾透過屍體解剖檢驗他們的肝臟。六個月大的安娜·米克(Anna Mick)被挑選來做研究;儘管她患有水腦症(hydrocephalus)和頭部褥瘡,但她的健康尚屬「強壯」的狀態。她因戈爾的飲食控制而日漸消瘦,躺在兒童醫院裡,工作人員用手指戳她的眼睛和身體,尋找體液和組織樣本。不到四個月,安娜就死於「日益衰弱」。[31]

亞斯伯格在周遭是同事們進行人體實驗的兒童醫院裡工作,應該知道他們採取的致命研究方法,他們也在著名期刊上大肆宣揚。在他的日常生活中,他曾行走經過那些被注射、感染和挨餓的嬰兒們。

事實上,在納粹的維也納擔任漢伯格的門徒可不是件小事。兒童醫院與斯皮格朗德之間有機構與個人層面的密切關係。包含傑克留斯、圖爾克和戈爾在內的許多受漢伯格指導的學生後進,都追隨漢伯格的帶領從事殺害性質的工作。在1945年後,漢伯格的所有博士後學生都因為與該政權共謀而失去他們的「特許任教資格」(Venia Legendi)，也就是得以在大學教課的資格(但亞斯伯格除外)。1945年之後，十一名漢伯格的學生中有九人失去職務(同樣不包括亞斯伯格)。隨著第三帝國的終結，「漢伯格學派」(Hamburger school)面臨崩解和信譽破產，以至於它對戰後的小兒科和精神醫學幾乎沒有什麼學術影響，現今也鮮為人知。[32]

亞斯伯格不加入納粹黨這一決定使他免於聲名掃地，他是唯一一個在戰後成名的漢伯格的學生。但是亞斯伯格和其他學生一樣與漢伯格相當密切，就算不是最密切的一位。漢伯格的兒子甚至表示，亞斯伯格與漢伯格有一種獨特的關係，他說亞斯伯格是「我父親最親近的學生，也是最像他的人」。[33]

亞斯伯格在1941年與漢伯格、傑克留斯和岡德爾共同創立了維也納矯治教育學會，他與這三位維也納的兒童殺戮的頭號犯罪者有著合作關係。為了在這些領域推動工作，亞斯伯格必須表現出主動性和格外的可靠性。亞斯伯格心知肚明，他在晚年承認他完全知道安樂死計畫。[34] 他與兒童安樂死領導者的關係是一種積極的而非消極的選擇。

在維也納矯治教育學會的一次會議上，亞斯伯格公開敦促他的同事將他所稱的「難搞兒童病例」轉介給斯皮格朗德。他在聽眾面前宣稱，有前景的青少年應該在一間重現真實生活的「自由情境」病房裡接受「非留院觀察」(ambulatory observation)：

> 而對於所有的難搞病例來說，卻只有長期和留院觀察(stationary observation)才是適切的，就像在〔我的〕兒童醫院的矯治教育部門或在改造機構斯皮格朗德進行的觀察那樣。[35]

將「難搞病例」送往斯皮格朗德的建議可能是用意良善，表示這些孩童可能會在他的同事傑克留斯的機構接受良好的照顧。但是因為傑克留斯的行事廣為人知，而且亞斯伯格對安樂死計畫也知情，因此亞斯伯格的說詞有特殊的脈絡和潛臺詞。他的聽眾很可能聽到了截然不同的訊息。

況且，亞斯伯格徵用了殺戮系統的語彙。在斯皮格朗德，「長期和留院觀察」並不意味著積極的護理——處遇、治療、教育或干預——而是靜態的評估。這段話聽起來可能是仁慈的，但它也是殺戮過程中的一種暗號。對兒童的可受教導能力和對**民族**的價值來看，「留院觀察」是決定生或死的篩選過程的一個步驟。[36]

亞斯伯格隨後在維也納的學會面前提出「優生問題」，指出對兒童的「適當評估」已經「是他們『處遇方式』的良好部分」。[37] 人們可以再一次從表面上理解這些話，因為它提倡對兒童的細心照護。但是「處遇」，或是德文的「*Behandlung*」，是安樂死計畫人員用來殺死孩童的委婉說法。[38] 令人好奇的是，亞斯伯格在這個詞加上了引號，這意味著他可能實際上是在暗示「處遇」的隱含之意——尤其是接在他向斯皮格朗德給予「長期和留院觀察」的建議之後。畢竟，維也納的學會是由惡名昭彰的斯皮格朗德的領導們所營運的，而傑克留斯的就職演說已經為他所提及的那些不值得照護的兒童鋪好了道路。由於人們對維也納的安樂死計畫已廣有聽聞，會議聽眾中可能有許多人意識到將「難搞病例」送到斯皮格朗德的潛在後果，他們也可能同樣意識到政權希望去消滅被認為有缺陷的兒童。

無論亞斯伯格是否有意為之，他都是在兒童安樂死計畫的準則下徵用特定場所、詞彙和行事流程。無論亞斯伯格的意圖如何，他在矯治教育會議上的同事們都可以從他的話中推斷出這層意思。

1942年3月，亞斯伯格等人共同創立的維也納矯治教育學會中止 *139*
了會議——那是在蓋世太保逮捕傑克留斯三個月之後——但是亞斯
伯格的矯治教育領域仍然與斯皮格朗德有聯繫。同月，市行政當局
把位於斯皮格朗德的維也納市青年福利機構（Vienna Municipal Youth
Welfare Institution）指定為官方的矯治教育機構，並將其改名為斯皮
格朗德的維也納市矯治教育診所（Vienna Municipal Curative Education
Clinic）。1942年版的《人民觀察報》特別介紹了許多位在那裡工作的
「矯治教育專業人員」。[39]

《人民觀察報》還將矯治教育與對重度身心障礙兒童的篩選及驅
逐聯繫起來。該報轉述說，矯治教育專業人士「為**民族**盡責的科學
工作印象令人信服」，因為他們確保了「阻絕有遺傳性疾病的幼苗，
隔絕不合群分子的傷害」。該報紙暗示要消滅這類兒童。斯皮格朗德
「免除了這個生產力蓬勃的國家的負擔，這類兒童——隨著偉大納粹
德國的迅速崛起——僅應被視為違背自然」。[40]

矯治教育在納粹安樂死計畫中的突出地位值得留意，因為對維也
納精神醫學和精神分析主流來說它以往是相當邊緣的。但隨著第三帝
國對矯正的重視，並將它擴展為篩選和消滅的手段，矯治教育在第三
帝國便脫穎而出。死亡成為納粹優生學工具箱中一個潛在的「處遇」
選項。

矯治教育實務工作者的人數相對較少，但在兒童安樂死計畫的職
務上發揮了不成比例的作用。根據一份名冊，該組織在維也納的七位
知名醫生中，有五位是主要兇手：漢伯格和傑克留斯，以及斯皮格朗
德的醫生瑪莉安·圖爾克（Marianne Türk）、海倫娜·喬克爾（Helene
Jockl）和海因里希·格羅斯（Heinrich Gross）。這一比例遠遠高於維也
納其他更大的精神醫學流派。[41]

格羅斯是最惡名昭彰的人物之一，他於1940年11月中旬來到斯
140 皮格朗德工作，正逢殺害兒童持續增長的勢頭上。他當時僅有二十六
歲，一年前剛從維也納大學醫學院畢業，在多瑙河畔伊布斯鎮（Ybbs
an der Donau）的精神療養院工作一段時間。在斯皮格朗德，格羅斯
在比他年長十歲的醫療主任傑克留斯的手下服務。如同傑克留斯一
樣，當納粹黨還只是奧地利的一個邊緣恐怖組織時，格羅斯已是一
名納粹狂熱分子；他於1932年加入希特勒青年團，1933年加入衝鋒
隊，1938年連續晉升為衝鋒隊的高級隊長。

　　1941年6月，格羅斯在斯皮格朗德工作七個月後，前往德國接受
為期六週由漢斯‧海因策主持的矯治教育培訓。海因策向有志於安樂
死的醫生教導殺人方法，而他也是整個納粹德國的兒童安樂死計畫中
三位首要人物之一。

　　當格羅斯結束海因策的訓練返回維也納之後，斯皮格朗德的死
亡率增加了三倍多，從1941年上半年的二十二人增加到下半年的七
十二人。[42] 海因策的指導顯然很有成效，六個月後，也就是1942年1
月，格羅斯回到戈登研究所尋求更多。格羅斯仿效海因策採集和保存
受害者的大腦。海因策將數百個成人和兒童的大腦分發給德國的醫生
進行研究，而格羅斯則開始在斯皮格朗德收集兒童的大腦用於自己的
研究。斯皮格朗德的孩子們稱穿著軍裝行醫的格羅斯為「大鐮刀」或
「死神」（Grim Reaper）。[43]

　　斯皮格朗德的第二任主任恩斯特‧伊林也接受過海因策的培訓。
和海因策一樣，伊林在萊比錫大學度過他的早期職業生涯，其後，伊
林於1935年跟隨海因策來到戈登研究所。伊林在海因策手下工作七
年，指揮了納粹德國首次的兒童殺戮行動。伊林受過良好訓練，海因
策和維也納公共衛生局在他三十八歲時任命他接替傑克留斯，擔任斯

皮格朗德診所的醫療主任。他從1942年7月1日服務到1945年4月。[44]

亞斯伯格身為維也納兒童醫院矯治教育診所的主任，以及維也納矯治教育學會的聯合創始人，他在這一領域擔當重要的職位，而且是議程的提議者。他本人並不是在安樂死計畫有突出貢獻的矯治教育從業者之列，但他獲得殺戮系統最高階層的信任，與傑克留斯、漢伯格和岡德爾等領導者有密切聯繫。亞斯伯格雖然不像納粹兒童精神醫學的同事那樣積極參與兒童安樂死計畫，但他是此俱樂部的一分子。

兒童安樂死在維也納的醫學界普遍存在，遠遠超出了矯治教育的範疇，許多醫生默許甚至歡迎此計畫的措施。伊林在1945年10月的自白證詞中描述了維也納的醫生是如何輕易地將他們認為身心障礙的兒童趕出病房的。他特別提到了漢伯格和亞斯伯格所屬的兒童醫院名字：

> 我的診所總是太過擁擠，因為其他診所，像是福利診所、格蘭津兒童醫院（Children's Hospital Glanzing）、大學兒童醫院，都把這些絕望的個案送交過來，或是打算送進來──顯然這些機構認為我的診所因為有前述的指示〔安樂死命令〕使得安樂死在法律上是可行的，而他們自己未獲准執行安樂死。我完全確信這些機構的領導們都知道安樂死和上述的指示。[45]

亞斯伯格曾公開鼓勵他的同事們將「難搞兒童的病例」轉介到斯皮格朗德──他也遵行了自己的建議。[46] 很難準確估計到底有多少兒童是由亞斯伯格轉介到斯皮格朗德，或者其中有多少可能已經死亡。在斯皮格朗德遭到殺害的789名兒童中，只有562名有病史可考，其中許多人的病史並不完整。個案的檔案通常很單薄而且支離破碎，以速記或在紙片上潦草記錄。並不是所有的醫生或診所的名字都出現在轉診紀錄中。然而，尚存的文獻表明，亞斯伯格曾經手轉介數十名兒童到斯皮格朗德令他們致死。

142　　　　1942年，亞斯伯格是維也納市一個七人委員會的「矯治教育顧問」，該委員會針對古根（Gugging）照護機構裡兒童的「可受教導性」進行評估。奧地利學者赫維希・柴克（Herwig Czech）*發現，亞斯伯格的委員會小組在一天內審查了二百一十名兒童的檔案，並將他們安排到與他們被認定的身心障礙程度相符合的特殊學校就讀。委員會認為二百一十名兒童中的三十五名 —— 九名女孩和二十六名男孩 ——「沒有能力在教育和發展方面有所配合」。按照委員會的書面指示，這些青少年被送往斯皮格朗德，「準備遣送執行傑克留斯行動（Jekelius Action）」。

「傑克留斯行動」是一種殺人指令。由亞斯伯格的委員會轉介的三十五名青少年全部死亡。古根是斯皮格朗德的主要轉診來源；在戰爭期間被移送到斯皮格朗德的136名兒童中，有98人死亡，年齡從兩歲半到十六歲不等。這是72%的死亡率，這表示在斯皮格朗德已知死亡的789名兒童中，每八人就有一名來自古根。[47]

除了在這個城市的篩選委員會工作，亞斯伯格還建議轉調到斯皮格朗德擔任納粹行政機關的醫療顧問。在他加入維也納公共衛生局、青少年司法系統、青年辦公室以及管理維也納兒童之家體系的國家社會主義人民福利組織等機構的工作期間，他與斯皮格朗德有多元的接觸管道。[48] 如果學校、法院、希特勒青年團和NSV需要某一位兒童的專家意見，亞斯伯格就會進行評估。亞斯伯格似乎在很多時候都會推薦斯皮格朗德。同樣，從零碎的紀錄中很難估算亞斯伯格安排兒童到

---

*　現今維也納大學當代歷史研究所教授。

斯皮格朗德的確切數量。但他的建議分散在不同案例歷史檔中，[49] 而且他的意見關係重大。當亞斯伯格認為弗德里希・K（Friedrich K.）和卡爾・Sp（Karl Sp.）這兩個男孩「無法接受教育」時，他們所在的矯正學校會命令他們「儘早轉介」。[50]

　　除了建議將兒童轉介到斯皮格朗德之外，亞斯伯格還把有高度不利診斷的兒童發配到維也納的兒童機構——將他們送上有可能最後通往斯皮格朗德的途徑。當家長和學校來找亞斯伯格進行診斷評估時，他有權力將孩子從他們的家庭帶走，並去形塑他們的醫療紀錄。帶著負面診斷進入機構體制，其風險是眾所周知的。虐待、饑餓和暴力在維也納的兒童之家相當常見，不只存在於斯皮格朗德，不過轉介到那兒是最大的威脅。在312件病例數中，死於斯皮格朗德的兒童大約三分之二是從其他機構轉介過來的。[51] 例如，亞斯伯格在一個孩子身上診斷出「幾乎所有器官都是低劣的」，而這個孩子最終在斯皮格朗德死亡。[52] 納粹國度裡，諸如此類的語言可以說是一種殺人許可證。

　　醫生們把兒童先往哪裡移送也至關重要。亞斯伯格將一些青少年轉介到位於弗里紹（Frischau）的聖約瑟夫兒童之家（St. Josef's Children's Home）和位於維也納森林的普雷斯鮑姆特殊兒童之家（Pressbaum Special Children's Home）。這兩所兒童之家將兒童送往斯皮格朗德的人數之多僅次於古根。普雷斯鮑姆和聖約瑟夫分別收容了一百二十名和七十名青少年，這兩所機構都是為「弱智者和無法接受教育的兒童，以及為了呆癡和精神病患」設立的。[53]

　　有幾位由亞斯伯格送到聖約瑟夫和普雷斯鮑姆的孩童，最終被轉介到斯皮格朗德並遭到殺害。例如，亞斯伯格下令將患有癲癇的希爾德加德・蘭道夫（Hildegard Landauf）送到聖約瑟夫進行機構收容。

1943年1月，十六歲半的她被送往斯皮格朗德第15號死亡病樓。希爾德加德於5月4日接受了痛苦的腦波圖檢查──這是斯皮格朗德的測試項目之一。十二天後，斯皮格朗德的主任伊林建議柏林當局將她處死。他告訴納粹德國的委員會，希爾德加德「被判定需要持續的機構收容和照顧，無法再接受教導，不期望她就業」。她在一個月後去世。她的母親先前能夠到斯皮格朗德去探望她，但她的父親，據說將心血都投注在希爾德加德身上，當時卻人在拉脫維亞（Latvia）參加戰爭。[54]

　　另一名受害者是三歲的理查・德雷斯科維奇（Richard Draskovic），他罹患唐氏症候群，有白喉、百日咳、支氣管炎和頻繁感冒的病史。亞斯伯格把理查送到普雷斯鮑姆收容，而他又被送往斯皮格朗德。他在那兒的照片上有一張溫柔的臉龐，一縷飄散的金髮，還有難以卒睹的瘦削骨架。在抵達斯皮格朗德八天後，傑克留斯請求柏林當局准許以「無法治癒」為由殺死理查。[55] 肺炎是這名男童表面上的死因。

　　父母照顧孩子的能力和意願，可能是亞斯伯格決定將孩子從他或她的家庭中移離的一個因素。當貝兒塔・弗契克（Berta Foucek）的母親去找亞斯伯格的時候，很明顯她從一開始就不想要這個女孩，曾嘗試過幾次墮胎。她發現她的女兒很難照顧；貝兒塔右側癱瘓並患有癲癇。當貝兒塔的父親死於肺結核，貝兒塔的母親成為單親的時候，她把貝兒塔帶去找亞斯伯格，亞斯伯格則讓她在聖約瑟夫兒童之家收容。貝兒塔從那裡被送往斯皮格朗德，並且於1943年死亡，據報告死於胃腸炎和肺炎。[56]

　　三歲的烏爾麗克・梅耶霍夫（Ulrike Mayerhofer）的案例同樣表明亞斯伯格可能把父母的意願納入考量。烏爾麗克的母親帶這名小女孩

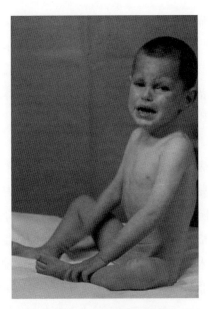

圖 11：薛柏於 1941 年在斯皮格朗德

去見了維也納的幾位醫生，據推測，這些醫生並沒有授權予以機構收容。經過檢查，亞斯伯格指出，烏爾麗克「嚴重自閉，很難從外親近」。值得注意的是，亞斯伯格使用「嚴重自閉」的字眼，因為他日後宣稱，他從未在女孩們或女性身上看到過完全的自閉精神異常。他可能是把「自閉」當作一種形容詞，或者認為烏爾麗克的病情不是由器官引起的。不論是哪一種情況，亞斯伯格決定「由於孩子在家裡是沉重的負擔，尤其考量到家中手足的健康，建議進行機構安置」。亞斯伯格把烏爾麗克送到了聖約瑟夫，聖約瑟夫於 1944 年 4 月把她轉介到斯皮格朗德。允許收容後，瑪莉安・圖爾克醫生的文件中寫道：「孩子異常地瘦弱，當有人對著她說話時沒有回應，對於聲音刺激沒有任何反應，但不確定這是因為缺乏聽力或由於低度心智功能。」一個月後，也就是5月，伊林主任寫信給柏林當局，請求批准殺死烏爾麗克。他報告說，該名女孩不會一直躺在床上，而是「持續地站在角落裡」，「想改善或治癒是不可能的」。烏爾麗克在伊林的報告後的一個半月去世，據稱死因是肺炎。[57]

　　亞斯伯格的病房也直接將兒童送往斯皮格朗德。工作人員建議送往斯皮格朗德的兒童，至少有七名後來存活，至少有兩名後來死亡。漢伯格的兒童醫院和亞斯伯格的診所眾所皆知是轉介的來源。[58]

　　沒有在斯皮格朗德死去的兒童當中，可能仍被亞斯伯格的診所以處死標記。工作人員直接把青少年轉交到斯皮格朗德主任的手中——當傑克留斯拜訪亞斯伯格的病房時，直接轉交給他，以及直接送到伊林的殺戮病樓。[59]

　　亞斯伯格建議送往斯皮格朗德的兒童之中，現有證據表明至少有兩人死亡。這兩名女孩都嚴重殘疾。兩歲半的赫塔‧薛柏（Herta Schreiber）是九位孩童中最小的，患有腦膜炎和白喉。亞斯伯格對這位蹣跚學步的孩子進行評估，並得出結論：赫塔「在斯皮格朗德永久安置是絕對必要的」。他的診所於1941年7月1日將赫塔轉介到15號殺戮大樓。

　　在斯皮格朗德，赫塔的照片顯示她在哭泣，黑色的頭髮被剃掉，直盯著相機。據報告指出，赫塔的母親流著淚向醫生瑪格瑞絲‧赫布希（Margarethe Hübsch）哀求：「如果沒辦法幫得上孩子，也許她死了會比較好，無論如何她在這個世界上微不足道，她會成為別人的笑柄。」赫布希解釋說：「她身為許多其他孩子的母親，並不希望有這樣的負擔，所以如果這女兒死了會比較好。」[60] 赫塔的母親多少也向亞斯伯格表達了她的一些情緒，就像他在斯皮格朗德的轉介上指示所記錄的：「在家裡，這個孩子一定給母親帶來難以承受的負擔。」[61] 8月8日，傑克留斯將赫塔的檔案送交柏林的納粹德國委員會要求授權殺死這名女孩。赫塔在亞斯伯格的轉介兩個月後不久就去世了。肺炎是赫塔的官方死因。[62]

146

五歲的伊莉莎白・薛柏（Elisabeth Schreiber）也在亞斯伯格建議她轉介到斯皮格朗德後死去。伊莉莎白的母親說，女兒兩歲時患了感冒，導致伊莉莎白無法說話並伴有「運動肌失調」。這個家庭有五個孩子，住在一間小公寓裡，而且據說家人無法再照顧她了。亞斯伯格和地區青年辦公室建議將伊莉莎白送到斯皮格朗德。[63] 這名女孩暫時先去聖約瑟夫兒童之家，而斯皮格朗德的醫生格羅斯在他的一次「篩選之旅」中到兒童之家挑出她的檔案。伊莉莎白於1942年3月23日搭乘集體運送車抵達斯皮格朗德。照片上的她看起來很平靜，留著短髮，瀏海在額頭上彎成一條線。[64]

在斯皮格朗德，伊莉莎白渴望與人接觸。一名護士在日報中寫道，這名女孩只能說一個詞「媽媽」，但她試著用其他的發聲方式和手勢來交流。伊莉莎白有一份「友好的天性，對照顧她的人非常親切和討人喜歡」。她「非常敏感，很容易流淚，如果嚴厲對待，她會哭著擁抱護士」。然而，女孩所擁抱的卻是她的兇手。照護者給了她擁抱，但也可能給了她致命劑量的巴比妥酸鹽。格羅斯向柏林納粹德國委員會匯報將其處死的請求，把她診斷為「最嚴重級別的先天弱智」。伊莉莎白接受了多次腰椎穿刺，這很可能是斯皮格朗德的醫學實驗主題。她隨後很快就死亡。她身體上的不安終於得到緩解，在9月13日，她的心電圖顯示她「睡了一整天，醒來只是為了吃飯」。9月29日，她被診斷出患有肺炎，並於第二天去世。她的大腦被瓶裝保存

147

在斯皮格朗德地窖裡，成為格羅斯醫生超過四百顆兒童大腦的收藏。[65]

　　總的來說，亞斯伯格似乎涉及到把至少四十四名兒童轉介到斯皮格朗德──起碼有九名青少年來自他的診所，其中有兩人死亡，還有三十五名青少年由他在內的城市委員會標記為採取「傑克留斯行動」並且死亡。由於他曾擔任過許多市政府辦公室的顧問，而且相關紀錄並不完整，亞斯伯格建議兒童到斯皮格朗德的總數可能更高。

　　然而，這些青少年不僅僅是統計數據，也不是一組抽象的症狀。亞斯伯格親自檢查了許多孩童，觸摸他們的身體，與他們面對面交談。他和他的工作人員對這些孩童如何進行判定──以及如何決定他們的命運──是一個可怕而危險的過程。

註釋

1　它與先前於1935年由狄奧多‧海勒(Theodor Heller)創立的「奧地利矯治教育學會」(Austrian Society for Curative Education)有點相似。而海勒則於德奧合併之後自殺。Gröger, "Ideengeschichte," 34; Hubenstorf, "Emigration," 109; Ertl, "NS-Euthanasie," 127; Topp, Sascha. "Kinder- und Jugend- psychiatrie in der Nachkriegszeit." In *Kinder- und Jugendpsychiatrie*, 295-446; 309.

2　Ertl, "NS- Euthanasie," 132.

3　Czech, Herwig. *Erfassung, Selektion und "Ausmerze": das Wiener Gesundheitsamt und die Umsetzung der nationalsozialistischen "Erbgesundheitspolitik" 1938 bis 1945*. Vienna: Deuticke, 2003, 95.

4　Jekelius, Erwin. "Grenzen und Ziele der Heilpädagogik." *WkW* 55, no. 20 (1942): 385-386, 386.

5　Jekelius, "Grenzen," 385.

6　Ertl, "NS-Euthanasie," 6, 25. 漢斯‧伯沙(Hans Bertha)是維也納另一位T4計畫的「專家」。

7　Ertl, "NS-Euthanasie," 72.

8　Dahl, Endstation, 35; Ertl, "NS-Euthanasie," 166; Frankl, Viktor E.. *Man's Search for Meaning*. Boston: Beacon, 2006, 133.

9　"Schwer erziehbare Kinder sind noch lange nicht schlechte Kinder." *(Österreichische) Volks-Zeitung*, 20 October 1940, 4. Also: " 'Strawanzer' und 'Schulstürzer' sind noch keine Verbrecher." *Kleine Volks-Zeitung*, Sunday, 20 October 1940, no. 290, 9.

10　Schodl, Leo. "Borgia-Rummel in Lainz," *Völkischer Beobachter*, 2 November 1940, 7.

11　Dahl, Endstation, 33. *Luftpost* 19, 23 September 1941. Quoted: Czech, "Zuträger," 42.

12　Vörös, Lukas. "Kinder- und Jugendlicheneuthanasie zur Zeit des Nationalsozialismus am Wiener Spiegelgrund." University of Vienna, 2010, 47; Malina, " 'Fangnetz,' " 82; Neugebauer, Wolfgang. "Wiener Psychiatrie und NS-Verbrechen." Vienna: DÖW, 1997.

13　*Neues Österreich*, 18 July 1946. Quoted: Ertl, "NS-Euthanasie," 147.

14　Ertl, "NS-Euthanasie," 100. (Jekelius to Novak, 07.09.1941, DÖW 20 486/4.) Hubenstorf, "Emigration," 159-160.

15　Ertl, "NS-Euthanasie," 127; Frankl, *Man's Search*, 133.

16　Jekelius Interrogation Protocol, 8 July 1948. Quoted: Ertl, "NS-Euthanasie," 149; Evans, Richard. *Lying about Hitler: History, Holocaust, and the David Irving Trial*. New York: Basic, 2001, 129; Knopp, Guido. *Geheimnisse des "Dritten Reichs."* Munich: Bertelsmann, 2011, 38-39; "Journal Reveals Hitler's Dysfunctional Family." *The Guardian*, 4 August 2005.

17　Ertl, "NS-Euthanasie," 141-142. Jekelius after 1942: Hubenstorf, Michael. "Kontinuität und Bruch in der Medizingeschichte: Medizin in Österreich 1938 bis 1955." In *Kontinuität und Bruch*, 299-332; 328-329. T4 personnel in the Final Solution: Friedlander, Henry. "Euthanasia and the Final Solution." In *The Final Solution: Origins and Implementation*, edited by David Cesarani, 51-61. London; New York: Routledge, 2002, 54-55; Berger, Sara. *Experten der Vernichtung: das T4-Reinhardt-Netzwerk in den Lagern Belzec, Sobibor und Treblinka*. Hamburg: Hamburger Edition, 2013.

18　Personnel file: WStLA 1.3.2.202.A5 P: H.

19　Asperger, "Erlebtes Leben," 217.

20　Details: Hubenstorf, "Emigration," 149-151. Seidler, Eduard. "...vorausgesetzt, dass Sie Arier sind...: Franz Hamburger (1874-1954) und die Deutsche Gesellschaft für Kinderheilkunde." In *90 Jahre Universitäts-Kinderklinik*, 44-52.

21　e.g., Hamburger, Franz. "Die Mütterlichkeit." *WkW* 55 no. 46 (1942): 901-905; "Die Väterlichkeit." *WkW* 56 no. 17/18 (1943): 293-295; "Schonung und Leistung." *WkW* 51 no. 37 (1938): 986-987; "Aufzucht und Erziehung unserer Kinder." *WkW* 55 no. 27 (1942): 522-526; Hubenstorf, "Emigration," 136-147; Wolf, *Vernunft*, 418-435.

22　Hamburger, Franz. "Kindergesundheitsführung." *WkW* 52 (1939): 33-35, 33. 1937年至

1940年間，維也納的出生率增加了兩倍，從每年10,032人增加到30,330人。Czech, "Welfare," 326.

23　Czech, "Zuträger," 35 (36-40).

24　Czech, Herwig. "Beyond Spiegelgrund and Berkatit: Human Experimentation and Coerced Research at the Vienna School of Medicine, 1939 to 1945." In *From Clinic to Concentration Camp: Reassessing Nazi Medical and Racial Research, 1933-1945,* edited by Paul Weindling New York: Taylor & Francis, 2017, 141, 142; Turk, Elmar. "Vitamin-D-Stos-Studien." *AfK* 125 (1942): 1-31.

25　Hamburger, Franz. "Protokoll der Wiener Medizinischen Gesellschaft." *WkW* 55, no. 14 (1942): 275-277, 275; Türk, Elmar. "Über BCG-Immunität gegen kutane Infektion mit virulenten Tuberkelbazillen." *MK* 38 no. 36 (1942): 846-847. Summary: Czech, "Beyond," 141.

26　"Fachgruppe für ärztliche Kinderkunde der Wiener medizinischen Gesellschaft—Sitzung vom 11. November 1942." *Medizinische Klinik* 39 (1943): 224-225; 224; Haupl, *Kinder,* 177-178.

27　這項結核病研究通過維也納公共衛生辦公室進行協調，成為納粹德國倡議的一部分。其他主要的研究地點則在考夫博伊倫（Kaufbeuren）和柏林。Dahl, Matthias. " '…deren Lebenserhaltung für die Nation keinen Vorteil bedeutet.' Behinderte Kinder als Versuchsobjekte und die Entwicklung der Tuberkulose-Schutzimpfung." *Medizinhistorisches Journal* 37 no. 1 (2002): 57-90; Czech, Herwig. "Abusive Medical Practices on 'Euthanasia' Victims in Austria during and after World War II." In *Human Subjects Research after the Holocaust,* 109-126. Cham: Springer, 2014, 112-120.

28　"Fachgruppe für ärztliche Kinderkunde," 224. Also: Hamburger, "Verhandlungen," 275. Postwar: Türk, Elmar. "Pockenschutzimpfung—kutan oder subkutan?" *OZfKK* 10 no. 3-4 (1954): 322-329; Türk, Elmar. "Über die spezifische Dispositionsprophylaxe im Kindesalter (Tuberkulose-Schutzimpfung)." *Deutsches Tuberkulose-Blatt* 18 no. 2 (1944): 1-28.

29　Koszler, "Franz Hamburger," 391; Chiari. "Lebensbild—Franz Hamburger zum 80. Geburtstag." *MmW* 96 no. 33 (1954): 928.

30　Quoted: Czech, "Beyond," 143.

31　Czech, "Beyond," 143-144; Goll, Heribert. "Zur Frage: Vitamin A und Keratomalazie beim Säugling." *MmW* 88 (1941): 1212-1214; Goll, Heribert, and L. Fuchs. "Über die Vitamin A-Reserven des Säuglings." *MmW* 89 (1942): 397-400.

32　Hubenstorf, "Emigration," 120-121.

33　Franz A. Hamburger to Asperger, 5 October 1962. Quoted: Hubenstorf, "Emigration," 192.

34　H. O. Glattauer, "Menschen hinter grossen Namen," Salzburg 1977, WStLA 3.13.A1- A: A;

ORF Radio, Hans Asperger, 1974.

35　Asperger, " 'Jugendpsychiatrie,' " 355.

36　Castell, *Geschichte*, 349.

37　Asperger, " 'Jugendpsychiatrie,' " 355.

38　Castell, *Geschichte*, 349; Friedlander, *Origins*, 57.

39　Völkischer Beobachter, 8/1 (1942). Quoted: Ertl, "NS-Euthanasie," 88.

40　Völkischer Beobachter, 8/1 (1942). Quoted: Ertl, "NS-Euthanasie," 88. Name: Heilpädagogische Klinik der Stadt Wien "Am Spiegelgrund."

41　Hubenstorf, "Tote," 418 (323).

42　Czech, Herwig. "Selektion und Kontrolle: 'Der Spiegelgrund' als zentrale Institution der Wiener Fürsorge." In *Zwangssterilisierung zur Ermordung* vol. 2, 165-188; 171; Czech, "Zuträger," 33; Koller, Birgit. "Die mediale Aufarbeitung der Opfer-Täter-Rolle in der Zweiten Republik dargestellt anhand des Spielfilms Mein Mörder." University of Vienna, 2009, 69.

43　Thomas, Florian, Alana Beres, and Michael Shevell. " 'A Cold Wind Coming': Heinrich Gross and Child Euthanasia in Vienna." *JCN* 21 no. 4 (2006): 342-348; 344.

44　Hübener, Kristina, and Martin Heinze. *Brandenburgische Heil- und Pflegeanstalten in der NS-Zeit*. Berlin: Be.bra, 2002; Falk, Beatrice, and Friedrich Hauer. *Brandenburg-Görden: Geschichte eines psychiatrischen Krankenhauses*. Berlin-Brandenburg: Be.bra, 2007, 69-132; Gröger, Helmut, and Heinz Pfolz. "The Psychiatric Hospital Am Steinhof in Vienna in the Era of National Socialism." In *On the History of Psychiatry in Vienna*, edited by Eberhard Gabriel, Helmut Gröger, and Siegfried Kasper, 102-129. Vienna: Brandstätter, 1997, 106; Friedlander, *Origins*, 49.

45　Dahl, *Endstation*, 44.

46　Asperger, " 'Jugendpsychiatrie,' " 355.

47　Czech, "Abusive," 116. Also: Czech, Herwig. "Nazi Medical Crimes at the Psychiatric Hospital Gugging: Background and Historical Context." Vienna: DÖW, 2008, 14-15; Neugebauer, Wolfgang. "Zur Rolle der Psychiatrie im Nationalsozialismus (am Beispiel Gugging)." In *Aufgabe, Gefährdungen und Versagen der Psychiatrie*, edited by Theodor Meissel and Gerd Eichberger, 188-206. Linz: Edition pro mente, 1999.

48　Mühlberger, "Denken," 46; Czech, "Hans Asperger," 27; Hubenstorf, "Emigration," 172.

49　例如海曼・G（Herman G.）、喬安・Z（Johan Z.）、海因茲・P（Heinz P.）、瑪莉娜（Malina）及彼得（Peter）的案例。"Die Wiener städtische Erziehungsanstalt Biedermannsdorf als Institution der NS-Fürsorge—Quellenlage und Fallbeispiele." In *Verfolgte Kindheit*, 263-

276; 267; Malina, "Geschichte," 171; Malina, "Fangnetz," 85.

50　Malina, "Erziehungsanstalt," 267.

51　Dahl, *Endstation*, 57.

52　Häupl, *Kinder*, 18; Ertl, "NS-Euthanasie," 101.

53　Ertl, "NS-Euthanasie," 99; Böhler, Regina. "Die Auswertung der Kinderkarteikarten des Geburtenjahrganges 1931 der Wiener Kinderübernahmestelle," 203-234; 226, 227, and Jandrisits, Vera. "Die Auswertung der Kinderkarteikarten des Geburtenjahrganges 1938 der Wiener Kinderübernahmestelle," 235-262, 250, both in *Verfolgte Kindheit*.

54　Häupl, *Kinder*, 316-317.

55　Häupl, *Kinder*, 98-99. 照片按字母順序排列。

56　Häupl, *Kinder*, 125-126.

57　Häupl, *Kinder*, 344-345.

58　Hager, "Hans Asperger;" Ertl, "NS-Euthanasie," 100.

59　Dr. Rohracher (Signature), Univ. Kinderklinik in Wien, "Grohmann Elfriede, geb. 16.5.1930," 22 May 1944. WStLA 1.3.2.209.1.A47. HP: EG. Arche (Bezirkshauptmann) to Kinderübernahmsstelle, "Mj. Schaffer Margarete," 24 September 1941. WStLA 1.3.2.209.1.A47. B.H.2_B.J.A.2/B. HP: MS.

60　Häupl, *Kinder*, 496.

61　Donvan and Zucker, *Different*, 339, citing Herwig Czech.

62　Häupl, *Kinder*, 496-497. 赫維希・柴克（Herwig Czech）也將亞斯伯格把赫塔・薛柏（Herta Schreiber）直接轉送至斯皮格朗德的決定記錄下來。Czech, "Hans Asperger," 28.

63　Häupl, *Kinder*, 495-496.

64　Häupl, *Kinder*, 495-496; Czech, "Selektion und Auslese," 182.

65　Häupl, *Kinder*, 495-496; Czech, "Selektion und Auslese," 182.

7

女孩與男孩

　　克莉絲汀·貝爾卡（Christine Berka）據稱有反社會行為，因而被轉介亞斯伯格的診所。她將近十四歲，有著貼齊下巴的棕色直髮和棕色眼睛。她來自維也納，但和第三帝國的許多其他孩童一樣，為了躲避盟軍的轟炸而疏散到城外的一個營地。這也讓她逃離了與繼母糟糕的關係，繼母非常高興能擺脫這個女孩。[1]

　　1942年5月，下奧地利邦（Lower Austria）的營區主任卡洛琳·萊夏（Karoline Reichart）把克莉絲汀遣送走。她描述克莉絲汀是一個被遺棄的人。克莉絲汀「經常獨來獨往而且心事重重」，無法形成社會關係。萊夏說「沒有人願意和她做朋友」，也沒有人願意和她同住一個房間，而克莉絲汀「會報復她的同伴」！[2] 營區主任說，還有一個問題是克莉絲汀偷走其他女孩的東西。她「總是不加詢問就使用別人的肥皂，此外，即使被同伴拒絕，她還是會去穿別人的衣服」。克莉絲汀偷了格蕾特·艾達（Gretl Eder）的一捲綠線（在克莉絲汀的衣服裡發現的）、希爾德·恰佩克（Hilde Capek）的一捲白線（在克莉絲汀的沙發下發現的），還有麗莉·皮希勒（Lilli Pichler）的一個削鉛筆機（在克莉絲汀的床上發現的）。令人辛酸的是，克莉絲汀把偷來最好的東西──肥皂、蕾絲帶和一本書──寄送給拒絕她的繼母。[3]

　　萊夏令克莉絲汀在其他女孩面前逐條列舉她的罪行，「花了半天時間」！克莉絲汀的繼母不得不來營區接受審問。繼母當著二十九個

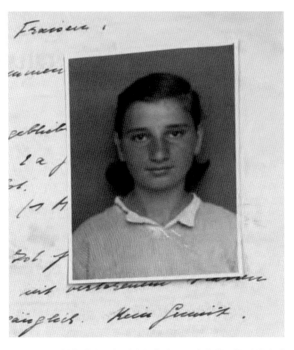

圖12：亞斯伯格診所內的手寫紀錄表示，克莉絲汀缺乏社會感受、「缺乏**靈覺**」

人的面，譴責克莉絲汀的「所有行為」。看著這個家庭受到羞辱，萊夏幸災樂禍地說：「父母現在很不開心。」[4] 她把克莉絲汀的情況匯報給地區福利辦公室，該辦公室又把她轉介到亞斯伯格的矯治教育診所進行評估。

亞斯伯格的部門對克莉斯汀的判定甚至更為嚴苛。一份手寫的觀察紀錄說她「魯莽、偷竊」、「品行不端」。女孩「不回話」，而且「不看也不聽」。由於她「封閉、拘謹」的性格，克莉絲汀「很難接近」，「從不關心其他孩子」。[5]

然而，克莉絲汀檔案中的一些片段表明，她確實感受到情感上的 　150
依附。她為診所畫了一幅吸引人的畫——不同盛開狀態下的藍色矢車
菊生長在紅色鬱金香旁邊，兩隻黃色的蝴蝶分別照料著它們。鮮豔的
矢車菊從地裡長出來，三根莖蔓延出來，而孿生鬱金香則生長在一個
紅色的圓點花盆裡。[9] 克莉絲汀對她的未來也有一個溫暖的願景。當
克莉絲汀寫下她未來的就業目標時，她熱切地殷盼與其他人和其他地
方建立聯繫：

> 首先，我想和農民一起從事一年的義務勞動。在義務的一年結束
> 後，我想修一門速記和打字的課程，然後去辦公室工作。最重要
> 的是，我想和農民在一起，待在家或在田野裡。或是跟小孩在一
> 起。我喜歡和他們一起玩，照顧他們，午飯後去散步，讓他們躺
> 下休息。在家裡，我可以幫忙做飯、打掃、購物和諸如此類的小
> 事情。這就是我的願望。或者是當體育老師。我喜歡體育運動。
> 尤其是器具和球類運動。我特別不喜歡學校。我喜歡課外練習。
> 寫作和速記也是我最喜歡的科目。[7]

這段話表露出一個充滿生命力的女孩，對社群、學校、工作、家庭生
活和體育有著積極的興趣。從克莉絲汀與繼母的痛苦關係來看，最令
人感動的或許是她想要在一個幸福的家庭裡照顧孩子。

　　在亞斯伯格的著作中，他提倡質性評量的方法，來尊重每一個兒
童之「獨一無二、無法複製、不可分割的個體」和珍視「人格最內在的
本質」。他說，在他的診所裡，照護者都思想開明，並且能在孩童的
玩耍中鑑別出細微差異。《小人物雜誌》於 1940 年 9 月 11 日刊登了一
篇關於亞斯伯格診所的報刊文章，把焦點集中於激發兒童想像力的

重要性：「大型玩偶，甚至給男孩們的鬥牛士，整座圖書館般的童話和兒童讀本」充滿在「有片華麗窗戶，空間優美、巨大而明亮」的病房裡。[8]

151　　　若依照這樣的說法，克莉斯汀的繪畫和寫作應該納入亞斯伯格對克莉斯汀的診斷。[9] 然而，亞斯伯格在1942年7月14日認定克莉斯汀具有「深沉的反社會性格」。他說，她「很難受到外界的影響」，「本性上幾乎沒有溫暖的感覺」。亞斯伯格認為克莉斯汀「在很多情況下都令人討厭、粗俗而無禮」。[10] 他不採信她正在面臨情感或精神障礙的掙扎；但這才是她的人格狀態。亞斯伯格用他粗大的筆跡（雖然是天生左撇子，但他被教導用右手寫字）寫道，克莉斯汀的官方診斷不是精神方面的問題，而是一種「性格變異」。她「以自我為中心、粗俗、叛逆、卑鄙，還有耍心機」。[11]

　　經過七週的評估，亞斯伯格要求將克莉斯汀轉介矯正機構。她做出「明顯的惡劣恐嚇」，亞斯伯格指出，克莉斯汀的繼母因此「放棄她」。[12] 他的診所把這名女孩送到了特勒辛費爾德（Theresienfeld）的感化院。接著，在1943年5月，當特勒辛費爾德在十個月後試圖將克莉斯汀送回家時，亞斯伯格的診所立即拒絕釋放克莉斯汀的請求。病房方面沒有考慮安排另一個階段的觀察，並解釋說：「我們在診所裡觀察了很長時間，對這個女孩非常了解，我們不認為在她離開後的短暫期間內她的性格會有根本的轉變。」[13]

　　診所的報告不僅沒能忠實呈現克莉斯汀——這個孩子曾畫出歡愉的花朵並寫下她對未來的希望——還讓她變得與其他亞斯伯格所描述的孩童沒什麼差別。克莉絲汀帶著她的個人情況、她個人與營區主任和繼母的互動關係，以完整的個體進入矯治教育部門。但克莉斯汀離開亞斯伯格的診所時，她只是一個「自我為中心」和「反社會」的通用類型（generic type），就像納粹精神醫學機構對任何數量的孩童都會給予的那種評判。克莉絲汀在機構化之前就先去人性化了。

　　亞斯伯格的矯治教育部門所做的紀錄給出的結論是，克莉斯汀與他人缺乏情感或精神上的聯繫。她「沒有**靈覺**」。[14]

　　亞斯伯格對自閉精神異常的定義不僅來自納粹精醫學的理論，也 *152* 來自他對兒童處置的臨床實務。

　　弗里茲‧V（Fritz V.）和哈洛‧L（Harro L.）這兩名男孩的病史，與艾爾芙蕾德‧格羅曼（Elfriede Grohmann）和瑪格麗特‧謝弗（Margarete Schaffer）這兩位女孩形成了鮮明的對比。亞斯伯格在1944年的博士後論文中把弗里茲和哈洛標示為自閉精神異常的範例；而艾爾芙蕾德和瑪格麗特這兩位女孩則沒得到診斷。然而，由於這些女孩的未公開檔案與亞斯伯格在出版著作中對弗里茲和哈洛的描述有驚人的相似之處，她們的病史揭露了亞斯伯格是如何透過自己的實務而得出診斷的。此外，由於亞斯伯格的診所把這兩名女孩送到了斯皮格朗德，她們的病例也可以呈現出亞斯伯格和他的工作人員以往把孩子送去那裡的因素。

　　瑪格麗特和艾爾芙蕾德的檔案細節豐富，但殘缺不全。由於手寫的觀察報告和打字筆記通常缺少署名，因此很難將意見和決定歸因於特定的個人，甚至是亞斯伯格本人——因為他曾在1944年和1945年在克羅埃西亞的一個步兵師擔任醫生，而矯治教育診所於1944年遭到轟炸。此外，儘管艾爾芙蕾德、瑪格麗特、弗里茲和哈洛的意見是藉由片段的文字和圖畫而傳達的，但我們對他們的了解大多是從精神科醫生和護士的說法來掌握的，他們的報告書還包含基本的事實資訊——孩子的身體描述、家庭背景，以及言談紀錄——因此必須以批判的眼光閱讀，因為它們被當時的假設和偏見所高度渲染。

　　根據檔案，十三歲的艾爾芙蕾德‧格羅曼於1944年4月來到亞斯伯格的診所。她來自諾因基興（Neunkirchen），是位於下奧地利邦施瓦茲河（Schwarza River）沿岸的一萬兩千人口的小鎮，距維也納約四十英里。她的母親凱薩琳娜‧格羅曼（Katharina Grohmann）是未婚懷有艾爾芙蕾德。據稱，她離開了艾爾芙蕾德的父親卡爾‧帕斯特（Karl Postl），因為他是「一個固執、霸道、好爭吵的人」，也是「一個熱衷於紙牌的玩家」。當凱薩琳娜‧格羅曼身為單親母親艱難謀生時，她把艾爾芙蕾德託給了外祖父母照顧，直到女孩八歲為止。據她母親說，艾爾芙蕾德在那裡被寵壞了，「性格很像」他的父親。[15] 1938年，凱薩琳娜‧格羅曼與布魯諾‧廷特拉（Bruno Tintra）結婚。廷特拉是一名正直的納粹黨員，從事醫療保險工作。這對夫婦把艾爾芙蕾德從她的外祖父母手中接了回來，並有了他們自己的兩個女兒。[16]

　　凱薩琳娜‧格羅曼說，艾爾芙蕾德是「一個緊張、容易激動的孩子」。這位母親在懷孕期間曾經歷過「精神亢奮」（mental excitations），但艾爾芙蕾德的出生和發展階段都是正常的。雖然格羅曼家族並沒有遺傳性疾病的報告，艾爾芙蕾德卻患有數種疾病：麻疹、白喉、水痘和類風濕關節炎。[17]

　　據報告所述，艾爾芙蕾德來到亞斯伯格的病房時相當平靜，只問：「我什麼時候回家？沒錯，我在這裡只待幾天。」[18] 然而，病房對她進行七週的縝密檢查。艾爾芙蕾德在亞斯伯格診所的檔案照片顯示，她有著淺棕色的雙眼，柔和的面貌，濃密偏金色的頭髮向後梳著髮髻。手寫的筆記描述說艾爾芙蕾德身高五呎六吋，以她的年齡來說是高的，鼻子微微彎曲，一張勻稱的橢圓形臉，一雙小眼睛，一張大嘴。據診所部門的描繪，她的身材結實勻稱，但她的皮膚是「淡黃，濕潤的」，據說她冒了很多汗。[19]

　　1944年4月，諾因基興的人民福利辦公室將艾爾芙蕾德轉介到亞斯伯格的診所，起因是她在家裡和社群中有不當行為。青少年服務機構的報告表示，艾爾芙蕾德說些「完全混淆了的事情，給人一種不正常人的印象」。[20] 她開始「一有機會就逃跑」，「沒有任何明顯的外部原因」。這名女孩會「衣衫不整」，一次在外面待幾個晚上。[21] 儘管青少年辦公室推測艾爾芙蕾德可能是嫉妒她兩歲和四歲的妹妹，但亞斯伯格的診所並不採信艾爾芙蕾德對她家庭的抱怨。工作人員說，她的回答「顯然是精心設計的」，她給出了「相當不充分的理由」來說明她不喜歡自己在家庭中的地位。更確切來說，矯治教育的部門認為艾爾芙蕾德離家出走可能與月經初潮（menstruation）有關。[22]

　　據報告顯示，十三歲的瑪格麗特·謝弗和艾爾芙蕾德一樣，都是在勞動階級背景和「不利的家庭條件」下扶養長大。她的父親弗朗茲·謝弗（Franz Schaffer）是一位錫匠的助手，以「酒鬼」和遊手好閒著稱。[23] 他曾多次被判竊盜罪，當時正在服兩年徒刑。瑪格麗特的母親瑪莉·謝弗（Marie Schaffer）被認定是「受遺傳污染的」，有心智或身體上的生理缺陷。[24]

　　1941年8月，維也納第二十二區主任委員以犯罪、不當行為和離家出走為由，將瑪格麗特送去接受精神醫學評估。這突發事件起因於她跟從一位裁縫師當學徒卻半途而廢。瑪格麗特第一天上班的時候，據說她漫不經心地接了老闆交付的差事，竟買了超過七十馬克的鮮花和紙製品。第二天她沒有去上班。據說瑪格麗特還試圖向他人借錢，並把從家人那裡偷來的物品拿去交易，其中包括她父親的自行車。[25]

　　此外，據說瑪格麗特「在家裡有不可思議的行為」。她會「特別冒犯她的母親，煽動她的手足反對她，很不情願幫忙家務」。[26] 據地區主任委員說：「如果媽媽和她說話，她就會從窗戶跳出去（公寓在一樓）然後跑走，突然消失，在外面待半天。」這份報告強調，這種行為每隔十四天到三週會發生一次，因此瑪格麗特接下來「在一段時間內又會表現良好」。和艾爾芙蕾德一樣，瑪格麗特的行為也被歸因與月經有關。儘管瑪格麗特的月經還沒有開始，但主任委員推測，「可能有某種因素」與這女孩的「明顯間歇性困擾」有關。[27]

　　像克莉斯汀一樣，艾爾芙蕾德和瑪格麗特因為在家庭和社群中的脫軌行為而被送到亞斯伯格的診所。她們的家庭關係不和睦，特別是與母親的關係，根據報告所示，她們並沒有融入她們周遭的社會與社會規範。雖然艾爾芙蕾德和瑪格麗特顯然在學校也遇到了麻煩，但這幾乎沒有受到任何關注。諾因基興的福利辦公室只表示艾爾芙蕾德在學校因為「全然反常的行為」而受到訓斥，但他認為她在那裡的生活不值得進一步討論。地區主任委員還說，瑪格麗特在十三歲時輟學，但他沒有進一步的說明。[28] 這是艾爾弗里德和瑪格麗特的檔案中唯一與學校相關的紀錄。

　　相較之下，亞斯伯格在他1944年的自閉症專著提到的兩位男孩弗里茲和哈洛則是由他們的學校轉介──儘管這兩名男孩年紀都比瑪格麗特和艾爾芙蕾德小得多，而且面臨的危險也較少些。不過，第三帝國對男孩和女孩的行為期待有著嚴重性別差異，對女孩而言最重要的是在私生活、家庭責任和個人關係方面的能力，而男孩則是在公共生活、紀律、成就和同儕融合方面的能力。[29]

　　亞斯伯格寫道：弗里茲於1933年正常出生，符合每個童年發展階段，沒有任何疾病或健康問題。但是弗里茲「僅僅幾天後」就被幼稚園開除了。老師們說，他「攻擊其他孩子，在課堂上漫不經心地走來走去，還試圖拆掉衣架」。有人說他無法「與任何兒童群體合作」。

弗里茲「總是獨自一人」而且「從不容忍其他孩子，也不與他們交往」。[30] 因此，弗里茲的學校匯報了這名男孩的觀察結果，然後他在1939年秋天來到亞斯伯格的診所。

　　弗里茲在家裡的難搞行為幾乎被視為是任性所致。亞斯伯格確實提到弗里茲「從來不遵從別人的要求」。他「只做自己想做的事，或者與別人的要求唱反調」。他無法靜靜坐著，「總是坐立不安」。更糟糕的是，弗里茲「傾向於抓任何拿得到的東西」，而且「有一種強烈的破壞衝動，凡是交到他手裡的東西很快就會被撕碎或破損」。弗里茲有一個比他小兩歲的弟弟，他「也有點淘氣難搞，但沒有弗里茲那麼偏差」。[31] 雖然弗里茲在家裡的障礙存在已久，但主要納入評估的是在學校的行為。

　　哈洛的學校也匯報了他在服從和社會融合方面的問題。這名八歲半的孩子是唯一一個發展上「無須特別留意」以及「極為普通」的孩子。因為他的父親想給他提供最好的教育，這名男孩從七歲起就每天獨自坐二十五公里的火車往返於他的村莊和維也納之間，他的行為表現負責。[32]

　　但在教室裡的問題越來越多。據稱，哈洛「沒有做他應該做的事，而是「只做他想做的」。在課堂上，他「答話如此的無禮，老師由於在全班面前丟臉就不再問他了」。哈洛二年級時不及格，留級重讀的時候所有的科目也都不及格。哈洛的老師們還說，「一丁點小事就會讓他變得無來由的憤怒」，而且他有一股「暴躁的打鬥傾向」。[33]

　　透過弗里茲和哈洛這兩個自閉精神異常的主要範例，亞斯伯格以「虐待狂特徵」來責怪自閉兒童。他宣稱：「『惡意的自閉行為』實際上是自閉障礙的特質，尤其強調自閉兒童的『原始惡意』和『唱反調』，以及看似精心設計的頑皮。」[34] 他說，自閉兒童「對惡意的快感並不少

156

見，而這幾乎是讓這些孩子的無神目光變得神采奕奕的唯一時機」。[35]

亞斯伯格堅持認為，弗里茲的眼睛裡會閃現出「邪惡的光芒」，他會做出「最糟糕、最令人尷尬、最危險的事情」。這個男孩「似乎很享受人們對他的憤怒」，「他試圖通過唱反調和不服從來引發愉悅感」。[36]亞斯伯格承認，這名男孩「與人的關係」只剩下「惡作劇和攻擊性等負面意義」，這種說法「並不完全正確」。亞斯伯格也承認，弗里茲「在很少的情況下」會「回應」對方的情緒。他「會表示自己喜愛病房裡的老師」，「時不時地擁抱一下護士」。關於愛、擁抱和回應等舉動的報告意味著，弗里茲比亞斯伯格歸因給他的特質還來得更深刻。但亞斯伯格不理會這男孩所表達的依附性。弗里茲的擁抱「看起來不像是一種真誠的感情表達，而是突如其來，『就像癲癇發作』」。亞斯伯格甚至不喜歡弗里茲的擁抱，因為擁抱「沒有什麼令人愉悅的效果」。[37]

亞斯伯格將自閉兒童的「惡意行為」描述為反對整個群體，其目的無非是自我滿足。他說，哈洛「攻擊其他孩子，咬牙切齒，埋頭猛打」。[38] 亞斯伯格在他的論文中以類似的方式描述了另外兩個小型案例中的男孩特質。恩斯特·K（Ernst K.）是一個「相當惡毒的男孩」，一個「搗亂分子」，「在班上就像一塊鬥牛紅布」，「毆打或辱罵其他孩子」，「掐或搔弄他們」，「用鋼筆戳他們」。[39] 赫爾穆特·L（Hellmuth L.）在亞斯伯格來看是一位有重度障礙的男孩，他「總是『在另一個世界』」，做了「很多惡毒的事情」，比如「隱藏或毀壞物品，尤其是在他很小的時候」。亞斯伯格警告說，對於一般的自閉兒童來說，「家裡的水龍頭尤其容易成為惡作劇的對象……而同樣常見的是把東西扔到窗外」。亞斯伯格的結論是，自閉的惡意可以歸結為缺乏情感上的聯繫：「他們的惡意和冷酷很顯然源於靈覺貧瘠〔*Gemütsarmut*〕。」[40]

　　在亞斯伯格的診所如何對待這些兒童的方面，階級因素扮演了一定的角色。以勞動階級背景的瑪格麗特和艾爾芙蕾德的案例來說，她們的檔案並沒有納入診所工作人員與父母的交談，也沒有收集她們詳細的背景資訊等紀錄。這些女孩的病史主要是由轉介她們到亞斯伯格診所的官員們從二手報告中獲取的。女孩母親的看法都只是很表面的呈現，而父親的看法則付之闕如。或許，不符合資產階級模範雙親的貧困家庭，他們的詳細家族史可能沒那麼重要吧。[41]

　　另一方面，亞斯伯格似乎和弗里茲和哈洛的父母進行了長談。他把他們描繪成較為高尚、聰明、受人尊敬的人──同時也是有奉獻精神、知識淵博的照護者。亞斯伯格感到印象深刻的是，弗里茲的母親據說來自一個屬於「社會較高階層」的「知識分子為主」的家庭。她的很多親戚都符合「瘋狂天才的類型」，「寫詩『寫得很美』」。她甚至「來自奧地利最偉大詩人之一的家庭」。弗里茲的母親說，這個男孩「非常像」他的外祖父，外祖父也曾是一個「非常難相處的孩子，現在更像一個諷刺漫畫形象的學者，全神貫注於自己的想法，與現實世界脫節」。亞斯伯格表示弗里茲的父親來自一個「普通的務農家庭」，但又補充說他的地位已經大大提升為一名「高級公務員」。[42]

　　亞斯伯格對弗里茲的身體描述中充斥著以階級和智力作為家族出身的參照。亞斯伯格說，弗里茲的面貌「顯露出細緻和貴族般特徵，早熟而與眾不同」，因為「他的嬰兒特徵早就消失了」。亞斯伯格把這種形象投射到自閉精神異常兒童的身上：他們「幾乎有貴族般的外表」，「過早的深思熟慮養成了他們的外貌」。他概括地說，「自閉兒童的嬰兒特徵很快就會消失」，而且像弗里茲一樣，「與眾不同，特徵細緻」。[43]

　　亞斯伯格對哈洛的血統同樣感到印象深刻。就像對待弗里茲的父母那樣，在對哈洛的父親進行詳細的面談後，亞斯伯格確認哈洛的父

158

親雖然「出身農民家庭，但他是一位典型的知識分子」。他是錫本比
根（Siebenburgen），即德語的外西凡尼亞的一位畫家和雕塑家。在第
一次世界大戰期間，他從羅馬尼亞軍隊逃離，途經俄羅斯到奧地利。
他在過去二十年裡勉強維持生計，現在則製作掃帚和刷子。亞斯伯格
推測，哈洛的父親在他的村子裡一定是個「有怪癖的人」。他告訴亞
斯伯格，他和妻子以及他們的許多親戚都是「很容易緊張的人」。[44]

　　亞斯伯格對自閉精神異常的定義反映了他對弗里茲和哈洛家庭背
景的欽慕。他斷言，就像弗里茲的案例一樣，「我們自閉兒童的許多
父親都身居高位」。就哈洛的例子來說，「如果在這些父親當中碰巧發
現了一名體力勞動者，那麼他很可能是錯過了自己的職業」。[45]

　　對亞斯伯格而言，自閉精神異常實際上可能是較高階層的教養結
果。他認為，「很多個案裡，這些孩童的祖輩已經是好幾代的知識分
子了」，甚至來自顯赫的藝術和學術家庭」。亞斯伯格聲稱，在自閉
青少年身上「有時候就好像〔他們祖輩〕昔日的輝煌只剩怪癖還保留下
來」。[46] 根據這些說法，人們不禁要問，上流社會的孩子身上所謂的
「怪癖」，到了艾爾芙蕾德或瑪格麗特這類勞動階層的孩童身上，是否
可能被視為一種性格缺陷或精神疾病。

　　亞斯伯格的診所用幾乎相同的術語來描述瑪格麗特、艾埃爾弗蕾
德、弗里茲和哈洛。雖然亞斯伯格強調尊重每個孩子獨特性的重要，
在他1944年論文的第一頁也這麼寫著，每個孩子都是「一個獨特的、
不可複製的、不可分割的存在（即德文的「in-dividuum」），因此終究
是無法與他人比擬」，但是，診所工作人員針對這些兒童仍然共用了
一份定義的清單：表情空洞、躲避其他孩子、行為衝動。[47] 在這些兒
童的病史中，瑪格麗特、艾埃爾弗蕾德、弗里茲和哈洛僅僅是依附於

通用特質（generic traits）的名字而已。

　　根據亞斯伯格診所的紀錄，瑪格麗特「完全沒有參與兒童群體」。她沒有加入交談，也「不笑」，不和大夥兒一起「盪鞦韆」。[48] 亞斯伯格的同事羅拉謝爾醫生（Dr. Rohracher）堅持認為，艾爾芙蕾德還誤讀了社交線索。這名女孩會「對情境、別人的行為進行衡量，但她自己完全搞錯了」。艾爾芙蕾德沒有覺察她的行為對其他人的影響；她可能會對瑣碎小事反應過度，或者「無緣無故地大笑」。診所的官方報告總結說，她的「整個行為從未獲得正確的調整」。兩種不同手跡的筆記甚至更直截了當表示：「艾爾芙蕾德一直很特殊」而且「是一個相當不正常的存在」。[49]

　　亞斯伯格在討論弗里茲和哈洛時會像描述女孩時那樣採用比較性的措辭。在弗里茲的案例中，亞斯伯格說：「對人、事物和情境的適當反應，他幾乎都沒有。」這男孩「與任何人之間都沒有正確的情感關係」；弗里茲「四處閒晃而且疏離」，「不可能讓他和一群人一起玩」。他「似乎沒有留意周圍的環境」。他的眼神「很奇怪」，「大部分的時候，如果他沒有露出邪惡的目光，那麼眼神就會投向空中」。弗里茲就是很單純地「與群體脫隊」。[50]

　　據亞斯伯格說，哈洛也「從來不表現得溫暖、信任或有活力」。他「『絕不』和別人一起玩遊戲」。反倒是他「迷茫的凝視往往投向遠方」。這名男孩「仍像個陌生人」，無法「與病房裡的其他孩子或成年人建立任何親密關係」。[51] 亞斯伯格也同樣以籠統的方式描述他的個案研究中另外兩名男孩。恩斯特「總是與眾不同」，「一直像個陌生人，在其他孩子之間穿梭，卻從未參與他們的遊戲」。赫爾穆特「與人之間沒有任何真正的關係」，「也沒有真正融入這個世界」。[52]

　　亞斯伯格的臨床報告不僅概述了孩子們關係連結的方式——就這

點來說，他們的描述是彼此通用的——也概述了青少年的不服從的行為。例如，亞斯伯格認為弗里茲「不懂得尊重的含義，對成年人的權威漠不關心」。弗里茲「即使與陌生人說話也感到羞怯」，並且只使用非正式的稱呼「Du」*，而不用正式的尊稱「Sie」*。他「不在乎人們是否為他感到難過或生氣」。[53] 至於哈洛，亞斯伯格說他「在遭到紀律處分時可能會耍賴頑抗」。即使哈洛「暫時對某位教師的權威感到服氣」，他「多少還是會喃喃自語」。哈洛也會過度引發別人的注意：「有人說他是一個習慣性的『撒謊者』，」他「講了很長的、很離奇的故事，他的捏造變得越來越奇怪而語無倫次」。[54]

　　亞斯伯格診所部門的工作人員也以同樣的措辭來描述艾爾芙蕾德和瑪格麗特。艾爾芙蕾德的行動沒有經過思考，沒有「經過反思考量」。她有「一種頑皮、古怪的作風，並且會衝動行事而不顧事後的懲戒」。瑪格麗特也「很難受到任何方面所左右」。她「傾向做出誇張的抗議反應」，「經常對老師出言不遜」。亞斯伯格的工作人員說，兩個女孩都編了故事。艾爾芙雷德會「講述不可能發生的事件」，而瑪格麗特則會「自吹自擂精心編造的謊言」。[55]

　　診所的職員認為這四名兒童都同樣魯莽浮躁。弗里茲「完全放任自己內心產生的衝動」，亞斯伯格相信這些衝動「與外界刺激無關」。弗里茲會「突然開始有節奏地敲打大腿，重重地拍打桌子，撞牆壁，撞其他人，或者在房間裡跳來跳去」。哈洛的行動「沒有考慮後果」。他甚至「上課時離開桌子，四肢在地上爬行」。[56] 診所的報告說，艾爾芙蕾德也有「相當不可預測的、衝動的、全然動機不明的舉動」。她

161

---

*　「Du」是德語的第二人稱單數「你」的意思。

*　「Sie」是德語的第二人稱尊稱「您」或「您們」的意思。

會「製造很多不安和騷動」，「突然從桌子上跳起來，突然抓取某個東西等等」。[57] 亞斯伯格和他的同事盧凱西醫生（Dr. Luckesi）把瑪格麗特描述成「輕浮、古怪、完全漫不經心、不三思、不可信賴」。[58]

依據報告內容，由於缺乏身體控制，這些孩子的性欲過度（oversexed）。亞斯伯格反對哈洛「任性、魯莽的行為」，那會造成「和其他男孩發生邪惡的性惡作劇」。這些舉止恐怕會逐漸變成「同性的性行為，性交企圖」！弗里茲才六歲，這類的事情對他來說還太小。但亞斯伯格說，自閉精神異常有「很多的個案」，他們的自慰「出現得很早，經常密集地做」。這些青少年「可能會在公共場合暴露地自慰，而且他們無法被制止」——「因為他們基本上沒有任何羞恥感或罪惡感」。[59] 矯治教育診所也認為艾爾芙蕾德和瑪格麗特的性欲過度。根據一份手寫的觀察報告，艾爾芙蕾德展現出對「男孩群體的興趣」，她會「用閃亮的眼神、暈紅的臉，來招引男孩」。瑪格麗特被轉介到精神科接受觀察，因為據說她和「幾個男性熟人」在街上待了一個晚上。[60]

儘管診所對艾爾芙蕾德、瑪格麗特、弗里茲和哈洛的通用描述有相似之處，但孩子們的個人殊異性也在他們病史的字裡行間顯露出來。艾爾芙蕾德檔案中的斷簡殘篇所刻畫的這個女孩，幾乎不像診所對她的摘要報告所說的那樣社會脫節和失控。相反的，我們看到的是一個有著許多情感依附，為人著想的孩子。例如，從一筆記可以發現艾爾芙蕾德「整天都在寫短信」給在她生活中的人們，這意味著她能感受到許多的聯繫。艾爾芙蕾德寫了這麼多信，以至於另一筆記暗示她有「書寫狂」（graphomania）。[61]

在寫給母親的一封信中，艾爾芙蕾德表達感情的能力是顯而易見

162 的：「親愛的媽咪！妳好嗎？那兩個小討厭已經上幼稚園了嗎？我希望我能儘快回到妳身邊！」艾爾芙蕾德還寫信給亞斯伯格的護士長維克托琳・查克。艾爾芙蕾德似乎給了查克一份食品禮物，並親切地對她說：「親愛的護士長！願妳女兒的祝福帶給妳幸福。妳若不吃，我就不跟妳說話，而且會很生氣。它會給妳帶來快樂。」[62]

然而，艾爾芙蕾德展開的雙臂在病房顯然並不總是受到歡迎。另一張手寫的紀錄，也許是查克的筆跡，鄙視艾爾芙蕾德的依附，並如此評論：「她對我的感情是牽強、不自然的。」[63] 除了工作人員對艾爾芙蕾德的嚴苛批評，還有一些跡象表明她遭受不當對待。她在給奧勒納醫生（Dr. Aulehner）的一封哭訴的信中寫道：

> 如果我不早點回家，我就會更早地死於悲傷。因為琨克（Künk）護士對我所做的已經不再是好事了。我也沒對她做過什麼。我整晚幾乎都睡不著，因為這個琨克護士對我來說實在太可怕了。[64]

也許，最致命的是艾爾芙蕾德在主治醫生檢查前一天與診所護士的衝突。據一份手寫報告顯示，病房裡的孩子們都想在檢查前保持最佳狀態。由於醫生的判斷可能攸關生死，他們這樣做是對的。為了留下更好的印象，艾爾芙蕾德要求護士把她的長辮子剪掉。護士抱怨說，在她再三回絕之後，艾爾芙蕾德「帶著她剪下來的辮子突然從浴室衝出來」，「像個瘋子一樣興奮地跑來跑去，躲著我」。[65] 令人疑惑的是這件事究竟如何影響護士的報告，醫生是如何評估艾爾芙蕾德，而她在這次預約檢查所期待的髮型又是如何可能決定她的命運。

亞斯伯格的診所沒有給予艾爾芙蕾德任何精神醫學的診斷。就像瑪格麗特和克莉斯汀一樣，艾爾芙蕾德讓人頭疼的個人特質被歸咎於月經。因為艾爾芙蕾德的問題，尤其是逃跑這個舉動，「在月經初潮之後變得尤為顯著」，主持檢查的羅拉謝爾醫生決定在她正值青春期時進行一次長期的醫學觀察。不僅「有絕對的必要去徹底監督這名女孩」，艾爾芙蕾德還可能最後要接受「荷爾蒙治療」。[66]

163

　　按照納粹精神醫學的措辭，羅拉謝爾也認為艾爾芙蕾德是無法接受教導的。她警告說，「這個女孩對教育工作者來說是明顯的負擔」，根本達不到「教育上的要求」。雖然艾爾芙蕾德的檔案中沒有提到她的智力，但羅拉謝爾覺得上學對她來說是一種浪費。這位醫生「不認為把她安置到教育機構是可取的做法」。[67] 這份無法接受教育的診斷意味著她會成為民族共同體的負擔，也讓一個孩子從矯正之路邁向被消滅的結局。事實上，在她來到這裡僅僅七週之後，羅拉謝爾就簽署將艾爾芙蕾德從亞斯伯格診所轉介到斯皮格朗德——特別指明「伊林醫生的部門」，也就是那位負責謀殺的人。[68]

　　艾爾芙蕾德在亞斯伯格的診所裡有不安的預感。她非常憂心病房可能會把她送去的地方。正如艾爾芙蕾德寫給她叔叔斐迪南（Ferdinand）的信中所說：「我只告訴你一件事，我們再也不會見面了。而這是我給你的最後一封信，我很抱歉。」艾爾芙蕾德還給母親寫了一封告別信，警告說，這「也許是最後的一封信，因為我不知道我們是否還會見得到面。因為我不知道我是否會在這趟旅行中死去」。[69] 由於這兩封信都還在艾爾芙蕾德的檔案中，亞斯伯格的診所在把艾爾芙蕾德轉介給斯皮格朗德之前，很可能從來沒有把它們寄給她深愛的親人。

　　瑪格麗特比艾爾芙蕾德經歷了更痛苦的磨難。當局在1941年到1944年間，以品行不良之名三次將瑪格麗特從家中帶走——包括兩次住在亞斯伯格的診所，兩次住在斯皮格朗德。瑪格麗特於1941年

8月23日第一次來到矯治教育部門，並在那裡觀察了四個星期。就像亞斯伯格和他的同事盧凱西說的那樣：「這個女孩的母親，她還有三個年幼的孩子，儘管她的本意是好的，但她無法充分監督這個女孩，因為她一次又一次地逃跑，而且還耍弄各種惡作劇。」當瑪格麗特的地區主任委員以難以管教而將她轉介時，亞斯伯格的診所卻給她貼上一個更根本的性格缺陷標籤。一份手寫的紀錄總結說，瑪格麗特「有任性的危險（欺騙、異常的尷尬舉止，以及在外面待上好幾個小時）」。[70]

164

　　亞斯伯格的診所似乎已經為瑪格麗特安排好轉介到斯皮格朗德。1941年9月19日，當時的斯皮格朗德的負責人厄文·傑克留斯參訪亞斯伯格的診所，而他正在為維也納的所有診所搜索可以送到斯皮格朗德的青少年。根據亞斯伯格診所的病房紀錄，瑪格麗特是被「介紹」給傑克留斯的，這表示她可能早已被預先選中。她在同一天轉介到斯皮格朗德。[71]

　　就這樣，瑪格麗特展開了幾輪令人困惑的機構收容、轉介和出院。在斯皮格朗德，參與殺害數百名兒童的瑪格瑞絲·赫布希和海倫娜·喬克爾醫生，診斷瑪格麗特患有「躁鬱性思覺失調症」。她們說，她的「面部表情格外的空洞，即使在看似熱烈交談中也是如此」。她會「無緣無故地笑」，臉上掛著「僵硬造作」的「淺淺憂愁」。[72] 赫布希和喬克爾判定這名女孩「有精神疾病，需要長久留在精神療養院」，因為她「有教育上的障礙，以及道德方面的危害」。[73] 1942年5月，赫布希和喬克爾要求將瑪格麗特轉介到維也納負責監管成人安樂死的機構斯坦霍夫診所。他們還建議「絕育是適當的」。直到1942年10月7日之前，瑪格麗特一直在斯坦霍夫，後來因不明緣由出院。[74] 瑪格麗特在維也納最可能致命的兩家機構倖存下來：斯皮格朗德和斯坦霍夫。

一個月後，也就是1942年11月，警察於晚上9點30分在東區火車站附近逮捕了瑪格麗特。儘管十五歲的瑪格麗特當時在克萊澤（Kletzer）公司從事一份非技術勞動的體面工作，但據報告指出，她「在街上遊蕩到凌晨」，而且從母親那裡偷香菸給一名她認識的男人。據說瑪格麗特對她的母親「冒犯如故，根本不聽她的話」。1942年12月10日，奧托・帕茲爾的著名精神醫學診所對瑪格麗特進行了評估。該診所發現，瑪格麗特「在工作中具有嚴重的道德危害和障礙」。帕茲爾的診所懷疑瑪格麗特「根本沒有工作能力」，建議她「儘早轉介到第17號病房大樓（伊林醫生）那裡」，它位於斯皮格朗德，而這是一項致命的處方。[75]

1943年1月13日，瑪格麗特回到了斯皮格朗德，在那裡，伊林主任對瑪格麗特進行了正向的評估。儘管伊林確實發現她「非常衝動」、「非常焦躁不安、心煩意亂」，但他推翻了先前斯皮格朗德的醫生同事赫布希和喬克爾的診斷，他表示：「沒有罹患精神疾病（思覺失調症、躁鬱症等）的證據。」他甚至斥責他的同事說，「從那時起的病史記載並不能證明是思覺失調症」。伊林覺得瑪格麗特能夠「試著回到她父母身邊」。她是「暫時可以接受教育的」。[76] 於是瑪格麗特又被釋放回家了。

據說瑪格麗特仍然「離家出走，四處遊蕩」，於是她二度被送回亞斯伯格的診所。從1944年4月18日到1944年5月30日期間，瑪格麗特和艾爾芙蕾德差不多在同一個機構裡。瑪格麗特一入院後，護士就帶她去洗澡。瑪格麗特顯然很沮喪，她傾訴了自己對數次機構收容的恐懼。護士在手寫紀錄中轉述道：「她一進浴室就非常多話。」瑪格麗特對護士「談了很多她的生活」。「她被關進監獄，不喜歡去回想在單人牢房裡的時光。在受到懲罰後，她進到一間必須努力工作的機構。」護士似乎對於聽瑪格麗特的不幸遭遇感到厭煩：「在詢問她的罪行時，她報告了許多瑣碎的細節，但沒有提到要點。這根本是在考驗聽眾的耐心。她一個人講完後很高興。」這位護士還指出，瑪格麗特的身體「不是特別髒，但她長了很多青春痘」。[77] 對診所的工作人員來說，身體方面的鑑定很重要，他們注意到，儘管瑪格麗特「已經表現出完全女性化的身體形態」，但她「缺少年輕活力的肌肉張力和皮膚張力」，而且「這名青少年的整體外貌已經不像是一位少女」。此外，瑪格麗特的「動作相當笨拙，一點也不優雅」。[78]

瑪格麗特在亞斯伯格的診所期間一直顯得很緊張。她著急地想知道亞斯伯格的工作人員到底說了她什麼。一名工作人員寫道：「當我們早上互相簡報孩童們的情況時，她總是在我們附近徘徊。」瑪格麗特的擔心當然是可以理解的，因為先前的觀察已經讓她送到斯皮格朗德兩次。一名護士提到，在和費德曼醫生（Dr. Feldmann）進行體檢的時候，據說瑪格麗特「感到尷尬、敏感，經常冒失無禮」。[79]

面對不斷的評估，瑪格麗特似乎急於在亞斯伯格的診所中表現她的美德和價值。她寫了一張紙條給紐恩特費爾（Neuenteufel）護士，以驕傲的詞彙與決心承諾說：「我的抱負只有一件事。永遠不要在生活中動搖。我會努力獨自慢慢地向上。」瑪格麗特責備自己並懇求護士，「請原諒我的打擾。我還年輕又愚蠢」。[80] 瑪格麗特也為父親對她的看法感到不安。她發誓要有模範的表現，她寫道：

> 親愛的父親！我想像著我以後再次回家和你在一起。我想在家重新勤奮工作。我想和孩子們一起做事，但我知道在戰爭時期你無法選擇你的工作。所以我會按要求的去做。我想如果我們所有人都能再次在一起該有多好。[81]

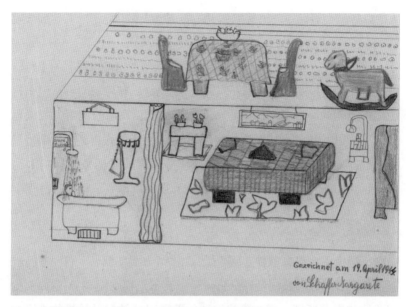

圖13：瑪格麗特於1944年4月19日在亞斯伯格的診所繪製

在她到亞斯伯格診所的第二天，瑪格麗特畫了一幅令人心疼的畫，描繪了她被拋棄的自我形象以及她對更溫馨未來的期盼。她畫了一間田園風格的房子，充滿明亮舒適的房間。它的特色是一張鋪著紅格子桌布的餐桌，擺在紅白相間圖案的地毯上，還有一些花盆，牆上掛著一幅山景的圖畫。另一個房間有圓點花紋的壁紙，以及一張鋪著藍色花樣布的廚房用桌，黃色的桌腳，橙色的椅子，桌子上有一整盆的蘋果。一具黃紅相間的大型搖擺木馬在一旁看著。唯一的生命是一個孤獨的身影塞在浴室的左下角。這個人坐在一個大浴缸裡——就像瑪格麗特前一天剛進亞斯伯格診所時那樣——而且很微小，只有頭露出來。一注巨大的水流從浴缸龍頭沖到她的頭上，遮住了她的頭，那人的身影被一層厚厚的浴簾擋住了，與這棟快樂的屋子的其他部分隔開了。[82]

167　　　亞斯伯格的診所懷疑瑪格麗特的願景和努力是發自內心的。有一份紀錄表示瑪格麗特膚淺而不真誠：「她良好、有禮貌的行為是出自於權宜策略的一種粗俗的舉止，而不是來自更高明的洞察力或倫理動機。」瑪格麗特只想「製造一個好印象」。另一份報告甚至把瑪格麗特的懇求稱為「可疑的恭敬」。由於瑪格麗特的動機被視為粗製濫造，亞斯伯格的診所部門宣稱：「儘管有明顯的改善，但她仍然完全不可靠。」[83]

　　不過，矯治教育病房的確同意斯皮格朗德的伊林醫生的觀點，瑪格麗特還稱不上患有精神疾病。她只是「智力水準很低，有一些精神異常特徵，導致不良的個性分化，但肯定不是精神錯亂」。就像艾爾芙蕾德和克莉斯汀一樣，瑪格麗特的問題可能被歸咎於她的性別，「這個女孩對青春期的不良反應」和「經前情緒問題」。[84] 亞斯伯格的診所最後決定，瑪格麗特可以成為民族共同體的一名有生產力的成

168　員，也承認「她的工作表現實際上很好」。工作人員免除了她在斯皮格朗德的第三次收容──「因為這個女孩在工作方面非常有用有效率」──並批准她住在盧塞恩海姆（Luisenheim）的兒童之家。[85]

　　在這三年內，瑪格麗特的診斷範圍涵蓋很廣：從「任性」、「躁鬱精神病」、思覺失調症、月經問題，再到暫時可接受教育。醫生的指示也涵蓋各個方面：從絕育手術、斯皮格朗德收容（兩次）到出院返家（兩次）。診斷方式極為任意武斷。納粹精神醫學診斷仰賴個人的決定和不斷變化的標準──其隨意、草率的措辭對兒童的命運產生了巨大的影響。

　　所幸，無論瑪格麗特和艾爾芙蕾德經歷了何種遭遇，這兩個女孩

似乎都從斯皮格朗德和維也納致命的兒童機構網絡中存活下來。至少死於安樂死計畫的兒童名冊中沒有她們的死亡紀錄。至今，她們的生命將被永遠銘記。瑪格麗特第二次到亞斯伯格的診所時，護士針對她待在浴缸時的一段紀錄是這麼說的：「她的願望是照顧孩子，但她懷疑經過這一切之後她是否還能做到。」[86]

當瑪格麗特和艾爾芙蕾德被判進入斯皮格朗德時，亞斯伯格對弗里茲和哈洛表現出了極大的耐心和關懷。這些男孩的行為對病房來說似乎更有問題，但他們被認為有更大的潛力。亞斯伯格相信弗里茲有「真正的機會接受矯正教育」。雖然弗里茲「有相當多的問題，他無法在課堂上接受教導」，但亞斯伯格還是允許弗里茲有一位「病房的私人導師」，而且費了好大的勁才得到維也納「教育當局的同意」。亞斯伯格誇口說，經過密集的治療，他的部門讓弗里茲通過了州立學校的考試。然後，政府支持他以「外部學生」的身分上小學三年級，這樣他就不會耽誤一年的學業。[87]

亞斯伯格為支援弗里茲獨特的學習方式所精心設計的介入計畫，與當今所運用的方式十分類似。亞斯伯格建議，患有自閉精神異常的兒童可以從個別的助教那裡獲得幫助，而且「可能需要一名保育員陪同他到所有學年結束，甚至更久」。亞斯伯格還建議家長和教育工作者制訂明確的進度計畫表，「制訂確切的課程表，從起床的那一刻起，詳細列出每一項事務和職責」。[88]

亞斯伯格表示，最重要的是，照顧者必須對患有自閉精神異常的孩童發展出強烈的情感依附──這一點與瑪格麗特和艾爾芙蕾德在他的診所接受的冷漠對待形成了鮮明的對比。亞斯伯格宣稱，人們需要表現出「真正的關懷與慈愛，如果想要達到任何目的的話」。他說，要讓自閉精神異常的青少年「受到引導與教導」，「唯有給予他們真正的理解和真誠的情感」。[89]

　　簡而言之，亞斯伯格認為自閉精神異常的兒童應該接受靈覺治療。孩童應該「和他的照顧者共同經歷不間斷的相互關係，不斷建立起他自己的回應方式，並根據另一方給予的積極或消極結果來修正它們」。成人和青少年之間的聯繫就能夠產生靈覺，並傳遞給青少年。這種聯繫是形而上的：一種「存在於帶領者和兒童之間活生生的統一體」，一種「在無數有意識和無意識的關係中相互回應的統一體」。[90]當亞斯伯格的診所懷疑艾爾芙蕾德和瑪格麗特是否有能力建立社會聯繫、是否需要隔離的時候，自閉精神異常的男孩們卻有可能受到激發，如果有人願意為他們投入特別的關注與敏感度的話。

　　亞斯伯格將男孩的關係障礙和衝動解釋為自閉精神異常，而他的診所工作人員則遵循歐美精神醫學的長久以來的趨向，將女孩的關係障礙和衝動解釋為歇斯底里和女性問題，而且與她們的月經週期有關。當亞斯伯格的部門認為這些女孩是無法矯正並將她們送往斯皮格朗德的時候，這些男孩在診所裡明顯的惡劣行為卻得到了密集的照護。他們落在納粹精神醫學的優生學硬幣的有利的那一面，而且有可能融入**民族**。

　　男孩和女孩的處遇方式究竟有何不同？亞斯伯格在1994年的自閉精神異常論文中聲稱，在他的診所十年來「超過兩百多名」鑑定為自閉兒童當中，「我們從未遇過一個有完整自閉精神異常症狀的女孩」。[91]亞斯伯格含糊地提到「超過兩百多名」病例，這聽起來十分不精確。但他明確表示，自閉症精神異常是一種男性的診斷。亞斯伯格確實承認，某些自閉兒童的母親有「自閉特徵」，而某些女孩有「自閉精神異常關聯的接觸障礙」。但亞斯伯格推測，這些症狀是由荷爾蒙引起的，而不是一種潛在的疾病：「女性的自閉特質很可能只有在青春期之後才變得明顯」。[92]

在亞斯伯格看來，男孩和女孩之間的區別歸結於智力。亞斯伯格將自閉精神異常的觀點基礎建立在他所看到的認知能力的差異之上，這來自於他所處時代的性別刻板印象的延伸。對亞斯伯格來說，自閉精神異常有卓越的抽象思考。「抽象能力的高度發展，導致很大程度喪失對事物和對人的具體關係。」[93] 男孩才擁有更高層次的思考能力。亞斯伯格認為，男孩具有「邏輯能力、抽象能力、精確思考和形式表達的天分，以及獨立的科學研究能力」，而女孩則適合「具體的、實作的、整理的、有條理的工作」。

簡而言之，「抽象能力與男性的思維過程是相符的，而女性的思維過程更強烈地依賴於感覺和本能」。這就是亞斯伯格所說的「智力上的根本性別差異」。因此，亞斯伯格結論，「自閉人格是男性智力的一種極端變體」，甚至是「男性性格的極端變體」。[94]

當然，亞斯伯格並不是唯一認為男孩有特殊認知能力的人。在納粹精神醫學中，他很可能熟悉威爾海姆・魏甘特（Wilhelm Weygandt）的研究工作。他接受過沃納・維林格的培訓，在亞斯伯格的社交圈相當知名。魏甘特針對「有天分的低能者」發表過文章，它是以莫里茲・特拉默和麥克斯・柯爾莫斯（Max Kirmsse）的早期研究為基礎來完成的。他們的研究對象是那些在數學、音樂、藝術、記憶和事實知識方面擁有非凡天賦的人，儘管他們有其他認知障礙——亞斯伯格可能會以自閉來給這些人下診斷。魏甘特宣稱有這種特殊能力的人當中只有百分之十是女性。魏甘特的用語與亞斯伯格相近，他強調，女性是「本能的、情緒性的、非創造的、主觀的」，他還用了「女性的生理特異性」（physiological idiocy）這樣的措辭。[95]

171

亞斯伯格在他有關自閉症論文中花了相當大的篇幅探討自閉能力相關的智力檢測和推測。但是，在艾爾芙蕾德、克莉絲汀或瑪格麗特的檔案裡沒有這些測試，只有一些繪畫和片段的個人寫作。[96] 儘管這些女孩表現出與弗里茲和哈洛相似的行為，亞斯伯格的診所卻只將男孩的這些特異性解釋為是優異智力的徵候。

例如，非典型言說（atypical speech）彰顯了亞斯伯格所稱的自閉精神異常之中「有利個案」的例外能力。[97] 亞斯伯格寫道，自閉兒童「對語言有一種特殊的創意態度」。他們可以「用一種原創的語言形式來表達他們自己的獨特經歷」。亞斯伯格認為，自閉兒童「新創的或部分重組的表達」雖然「常常難以理解」，但卻表現出獨特的洞察力。[98]

當亞斯伯格在智力測驗中詢問弗里茲蒼蠅和蝴蝶的區別時，他很高興聽到弗里茲說出這些新穎而創意回答：「蝴蝶雪花般落下，被雪花給雪封了」，「蝴蝶是紅色和藍色的，蒼蠅是棕色和黑色的」。[99] 亞斯伯格還稱讚哈洛會「創造吻合當下的字詞」。當被問及火爐和烤箱的區別時，哈洛說：「火爐就是房間裡有一位攜火者。」[100] 亞斯伯格宣稱，這種「不尋常詞語」的運用就是「自閉內省」（autistic introspection）的一個例子。[101]

然而，亞斯伯格的診所認為瑪格麗特的創新詞（neologisms）既不那麼迷人也稱不上聰明。一份手寫的紀錄上寫道，瑪格麗特「沒有想像力」，「既不幽默也不聰明，只令人厭惡」。在斯皮格朗德時，瑪格麗特的「字詞創造」只不過是「一種造作而拙劣的自我表現方式」。她的「押韻以及把單詞串在一起的傾向」，可能「意味著躁鬱精神錯亂」。[102]

即使瑪格麗特的成熟交談也暗示她的低劣性。工作人員的報告指出：「她的言談很早熟，太過精明」，她使用「浮誇的慣用語、陳腔濫調的格言」並非出自優異的智力，而是來自「某種粗俗的修飾」。當瑪格麗特「不像孩子般」的說話方式被視為粗俗，亞斯伯格卻認為男孩們的修飾是真誠的。[103] 他讚揚六歲的弗里茲「像一個成年人」那樣說話，也讚揚跟八歲的哈洛說話就像面對一位成年人。即使是亞斯伯格認為障礙程度更高的恩斯特，說起話來也「像個成年人」。[104]

男孩們也表現出了自閉性的智力，他們會滔滔不絕地談論自己感興趣的話題，而不太在意交談對象。亞斯伯格寫道，弗里茲「他所說的話很少是在回答問題」，而哈洛「不回答別人的問題，只是讓他的談話順著他自己的單一思路進行」。恩斯特的談話也「不顧別人問他的問題」，倒是他的「『離題』十分明顯」。[105] 然而，矯治教育診所卻認為瑪格麗特離題的言論是不恰當的：「她的敘述迂迴冗長」，而且「沒完沒了」。與其說是智力的徵候，不如說這表現出「她不省思、不受控制的思維方式」。[106] 瑪格麗特很不著邊際——而男孩子們則表現得很敏銳。

亞斯伯格如此關注男孩們的智力，這一點尤其值得注意，因為它很難測量出來。儘管遭到男孩們的抗拒，亞斯伯格還是投入了大量的精力來證明他們的能力。例如，弗里茲的「測試極困難執行」。他「不斷地跳起來或拍打測驗者的手」，而且「他自己不斷地從椅子上摔到地板上，然後享受再次被穩穩抱回到椅子上的感覺」。當在診所裡實施傳統的拉扎爾測驗系統時，弗里茲拒絕模仿敲打出來的節拍；他在數學計算問題上畏縮不前。當被問及樹和灌木的區別時，他只回答說：「有差別。」當被問及乳牛和小牛的區別時，他回應：「啦咩啦咩。」[107]

然而，亞斯伯格願意把弗里茲在測試中沒有表現出來的技能歸屬於他。當弗里茲根據記憶覆誦多達六位數字時，亞斯伯格評論說：「人們對他的印象很深刻，認為他可以更進一步，只是他不喜歡那

173

樣。」亞斯伯格聲稱弗里茲有「非凡的計算能力」，這是根據他與男孩父母的討論，以及後來在病房裡的個別指導。[108] 如果沒有亞斯伯格和他的同事們密集努力去發掘，弗里茲的技能可能從不會被發現。

亞斯伯格認為，測試哈洛和測試弗里茲一樣困難。「很多精力都耗在促使他去做這些任務上」，因為哈洛會「對一個他不感興趣的問題完全閉嘴」。但是亞斯伯格，就像對弗里茲一樣，會以有利的方式處理對這個男孩的疑慮。他認為哈洛的不尋常回答正是不尋常智力的證據。關於湖泊和河流的區別，哈洛解釋說：「嗯，湖泊不會從它的位置移動，它絕不會那麼的長，不會有那麼多分支，而且它總是在某處有盡頭。」[109]

如果對艾爾弗蕾德和瑪格麗特的測試確實是充滿挑戰性的，亞斯伯格會想方設法引發這些女孩們的回應嗎？很難想像亞斯伯格和他的同事們會被她那種含糊不清的回答所吸引。更有可能的是，他們會受到與克莉斯汀相似的判定。在沒有任何測試紀錄下，亞斯伯格認定克莉斯汀的智力略低於平均年齡，「她對智力相關的問題幾乎沒有興趣」。[110]

亞斯伯格還宣稱，自閉的男孩擁有獨特的感知力：一種「只在他們身上才會發現」的「獨到清晰的眼光」，這些特殊的能力可以「進行某種特定的內省並且具有一種鑑賞性格」。他堅持認為他們「精神異常狀態的洞察力」是很不可思議的，近乎奇蹟。[111]

亞斯伯格特別強調的一項「獨特特質」，就是自閉男孩「在藝術品味上罕見的成熟度」。他說，「正常的兒童」會受到「美麗的畫面、庸俗的粉紅玫瑰和天藍色」所吸引，而自閉兒童「可能對藝術作品有一種特殊的理解，這即使對許多成年人也是很困難的」。在亞斯伯格看來，他們對「羅馬式雕塑或林布蘭（Rembrandt）的繪畫」特別在行。[112]

亞斯伯格宣稱的自閉精神異常的「獨到清晰的眼光」，他並沒有提出
相關證據。姑且不論他的主張是對或錯，但他的診所是否有機會讓艾
爾芙蕾德或瑪格麗特去鑑賞林布蘭的繪畫或羅馬式雕塑，這一點令人
懷疑。

　　撇開亞斯伯格對男性的自閉智力的推測不提，他在診斷的許多方
面也含糊不清。對亞斯伯格來說，自閉精神異常的症狀可以透過各種
方面表現出來。正如他針對自閉兒童所寫的那樣，「他們並不是每個
人都擁有所有的自閉特質」，而且「這種類型的個別差異非常大」。這
些青少年的不同之處在於「社交接觸失敗的程度、智力和個人能力的
水準，也在於許多的個人特質、特殊的反應方式和特殊的興趣」。[113]
　　例如，在言語方面，亞斯伯格對於何者才稱得上是自閉並沒有
設立標準。因為有「許多的可能性」。聲音可能是「柔和而遙遠」，或
「優雅而有鼻音」，或「高亢而震耳欲聾」，或「過度做作」，或「像在唱
歌」。雖然亞斯伯格承認他的標準相當發散，但它們的分歧之中又有
一貫性：「它們都有一個共同點：語言讓人感覺不自然。」顯然，亞
斯伯格對何謂「不自然」的判定方式之一就是孩子們所犯錯誤的滑稽
感（humorousness）。他說，他們的言談「常常像一幅諷刺漫畫」，「會
引發在場聽眾的訕笑」。[114]
　　亞斯伯格同樣聲稱，雖然自閉兒童的身體類型和身體能力的差異
很寬廣，但他們在某種程度上都不符合當代陽剛的身體典範。哈洛比
一般人矮，「他的胳膊和雙腿看起來比他的身體還短」。他的「姿勢也
很奇怪」，因為他「垮垮而立，手臂遠離身體，就像一個肥胖的紳士或
拳擊手那樣」。弗里茲有著「瘦長的身材」，皮膚下的血管清晰可見，
皮膚是「略黃帶灰的蒼白」。亞斯伯格說，這個男孩的「肌肉組織發育

得很柔弱」,「姿態無精打彩,肩膀下垂,肩胛骨突出」。[115] 在對赫爾穆特的簡短描述中,亞斯伯格寫道,這個男孩的「外表很怪異」。依據報告所載,他的「唾液分泌明顯增加,當他說話的時候,人們可以聽到他嘴裡的唾液在冒泡」。他還「胖得很怪異」。從十一歲起,赫爾穆特就「有明顯地『乳房和臀部』」,還有「膝蓋內彎和扁平足」,「當有人跟他握手,他的手就好像沒有骨頭,像是橡膠做的」。[116]

亞斯伯格寫道,有些孩子偏離規範的行為可能會顯得滑稽可笑。他說,這些人的「行為、說話方式,以及常見的怪誕舉止,都讓人不禁嘲笑」。哈洛被當成是「一個嘲笑的對象」,他「古怪、略帶滑稽的端莊」和「奇怪、喜劇般的行為」都「直接引發其他孩子的取笑」。[117] 亞斯伯格指出,「動作笨拙」存在於「絕大多數自閉個體」。[118] 弗里茲和哈洛,就跟恩斯特和赫爾穆特一樣,都是「非常笨拙」和差勁的運動員,無法融入團體運動。哈洛的「動作醜陋生硬」,他當然「不是技巧純熟的參賽者」。[119] 亞斯伯格聲稱,「自閉兒童對自己的身體也沒有恰當的態度」。他詳細指出這些男孩在外貌修飾方面的失敗,並概括說自閉的兒童缺乏「整潔和身體護理。即使是成年人,他們也蓬頭垢面地走來走去」。[120]

亞斯伯格關於自閉智力的觀點是診斷的核心,但卻得出了另外一個不明確的定義。他承認,很難對自閉兒童進行概括的歸納,因為「研究的發現可能相互矛盾,不同測試者會得出不同的智力評估」。亞斯伯格關於自閉精神異常的核心觀點——難以駕馭社交互動——也很模糊。它基本上是指難以適應:「在幼兒時期,學習簡單的實用技能和社會適應方面存在障礙。這些障礙在不同階段都來自同樣的困擾,包括在學齡期引起的學習和行為問題,在青春期引起的工作和表現問題,在成年期引起的社會和婚姻衝突。」[121]

換句話說，亞斯伯格關於自閉精神異常的觀點是一種全面性，但型態全然不定的診斷。亞斯伯格將它運用在某些孩童身上，藉以指出他們的人性：但他運用在其他孩童身上又是去否定他們的人性。它體現於孩童的「身體外貌、表達功能，甚至體現於他們的整體行為」，而這也意味著對孩童的真實存在進行判斷。[122] 沒有任何細節是無關緊要的，沒有任何一個孩子的生活領域是獨立於診斷的。自閉精神異常涵蓋精神世界的每一個角落，包括不思考的習慣、極端的情感以及才智能力。它也涵蓋了多面向的社會環境——從心理到生理，從學校到家庭再到社群。它觸及到在第三帝國裡要成為一個人的核心意涵。

在他論文的結論中，亞斯伯格認為患有自閉精神異常的兒童有可能對社會具有價值。「自閉的人們在社會群體的有機體中有他們的位置」，他宣稱：「他們恰如其份地履行自己的角色，或許比任何人來得好。」[123] 他還為整體上出現發展差異的兒童進行了辯護，認為「不正常的個性仍具有發展和調整的能力」，而且「他們在發展歷程中可能會出現意料之外的社會融合的可能性」。在一段亞斯伯格經常被引用的引述中，他重申了1938年的一段聲明，即醫生「有權利和義務以我們人格的整體力量為這些孩子說話。我們相信只有絕對奉獻和慈愛的教育者才能在有障礙的個體身上取得成功」。[124]

雖然很多人把亞斯伯格的仁慈話語詮釋為是對第三帝國殘酷行徑的反抗，但這些寬厚的言論只是在論文結尾才出現，語氣標示突然轉變，而且看起來幾乎是附加上去的。這篇論文的大部分——在語氣和細節上——都在貶低自閉兒童。除了亞斯伯格對自閉症智力的推測之外，他對這些青少年的描述也很苛刻。

此外，亞斯伯格寬大的言辭與他在納粹精神醫學的同事們一致──即便是那些直接參與兒童安樂死殺戮的人,他們對殘疾兒童發表了寬大的聲明。亞斯伯格的殺人導師弗朗茲‧漢伯格強調了支持身心障礙青少年的重要性,「即使我們認為樂觀主義無法提供任何保證」。漢伯格提醒切莫過於輕率地對兒童進行診斷,也切莫貿然地將兒童的診斷告知政府部門。漢伯格醫生堅持認為,藉由「懇切、樂觀的治療」,就能「達到許多良好的結果」。我們必須在孩子身上全神貫注:「老師去喚醒快樂和自信的感受對這樣的孩童來說是最為重要的。」[125] 即使是斯皮格朗德的負責人傑克留斯也為身心障礙青少年的價值辯護。他宣稱,矯治教育的目標是「盡可能讓更多的兒童和青少年融入德國的工作和生活歷程」,他還誇口說,細心的教學幫助了「許多原本『難搞的兒童』」,否則他們「可能早就每況愈下」。傑克留斯希望,這類兒童透過適當的照顧「現在就能由於英勇而獲得鐵十字勳章」。[126]

雖然亞斯伯格和他在安樂死系統中的同事們一樣,為某些孩子的能力爭論不休,但他同樣知道有一個陡峭的優生等級制度的存在。對於自閉兒童來說,亞斯伯格在「能力等級」和社會價值方面上劃設一個「範圍」。亞斯伯格以最直率的措辭概述了這一點,他說患有自閉精神異常的人涵蓋了「從極具獨創性的天才,到生活在自己世界裡卻成就甚微的古怪偏差者,再到最嚴重的社交接觸障礙及類似自動機械的心智遲緩個體」。[127]

從本質上來說,自閉精神異常同時具有正向和負向的特質,把這些加總起來就可以決定一個孩童的價值。亞斯伯格認為在他劃設的「範圍」內處於「最有利」一端的青少年可能比「正常兒童」優越。若是他們是成年人,則會「表現得非常出色,甚至可以得出這樣的結論:唯有這樣的人才有能力取得某些成就」。這通常是「在高度專業化的學術領域，往往位居高階職位」，像是「數學家、技術人員、工業化學家和高階公務員」。[128] 亞斯伯格所強調的是對納粹國家有價值的特質，而這可能是保護這些孩子免受迫害的策略性努力。他也將某些特質歸因於自閉兒童——比如對林布蘭繪畫和羅馬式雕塑的藝術品味，如果他不去相信這些特質，它們反而會因太過不尋常而難以受到關注。就這方面來看，亞斯伯格的論文與其說是在為身心障礙兒童本身進行辯護，不如說是為那些在他診斷下的兒童的「特殊能力」進行積極的辯護。[129]

　　與此同時，亞斯伯格對患有自閉精神異常兒童的總體判斷是貶義性的。「在大多數的案例中」，亞斯伯格認為，「自閉特質正向的面向並不會多過於負向的面向」。他堅持認為，自閉兒童只有「在智力健全的情況下」才有取得成就的潛力，而他大部分的案例描述都是針對這些「有才能的自閉個體」。[130] 由於亞斯伯格並沒有過多地關注那些在他設定的「範圍」中處於「較不有利」一端的人，他對這種類型孩子的強調方式卻給予人們一種誤導的印象，以為他所指的就是一般的自閉精神異常。弔詭之處在於，正是亞斯伯格在論文中針對「有利的個案」抱以優生學式的關注，從而遮蔽了他的優生學色彩。

　　亞斯伯格在有正向價值和有負向價值的孩童之間劃出一條清晰的界線。亞斯伯格的論文耗費最大篇幅的案例就是弗里茲和哈洛，他們在自閉頻譜中落在「最有利」那一端。恩斯特是亞斯伯格所說的「中間案例」；不確定的是「恩斯特究竟是能力特殊還是心智遲緩」。亞斯伯格最後總結說，在這個「中間」區域，「負向的價值大於正向」。[131]

　　對於那些他看來障礙程度較高的孩童，他毫不含糊地表示：他們沒有什麼社會價值。「從中間這一組人會進一步滑渡到這個範圍的另一端，那些表現出高度刻板的類自動機械行為的心智遲滯者。」亞斯

179

伯格繼續說，這些人可能「有一些不切實際的瘋狂興趣」，比如對日曆上的日期或電車路線之類的事有「機械性記憶力」（rote memory）。[132]

　　亞斯伯格對這群「不太有利的個案」較不留情。亞斯伯格援用納粹精神醫學中「不合群」和「避群」個體的形象，他預言，這些孩子長大後會「像『原始人』在街頭遊蕩，怪異而邋遢，大聲自言自語，或者對路人毫不在乎」。[133]

　　此外，亞斯伯格否認他所見到更為嚴重損害的自閉兒童的人性。在他整篇論文中，亞斯伯格將他們稱為「智慧自動機械」（intelligent automata），並談到「整體人格的自動機械般性質」。他稱赫爾穆特為「一種自閉的自動機械」。[134] 亞斯伯格的自動機械觀念不僅指的是兒童缺乏對社會的生產價值，也指他們缺乏社會情感的能力。那些在亞斯伯格的自閉精神異常範圍內處於「不利」那一端的人將持續落在民族共同體之外。

　　亞斯伯格甚至說，他認為無法成為世界組成部分的這些孩童「**沒有能力學習**」（原文強調）。這樣的說法與納粹精神醫學的「無法接受教導」的概念相一致，而這是安樂死計畫中處死與否的一個關鍵判準。[135] 納粹精神醫學的這種標籤抹殺了兒童的個體性，使兒童不以身為一個人來被認識，更遑論身為個人了。他們被判精神醫學上的死亡（psychiatric death），而遭到宣判的兒童發現他們被帶到殺戮中心，去面對真實的死亡。

註釋

1   Family history: Bezirkshauptmannschaft für den 24./25. Bezirk Wohlfahrtsamt, Dienstelle Liesing to heilpädagogische Abteilung der Kinderklinik, "Berka Christine," 30 May 1942; Univ.-Kinderklinik in Wien, "Berka, Christine"; both citations WStLA 1.3.2.209.1.A47 HP: CB.

2   Reichart and Weigt, K.L.D.—Lager, "Hotel Roter Hahn," to Wohlfahrtsamt Liesig, 30 May 1942. WStLA 1.3.2.209.1.A47. HP: CB.

3   Reichart and Weigt, 30 May 1942.

4   24./25. Bezirk Wohlfahrtsamt, Dienstelle Liesing, 30 May 1942. Reichart and Weigt, 30 May 1942.

5   Handwritten notes; "Status," all WStLA 1.3.2.209.1.A47. HP: CB.

6   Berka, Christine, drawing. WStLA 1.3.2.209.1.A47. HP: CB.

7   Berka, Christine, statement. WStLA 1.3.2.209.1.A47. HP: CB.

8   "Nimm ein haarsieb und spare—auch mit Menschenseelen!" Das Kleine Volksblatt, 11 September 1940, 8.

9   Asperger, " 'Psychopathen,' " 76.

10   Asperger, Hans, "Berka Christine, 30.6.1928," 14 July 1942. WStLA 1.3.2.209.1.A47. HP: CB.

11   Asperger, Hans, handwritten diagnosis. Also: Univ.-Kinderklinik in Wien, "Berka, Christine," both WStLA 1.3.2.209.1.A47. HP: CB.

12   Asperger, Hans, "Berka Christine, 30.6.1928."

13   "Gutachten über Berka, Christine, geb. 30.6.1928," 21 May 1943 (183P 241/42). WStLA 1.3.2.209.1.A47. HP: CB.

14   Handwritten observation notes. WStLA 1.3.2.209.1.A47. HP: CB.

15   Kreissachbearbeiterin f. Jugendhilfe, NSDAP Gau Niederdonau, Kreisleitung Neunkirchen, Amt für Volkswohlfahrt, Abt. III Jugend to Dr. Aßberger, z. Hd. Frau Dr. Rohracher, allgemeine Krankenhaus Klinik, "Jgl. Elfriede Grohmann," 5 April 1944. WStLA 1.3.2.209.1.A47 WStLA 1.3.2.209.1.A47 HP: EG.

16   "Grohmann, Elfriede, geb. 16.5.1930," 22 May 1944. WStLA 1.3.2.209.1.A47 HP: EG; Kreissachbearbeiterin f. Jugendhilfe, Kreisleitung Neunkirchen, "Jgl. Elfriede Grohmann," 5 April 1944.

17   Kreissachbearbeiterin f. Jugendhilfe, Kreisleitung Neunkirchen, "Jgl. Elfriede Grohmann," 5 April 1944.

18   Handwritten report, "Grohmann Elfriede 13¾J. aufg. am 11.IV.44."

19   Handwritten notes, "Status," 15 May 1944. WStLA 1.3.2.209.1.A47. HP: EG.

20   Kreissachbearbeiterin f. Jugendhilfe, Kreisleitung Neunkirchen, "Jgl. Elfriede Grohmann," 5 April 1944.

21   Dr. Rohracher (Signature), "Grohmann Elfriede," 22 May 1944. Kreissachbearbeiterin f.

Jugendhilfe, Kreisleitung Neunkirchen, "Jgl. Elfriede Grohmann," 5 April 1944.

22 Rohracher, "Grohmann Elfriede," 22 May 1944.

23 Illing, "Gutachtliche Äusserung über Margarete Schaffer, geb. 13.10.1927," 9 March 1943. WStLA 1.3.2.209.1.A47. HP: MS.

24 Arche to Kinderübernahmsstelle, "Mj. Schaffer Margarete," 24 September 1941. Bezirkshauptmann (Arche) to Universitäts-Kinderklinik (Heilpädagogische-Abteilung), "Schaffer Margarete," 21 August 1941. B.H. 2-B.J.A. 2/L, WStLA 1.3.2.209.1.A47. HP: MS.

25 Arche, "Schaffer Margarete," 21 August 1941.

26 Penkler to Kinderübernahmsstelle, "Mj. Schaffer Margarete," 22 December 1942. WStLA 1.3.2.209.1.A47. B.H.2- B.J.A.2/L. HP: MS. Arche, "Schaffer Margarete," 21 August 1941.

27 Arche, "Schaffer Margarete," 21 August 1941.

28 Kreissachbearbeiterin f. Jugendhilfe, Kreisleitung Neunkirchen, "Jgl. Elfriede Grohmann," 5 April 1944. Arche, "Schaffer Margarete," 21 August 1941.

29 Gender roles in the Third Reich: Heineman, Elizabeth. *What Difference Does a Husband Make? Women and Marital Status in Nazi and Postwar Germany*. Berkeley: UP California, 1999; Stephenson, Jill. *Women in Nazi Germany*. Harlow; New York: Longman, 2001; Bridenthal, Renate, Atina Grossmann, and Marion Kaplan, eds. *When Biology Became Destiny: Women in Weimar and Nazi Germany*. New York: Monthly Review Press, 1984; Stibbe, Matthew. *Women in the Third Reich*. London; New York: Arnold, 2003. In Austria: Gehmacher, Johanna. *Völkische Frauenbewegung: deutschnationale und nationalsozialistische Geschlechterpolitik in Österreich*. Vienna: Döcker, 1998.

30 Asperger, " 'Psychopathen,' " 86 (40).

31 Asperger, " 'Psychopathen,' " 86 (39).

32 Asperger, " 'Psychopathen,' " 97 (51).

33 Asperger, " 'Psychopathen,' " 96 (51).

34 Asperger, " 'Psychopathen,' " 124, 121 (79, 77).

35 Asperger, " 'Psychopathen,' " 109, 92, 121 (65, 47, 77). Similar: 113 (69).

36 Asperger, " 'Psychopathen,' " 87, 88, 86 (43, 40).

37 Asperger, " 'Psychopathen,' " 90, 86 (46).

38 Asperger, " 'Psychopathen,' " 96 (51).

39 Asperger, " 'Psychopathen,' " 105, 104 (61, 59).

40 Asperger, " 'Psychopathen,' " 111, 109, 125, 121 (66, 65, 81, 77).

41 Pine, Lisa. *Nazi Family Policy, 1933-1945*. Oxford; New York: Berg, 1997, 117-146.

42 Asperger, " 'Psychopathen,' " 86, 87 (40, 41).

43 Asperger, " 'Psychopathen,' " 87, 112 (42, 68).

44 Asperger, " 'Psychopathen,' " 97 (51-52).

45 Asperger, " 'Psychopathen,' " 128-129 (84).

46 Asperger, " 'Psychopathen,' " 129 (84).

47 Asperger, " 'Psychopathen,' " 76.

48 Dr. R., Univ.-Kinderklinik in Wien to Gaujugendamt Wien, Abt. F 2-Scha-5/44, "Schaffer Margarete, geb. 13.10.1927," 13 June 1944; Handwritten note, "Schaffer Margarete, geb. 13.10.1927," 18 April 1944, both WStLA 1.3.2.209.1.A47, HP: MS.

49 Dr. Rohracher, "Grohmann Elfriede," 22 May 1944. Handwritten notes, 1944. WStLA 1.3.2.209.1.A47; Handwritten notes, "Status," 15 May 1944. WStLA 1.3.2.209.1.A47, both HP: EG.

50 Asperger, " 'Psychopathen,' " 88, 91, 86, (43).

51 Asperger, " 'Psychopathen,' " 101, 102, 97 (56, 57, 52).

52 Asperger, " 'Psychopathen,' " 105, 111, 110 (61, 67, 66).

53 Asperger, " 'Psychopathen,' " 86 (40).

54 Asperger, " 'Psychopathen,' " 101, 97 (57, 51).

55 Rohracher, "Grohmann Elfriede," 22 May 1944. Handwritten report, "Grohmann Elfriede 13 ¾ J. aufg. am 11.IV.44," WStLA 1.3.2.209.1.A47. HP: EG; Illing, "Gutachtliche Äusserung," 9 March 1943.

56 Asperger, "'Psychopathen,'" 88, 96 (43, 51).

57 Rohracher, "Grohmann Elfriede," 22 May 1944; Handwritten report, "Grohmann Elfriede 13 ¾ J. aufg. am 11.IV.44."

58 Luckesi and Asperger, Univ.-Kinderklinik, "Schaffer Margarete, geb. 13.10.1927." 23 August 1941. B.H. 2- B.J.A.2/L. WStLA 1.3.2.209.1.A47. HP: MS.

59 Asperger, " 'Psychopathen,' " 97, 124 (79).

60 Handwritten report, "Grohmann Elfriede 13 ¾ J. aufg. am 11.IV.44;" Penkler, "Mj. Schaffer Margarete," 22 December 1942.

61 Handwritten report, "Grohmann Elfriede 13 ¾ J. aufg. am 11.IV.44;" Handwritten notes, "Status," 15 May 1944.

62 Grohmann, Elfriede, to Katharina Grohmann; Grohmann, Elfriede, to Viktorine Zak. 5 May 1944, both WStLA 1.3.2.209.1.A47. HP: EG.

63 Handwritten report, "Grohmann Elfriede 13 ¾ J. aufg. am 11.IV.44."

64 Grohmann, Elfriede, to Dr. Auhlehner. WStLA 1.3.2.209.1.A47. HP: MS.

65 Handwritten report, "Grohmann Elfriede 13 ¾ J. aufg. am 11.IV.44."

66 Rohracher, "Grohmann Elfriede," 22 May 1944.

67 Rohracher, "Grohmann Elfriede," 22 May 1944.

68 Rohracher, "Grohmann Elfriede," 22 May 1944.

69 Grohmann, Elfriede, to Ferdinand [Grohmann]. WStLA 1.3.2.209.1.A47. HP: EG.

70 Luckesi and Asperger, Univ.-Kinderklinik, "Schaffer Margarete, geb. 13.10.1927." 23 August 1941. Arche, "Mj. Schaffer Margarete," 24 September 1941; Luckesi and Asperger, "Schaffer Margarete, geb. 13.10.1927." 23 August 1941.

71 Arche, "Mj. Schaffer Margarete," 24 September 1941.

72 Dr. Margarete Hübsch, Anstaltsoberärtzin, and Dr. Helene Jockl, Abteilungsärztin, "Margarete Schaffer, geb.13.X.1927," Gutachtens der Wr. städt. Erziehungsanstalt am Spiegelgrund, 4 May 1942. WStLA 1.3.2.209.1.A47. HP: MS.

73 Hübsch and Jockl, "Margarete Schaffer, geb.13.X.1927," 4 May 1942; Direktor der Kinderübernahmsstelle to Direktion der Univ.-Kinderklinik Wien Heilpäd. Station, 20 April 1944. WStLA 1.3.2.209.1.A47. HP: MS; Penkler, "Mj. Schaffer Margarete," 22 December 1942; Hübsch and Jockl, "Margarete Schaffer, geb.13.X.1927," 4 May 1942.

74 Hübsch and Jockl, "Margarete Schaffer, geb.13.X.1927," 4 May 1942. Sterilization at Steinhof: Spring, " 'Patient.' " Direktor der Kinderübernahmsstelle, 20 April 1944.

75 Penkler, "Mj. Schaffer Margarete," 22 December 1942.

76 Illing, "Gutachtliche Äusserung," 9 March 1943.

77 Direktor der Kinderübernahmsstelle, 20 April 1944; Handwritten note, "Schaffer Margarete," 18 April 1944.

78 R., Univ.-Kinderklinik in Wien, "Schaffer Margarete," 13 June 1944.

79 Handwritten note,"Schaffer Margarete," 18 April 1944.

80 Schaffer, Margarete, to Schwester Neuenteufel [1944]. WStLA 1.3.2.209.1.A47. HP: MS.

81 Schaffer, Margarete, to Franz Schaffer, [1944]. WStLA 1.3.2.209.1.A47. HP: MS.

82 Schaffer, Margarete, drawing. 19 April 1944. WStLA 1.3.2.209.1.A47. HP: MS.

83 R., Univ.-Kinderklinik in Wien, "Schaffer Margarete," 13 June 1944. Handwritten note, "Schaffer Margarete," 18 April 1944.

84 R., Univ.-Kinderklinik in Wien, "Schaffer Margarete," 13 June 1944; Winkelmayer, "Gutachten der Erziehungsberatung über Margarete Schaffer, geb. 13.10.1927, seit 23.3.44 Luisenheim," 29 March 1944. WStLA 1.3.2.209.1.A47. HP: MS.

85　R., Univ.-Kinderklinik in Wien, "Schaffer Margarete," 13 June 1944. Universitäts-Kinderklinik in Wien, Biographical Information. WStLA 1.3.2.209.1.A47. HP: MS. Also: Handwritten note, "Schaffer Margarete," 18 April 1944; Winkelmayer, "Gutachten der Erziehungsberatung," 29 March 1944.

86　Handwritten note, "Schaffer Margarete," 18 April 1944.

87　Asperger, " 'Psychopathen,' " 95-96, 94 (50, 49).

88　Asperger, " 'Psychopathen,' " 123, 103 (79, 58).

89　Asperger, " 'Psychopathen,' " 93.

90　Asperger, " 'Psychopathen,' " 90, 82-83. 在這點上，亞斯伯格的想法是以導師漢伯格「胸腺基因自動化作用」的理論為基礎。Hamburger, Franz. *Die Neurosen des Kindesalters.* Vienna: Urban & Schwarzenberg, 1939; Asperger, " 'Psychopathen,' " 93.

91　Asperger, " 'Psychopathen,' " 128, 130 (84, 85).

92　Asperger, " 'Psychopathen,' " 130, 129 (85, 84).

93　Asperger, " 'Psychopathen,' " 130 (85).

94　Asperger, " 'Psychopathen,' " 129 (85, 84).

95　Weygandt, Wilhelm. "Talentierte Schwachsinnige und ihre erbgesetzliche Bedeutung." *ZfNP* 161 no. 1 (1938): 532-534; 534; Tramer, "Einseitig"; Kirmsse, Max. *Talentierte Schwachsinnige: mit besonderer Berücksichtigung des Berner Gottfried Mind (Katzenraffael).* Bern: Sonder-Abdrück, 1911; Weygandt, Wilhelm. *Der jugendliche Schwachsinn: seine Erkennung, Behandlung und Ausmerzung.* Stuttgart: Enke, 1936, 94. Descriptions of "talented imbeciles": 88-94. Schmuhl, "Gehorsam," 1059.

96　Schaffer, Margarete, Dictation and handwriting sample. [1944] WStLA 1.3.2.209.1.A47. HP: MS.

97　Asperger, " 'Psychopathen,' " 106 (62).

98　Asperger, " 'Psychopathen,' " 115 (70-71).

99　Asperger, " 'Psychopathen,' " 89.

100　Asperger, " 'Psychopathen,' " 97-98, 99 (52, 54).

101　Asperger, " 'Psychopathen,' " 106, 115 (62, 71).

102　Handwritten note, "Schaffer Margarete," 18 April 1944; Hübsch and Jockl, "Margarete Schaffer," 4 May 1942.

103　R., Univ.-Kinderklinik in Wien, "Schaffer Margarete," 13 June 1944. Handwritten note, "Schaffer Margarete," 18 April 1944.

104　Asperger, " 'Psychopathen,' " 86, 104, 97-98 (59, 52).

105　Asperger, " 'Psychopathen,' " 87-88, 97-98, 105 (42, 52, 60-61).

106　R., Univ.-Kinderklinik in Wien, "Schaffer Margarete," 13 June 1944.

107　Asperger, " 'Psychopathen,' " 89 (45).

108　Asperger, " 'Psychopathen,' " 89, 90 (44, 45).

109　Asperger, " 'Psychopathen,' " 99 (53, 54).

110　Asperger, Hans, "Berka Christine," 14 July 1942.

111　Asperger, " 'Psychopathen,' " 117, 116 (74, 73).

112　Asperger, " 'Psychopathen,' " 116 (72-73).

113　Asperger, " 'Psychopathen,' " 111-112.

114　Asperger, " 'Psychopathen,' " 114 (70).

115　Asperger, " 'Psychopathen,' " 97, 87 (52, 42). Similar: Ernst: 105 (60).

116　Asperger, " 'Psychopathen,' " 111, 110 (67, 66, 65).

117　Asperger, " 'Psychopathen,' " 123, 97, 96 (79, 52, 51).

118　Asperger, " 'Psychopathen,' " 102 (57; 63).

119　Asperger, " 'Psychopathen,' " 89, 102, 96 (57, 63, 51). Similar: Hellmuth: 110 (66).

120　Asperger, " 'Psychopathen,' " 126 (82).

121　Asperger, " 'Psychopathen,' " 93, 112 (45-46, 68).

122　Asperger, " 'Psychopathen,' " 84 (37).

123　Asperger, " 'Psychopathen,' " 135 (89-90).

124　Asperger, " 'Psychopathen,' " 135 (90).

125　Hamburger, "Aussprache," 117.

126　Jekelius, "Grenzen," 386.

127　Asperger, " 'Psychopathen,' " 118 (74).

128　Asperger, " 'Psychopathen,' " 132, 133, 134 (87, 88, 89). Similar: 117 (74).

129　Asperger, " 'Psychopathen,' " 133 (88).

130　Asperger, " 'Psychopathen,' " 118, 134, 133 (74, 89, 88).

131　Asperger, " 'Psychopathen,' " 132, 108, 107 (87, 64, 62).

132　Asperger, " 'Psychopathen,' " 118 (75).

133　Asperger, " 'Psychopathen,' " 132 (87).

134　Asperger, " 'Psychopathen,' " 103, 108, 111 (58, 64, 67).

135　Asperger, " 'Psychopathen,' " 107 (63). "Asocials" in Vienna: Seliger, Maren. "Die Verfolgung normabweichenden Verhaltens im NS-System. Am Beispiel der Politik gegenüber 'Asozialen' in Wien." *Österreichische Zeitschrift für Politikwissenschaft* (1991): 409-429.

8
死亡的日常

弗里德里希・扎維爾（Friedrich Zawrel）眼睜睜看著斯皮格朗德的殺戮一天天上演。這位少年位在17號樓的房間裡，乳色壓花的玻璃窗剛好正對著被稱為死亡之樓的15號樓。「我經常從窗戶看著孩童的屍體被送走」，他曾如此回想。某次，「那是我第一次跟護士說起這件事，而她卻以運送屍體的手推車威嚇我謹言慎行」。[1] 札維爾還從所在的寢室推斷死亡的人數。當他走在通往清倒便盆的路上，經過那些病床的時候，他說「我能肯定有人從17號樓被送往死亡之樓……我甚至能算出有多少人。我知道，在牆角或床上坐著一個金髮的孩子，但不能確定他是男是女。兩天之後，那裡卻換了一個黑髮的孩子，旁邊沒有多餘的病床，四周空空如也。對了，他們總是在下午兩點被帶往15號樓」。[2]

工作人員在「生死簿」（Book of the Dead）上——一本飾以黑白相間的大理石花紋，卻看似不起眼的筆記簿——登錄死者的個人資料，其中包括受害者來此的日期、出生和死亡日期。斯皮格朗德是納粹德 國內規模第二大的殺戮中心，它以高死亡率著稱，同時為其他的「特殊兒童病房」（special children's wards）訓練了一批劊子手。在那兒，九十名工作人員日夜輪班，其中包括四到五名醫生。厄文・傑克留斯及恩斯特・伊林則先後擔任主管，那是一項重大的任務。[3]

　　兒童安樂死計畫的目的，是為消滅據悉患有生理障礙的青少年；但斯皮格朗德也關注所謂的社會歸屬（social belonging）。醫生根據這些青少年與**民族**接觸的感知能力，評估他們的適性──身體障礙者的下場，只有死路一條。至於被視為「和群體格格不入」（alien to the community）或有「社會疏離」（*Gemeinschaftsfremd*）的表現，則適用另一套標準。[4] 醫生根據兒童的行為表現與家庭地位，預測該名兒童未來的工作能力及融入民族共同體的能力。納粹德國轄下的其他殺戮機構，情況也大致如此。尿床、猜謎錯誤或青少年犯罪等違法行為，都可能招致死亡。然而，在斯皮格朗德遭到殺害的兒童中，高達百分之七十的死者不具備可量化的生理缺陷。相反地，工作人員對於認知功能低下或無法具體診斷的對象，卻經常做出主觀的判斷。多數命喪於斯皮格朗德的青少年──每五個人中有三個人──都被診斷為「低能」（imbecility）和「白癡」（idiocy）。其中，百分之十的青少年未曾獲得具體的診斷。[5]

　　讓孩童適應社會生活是斯皮格朗德的一項既定任務。執掌「教育和心理的主任」漢斯・克列內克（Hans Krenek）對機構採行的方式持肯定的態度。他提到斯皮格朗德如何將「特別不守規矩」卻「非無可救藥」的孩子們分成三組，分別教他們學習如何「融入社群」。工作人員則透過「教養、嚴格的紀律、持續的專業治療，以及特別強調社群意識（*Gemeinschaftssinn*）」來實現前述目標。[6] 因此，孩子們的命運取決於他們融入群體的能力。「無可救藥」的孩子無法與他人打成一片。

182　　嚴格來說，斯皮格朗德不是醫療院所，而是社會服務的分支機構，隸屬於維也納龐大的福利體系。在納粹德國時期，各地的病樓在不同的時間點或被稱為教育機構、感化院和「矯治教育診所」，它們就是虐童之家和懲戒所這些如大型迷宮般的機構裡的一個節點。

實際上，絕大多數的孩童透過維也納兒童之家這個惡名昭彰的社福網絡來到斯皮格朗德；而在那之前，他們已遭受多年虐待。斯皮格朗德的倖存者阿爾弗雷德・格拉塞爾（Alfred Grasel）在他出生滿兩週歲時，無家可歸的單親媽媽把他送到社會福利機構。格拉塞爾提到，他的童年「只有『之家』的記憶，所有曾經待過的『之家』。有的『之家』，我甚至記不得了，例如德黑爾街（Dreherstraße）、巴斯提恩巷（Bastiengasse）裡的中央兒童之家、默德林孤兒院（Mödling Orphanage）、海特爾孤兒院（Hyrtl Orphanage）、斯皮格朗德，隨後又去了寄養家庭，再回到德黑爾街（Dreherstraße），然後約克巷（Juchgasse）、學徒之家，最後到集中營」。[7]

社福機構將孩童轉送斯皮格朗德的做法，屬於維也納寄養照護服務的一環，也是該市孤兒、受虐者和不良青少年的收容中心。根據統計，命喪斯皮格朗德的312名兒童案例中，將近三分之一的兒童來自寄養照護中心。[8] 寄養照護服務在一九二〇年代曾是維也納社會主義制度下的模範體系，如今卻成為納粹殺人系統的樞紐，這項數據令人感到沮喪且諷刺。這些進步的社福制度，原本是為了照顧因社會問題而遭到遺棄的孩童所立，如今卻指責他們是失敗者。

聚焦社會因素反映了亞斯伯格和他的同僚對群體融入及**靈覺**的思維及關注，並給予那些未必「和群體格格不入」的孩童們烙上標記。社會地位至關重要。在社會邊緣掙扎著生存的貧困家庭兒童，多半被寄養照護中心轉送到斯皮格朗德安置。納粹當局毫不猶豫地從弱勢的父母身邊帶走他們的孩子，官員們甚至給這些父母貼上「反社會」或「低等遺傳」的標籤。一項針對207名兒童死於斯皮格朗德的調查顯示，其中高達四成的原生家庭被認為有「嚴重的家庭問題」。[9]

倘若父母無力照顧自己的孩子，他們會主動地把孩子送往社福機構。他們多半認為這是一項權宜之計，讓機構或寄養家庭暫代教養之責，直到他們找到安定的居所及絕佳的就業機會。譬如，斐迪南‧希馬策克（Ferdinand Schimatzek）的母親在他還是襁褓中的嬰兒時就將他送到寄養中心，但當斐迪南將屆四歲的時候，母親覺得自己有條件把孩子帶回家照料。由於母親需長時間在金屬研磨廠工作，迫於無奈，她不久之後又將孩子送回寄養照護中心。中心的工作人員曾反應希馬策克在「行為上有些問題」，「上胳膊和前臂有燙傷的痕跡」，這些經歷可能來自他之前的寄養中心，而後他就被轉介到斯皮格朗德。[10]

斯皮格朗德裡的孩子多半來自單親家庭。抽樣調查207名死亡的青少年，單親扶養占百分之六十，父親從軍的占百分之三十，另外百分之二十的青少年是私生子。在當時，私生子是個嚴重的恥辱。阿洛伊斯‧考夫曼（Alois Kaufmann）說到，他的出生對於母親來說「是一場災難」，身為一個單親媽媽，她「完全絕望」。他的外祖父對他的母親說：「馬上帶著你的孩子跳莫爾河（Mur river）去吧，這是最好的結果。」然而，考夫曼的母親把他送往進修道院，在經歷過不同的寄養家庭之後，考夫曼來到寄養照護中心，並在九歲時被送往斯皮格朗德，直接進入15號樓。考夫曼回憶到，「我一點都不知道這是死亡之樓」。經過兩到三週的觀察，醫生決定考夫曼德得以存活，並將他轉到斯皮格朗德的其他病房。[11]

其他的情況是，父母就算有能力照顧自己的孩子，也因為不願負起養育的責任，而將孩子安置在福利機構中。弗朗茲‧普爾克特（Franz Pulkert）的父親和繼母在產下自己的兒子之後，便將普爾克特送往維也納的寄養照護中心。普爾克特仍記得他的繼母拿著清潔地毯的撢子打他。「這很常見，其實這些管教的方法並不令我困擾。對我而言，她就是媽媽。」寄養照護中心在普爾克特三歲的時候把他轉至

斯皮格朗德，住在15號樓的死亡病房。最終，普爾克特被認為有存活
的價值，並於兩年後從斯皮格朗德獲釋。然而，普爾克特的繼母仍然 　*184*
不願讓他回家，因此在不到一年的時間內，又將他送回斯皮格朗德。[12]

　　有些孩童也可能是因涉嫌犯罪而被送到寄養照護中心，而涉及的
違法行為可謂五花八門。八歲大的恩斯特·帕切爾（Ernst Pacher）只
因向一架敵機招手，就莫名其妙地被送往寄養中心，隨後又去到斯
皮格朗德。卡爾·烏赫（Karl Uher）打出生起，就換過無數次寄養家
庭。八歲大時因涉嫌放火燒毀穀倉而被帶走；三個月後的調查結果
證明烏赫的清白，卻為時已晚，最後也去往斯皮格朗德。扎維爾由
於父親酗酒，在學校受到霸凌，因而被貼上「先天不足」的標籤。他
說自己翹了課，「在維也納閒逛了一整天」。[13] 卡爾·哈默德勒（Karl
Hamedler）選擇離家出走，他回想起自己與父親相處的情境，「我經常
挨打，再也無法忍受」。憲兵員警在維也納北站找到哈默德勒，並將
他送往市立寄養照護中心，隨後又被轉送到斯皮格朗德，並在15和
17號樓待了一段時間。

　　大多數的青少年是因生理的問題而被轉移至15和17號樓——死
於斯皮格朗德的兒童中，被診斷患有身體障礙的孩子約占百分之三
十。十個孩子當中就有一人患有唐氏症候群，其他少數則被診斷患有
腦性麻痺（cerebral palsy）、水腦症、癲癇及腦部損傷或腦功能失調。[14]
然而，即便是一項常規的身體診斷，也免不了包含主觀的社會評判。
卡爾·賈庫貝克（Karl Jakubec）因為內翻足，而被送到斯皮格朗德的
15號樓，但是當局對於他的缺陷診斷並未就此罷休。儘管賈庫貝克
當時仍是個嬰兒，醫生們認為他患有「輕微的弱智」。賈庫貝克被通
報來自一個「低等遺傳的家庭」，他的母親在自殺未遂後被診斷出患
有「精神性癲癇」，而他的父親則是「神經緊張，且脾氣暴躁」。[15] 三

個月大的沃特・史戴因涅克（Walter Steyneck）患有唐氏症候群——這
個診斷結果在斯皮格朗德足以殺死一個孩子——因此，伊林進一步
向柏林的納粹德國委員會提交執行安樂死的請求。他的聲明中提到，
沃特的父親曾是個酒鬼、「性衝動」、育有十四個孩子；而他的母親則
有「語言障礙」。兩週後，孩子在父母探視時死亡，看上去像是死於
肺炎。[16]

　　斯皮格朗德重視社會同化的過程及其融入維也納社會福利系統的
思維，不僅體現在它的收管措施中，也透過被拘留在此的孩童的經歷
具體呈現。無論是在納粹德國上臺前或下臺後，倖存者強調他們在斯
皮格朗德經歷的折磨，與在維也納其他兒童之家所遭受的對待，並無
二致。斯皮格朗德同其他的機構一般，在當時意謂著嚴密的監管、惡
劣的環境和以暴力執行的紀律。普克爾特小的時候輾轉待過多個兒童
之家，他說：「數十間機構裡發生的都是一樣的事。」烏赫也表示贊
同：「我想說的是，儘管斯皮格朗德是他們唯一認可的機構，但相同
的情形絕不僅限於此。像我曾經待過的默德林孤兒院，一般人眼中它
只是間孤兒院，但它的處置與收容和斯皮格朗德沒有什麼不同……真
的沒有什麼不同。我在此所受到的懲戒，比在監獄裡更嚴厲。」但不
可否認的是，斯皮格朗德與兒童之家唯一不同之處在於，它是納粹的
屠殺中心。

　　斯皮格朗德倖存者的採訪稿和回憶錄充當受害者的喉舌，刻畫
出受害兒童所遭受的生、死及創傷。[17] 不論是採訪稿或是回憶錄，
作為一項被時間和受眾形塑而成的往事，它們的參考價值仍具爭
議。最近，在奧地利抵抗運動檔案中心（Documentation Center of the
Austrian Resistance）所進行的一項倖存者採訪紀錄中，結果顯示參與

雙方在對話的過程中，有一半的參與者沒有聽清楚對話。此外，這些回憶並不能代表斯皮格朗德所有受害兒童的經歷。除了賈庫貝克的內翻足，沒有一位受訪者被貼上了身體缺陷的標籤。他們來到斯皮格朗德的原因取決於社會地位和／或社會行為。儘管受害兒童的性別比例大致持平，但這些生還者清一色為男性，除了其中一人是女性。[18] 最後值得一提的是，儘管十二位受訪者中有五位曾在15號樓和17號樓與死亡擦身而過，也目睹事件發生的恐怖經過，但是他們的經歷無法抹去789名永遠沉默的兒童所遭受的苦難。

_186_

　　許多倖存者對於斯皮格朗德的第一眼感到印象深刻。魯道夫‧卡格爾（Rudolf Karger）記得那是1941年9月的一個「美麗的秋日」。他看到「筆直的長廊，一切都如此乾淨整潔；有個舒適的套房和一間擺放二十到二十五張床位的宿舍。還有一個小房間──審訊室、浴室，還有一條小走廊」。他注意到，還有「相當狹小的房間，跟普通的牢房一樣大，外頭有鎖和窺視孔。我猜想，這也許就是他們關傻瓜的地方，但我沒把握。的確，它引起我的注意，儘管一開始我覺得它看起來還不錯」。卡格爾是個樂觀的人。「護士們會跟我打招呼之類的，而我想著，這一切也許不算太糟，在叔叔家我會被揍，在這裡我至少可以安靜度日。但是，結果卻完全不是我想的那回事；到了第二天，我就知道這裡根本談不上好。」[19]

　　普克爾特抵達斯皮格朗德那天就有種預感，他憶起，「一切都好像黯淡無光」。約翰‧格羅斯（Johann Gross）則注意到，「這幾棟樓看上去幾乎一模一樣。紅色磚牆的外觀，每一棟都被圍籬包圍住」。他感到震驚的是，「所有的窗戶都裝有欄杆，且多數的玻璃窗完全看不見外面」。[20]

_187_

帕切爾說，他被帶到一間裝有一扇大鐵門的浴室；工作人員要他脫掉衣服，並將他放入一個冰冷的浴缸裡。正如希馬策克所描述的那般，在這幾棟病樓內，「高大的宿舍房間點著鋼一般的藍光，照亮每個角落和縫隙」。[21] 莉歐波汀・梅爾（Leopoldine Maier）則憶起，「宿舍像是一個大禮堂，左右兩邊放置鋼架床，換句話說，就是金屬製的床具，上面鋪著非常粗糙的床墊……我們頭朝窗戶，腳朝室內。我們一個挨著一個地睡，蓋著粗糙又磨損的『毛毯』（Kotze）——我們都是這樣形容這些毛氈的」。

倖存者回憶到，每天的例行工作就像鐘錶一般地規律。早晨六點起床後，梅爾細數，「我們必須跳下床，然後站在床邊，再去洗手間。浴缸裡有水龍頭，但只有冷水，我們必須自己洗澡」。孩子們用相當硬的塊狀牙膏刷牙。梅爾坦承，「有一次，我實在餓壞了，就把整塊牙膏給吃了」。她說，懲罰「肯定」是逃不掉的。[22]

鋪床不是件容易的事。斐迪南・波爾（Ferdinand Pauer）說，床單必須「像尺一樣直，分毫不差，否則床單就會被扯掉，讓你重新再來一次」。他繼續解釋說，孩子們只要稍有一點過失，就會受到懲罰。「例如指甲檢查，她走到你面前，你就得伸出手指。啪叮一聲，再加上一記耳光。隔天，你就沒飯可吃。」波爾提到當時的制服是短褲和夾克，要不就是條紋的，要不就是綠色的樣式，還要搭配長筒襪。此外，衣物短缺也很常見，「我們沒有冬天的大衣，我真不知道有這種東西。也沒有長褲，什麼都沒有」。梅爾補充地說：「房間裡沒有暖氣，我們凍得刺骨。你身體內外都是冰冷的。」[23]

接著吃早飯，分量不多。根據考夫曼的描述，孩子們開玩笑說麵包片薄到「我們甚至能用它來看穿巴黎」。此外，他們還把常喝的一種藍色飲料叫作「多瑙河」。不過，這些都還算是好的情況。後來進入戰爭時期，「情況就變得非常糟糕」，稀薄的捲心菜湯上面浮著許多蟲子。[24] 孩子們發揮創意，去別處另覓食物。波爾描述大家是如何走到籬笆邊採金銀花（woodbine），「我們把葉子捲起來，稍加擠壓後再吃；或是發現酸橙葉，我們也是捲起來吃。我們撿拾堅果，撬開大約十顆之後，就一把放進嘴裡。還有這個稱作熊蒜頭的東西。所有能吃的東西，我們幾乎都不放過」。[25]

儘管斯皮格朗德的倖存者談及挨餓的情況就像家常便飯，但是如果孩子們能把食物咽下去，都算是幸運的。梅爾憶及，如果「你把食物吐出來，你得一勺一勺地把它們塞回去，直到食物下到胃裡。我當然又再次吐了，吐出來的東西必須吃下去。這是個噩夢，我仍不時夢見」。卡格爾想起曾有一個孩子，他嚥不下勤務員每週二提供的粗麵粉和脫脂牛奶。因此，每個星期「兩位醫護工會抓著他，強迫餵食。他吐出來的東西都被塞回嘴裡，直到清空盤子」。[26]

工作人員可能給孩子施以「嘔吐針」（vomit shots）作為懲罰。注射阿朴嗎啡（apomorphine）會引起數小時的胃痛、嘔吐和乾嘔。[27] 格羅斯把這種藥物的副作用形容成「給胃致命的一擊，一切都被擠壓得讓人幾乎無法呼吸。噁心的感覺接踵而來，我早已站在抽水馬桶旁，我的早餐已不見蹤影。我只是不斷的一吐再吐」。[28] 斯皮格朗德的工作人員也給青少年施以「硫磺療法」（sulphur cure），即注射導致極度疼痛或造成癱瘓的硫磺及其化合物。格羅斯也注射過此劑。他堅稱所施打的針劑「起初像大腿上的冰，然後就越來越像針刺」。幾分鐘後，格羅斯再也坐不住，「最後不支倒地」。[29] 扎維爾聲稱他接受過八次「硫磺療法」，而肌肉的疼痛則持續兩週。[30] 斯皮格朗德的工作人員也給孩子們服用大量的鎮靜劑。格拉塞爾試圖找到合適的說法來形容這個經驗，他說：「我當時並沒有失去意識，我不會這麼形容，但

189　從那時起我什麼都不知道。我在病房裡，興趣缺缺、很睏，但沒有睡著。我實在不知道。」[31]哈默德勒也說出同樣的困惑，「他們不停地給我打針，一遍又一遍，因此我一直處於精神混亂的狀態」。[32]

　　孩子們在斯皮格朗德的日常生活，則視其所在病樓而各不相同。一部分的孩子可以上各種各樣的學校，儘管倖存者認為他們學到的不多。對於普爾克特來說，「工作人員不斷地給我們講述納粹德國的歷史和諸如此類的事情。但我實在記不得任何一堂課」。孩子們也許能有一點自由的時間待在室外的操場上，或者待在一個簡陋的遊戲室裡玩玩具。至於規定的運動量則讓人特別難熬，波爾表示「我們都很虛弱，一點力氣都沒有」。[33]

　　卡格爾發現自己被安置在11號樓的矯正病房時，他的生活變得越發難熬。他和一些由於生活環境而導致精神「焦躁且不安」的青少年待在一起，也和那些完全「歇斯底里、脾氣暴躁等不受控制」的青少年一塊兒相處。這些青少年經歷不少奇怪的訓練，例如長時間繞著院子邁步行走。卡格爾聲稱，「他們強迫我們把床拆成兩半，並且持續幾個小時或一整天重複同樣的動作」。孩子們面對的是「懲罰，除了懲罰，還是懲罰」。卡格爾不斷地重複，「那是殘忍的懲罰，不人道的懲罰」。[34]

　　不論是在哪一棟病樓，夜間的作息都很嚴格。其中最令人害怕的是上廁所回來後的下場。梅爾想起自己下床後的可怕後果，例如挨打、洗冷水澡，或者可能隔天必須挨餓。另外，尿床則是受到另外的懲罰，譬如「罰跪、持續幾個小時單腳站立，如果你因此而大哭，懲罰只會更嚴厲……穿著薄衫繞圈跑、上下跑或做伏地挺身」。梅爾接著說：「尿床的的孩子被叫到全班人面前——不，是在全宿舍的人面前——接受批評和咒罵之類的。」當眾差辱是矯正大小便失禁的標準做法。波爾討厭每週的內衣檢查。「你光著身子站在那裡，等著他們把你的內褲遞回來，但卻是以那種讓所有人都能看到上頭是否殘有棕色污漬的方式。」波爾回想著，「三十個男孩同時看著你」，然後「大家都忍不住笑出來」。[35]

　　倖存者每次回想起斯皮格朗德讓孩子們彼此較量的情況，都深惡痛絕。梅爾說，「最糟的情況是，你發現自己變得毫無人性」。「你不該和其他的孩子說話，實情就是這樣。每個人都只能靠自己，並且獨自面對恐懼。但這對任何一個孩子來說都是件可怕的事。」卡格爾也說：「他們特別留意，不讓孩子們彼此間交朋友。每當受到懲罰的時候，他們總是說：『這你得好好謝謝這個傢伙！』雙方之間的矛盾一觸即發，甚至變成暴力衝突。」烏赫歎了口氣說到：「這裡只有弱肉強食的叢林法則。」[36] 考夫曼這麼形容：

> 那是真的可怕。我們彼此較量，監督者希望看到強者擊敗弱者。沒錯，他們就是希望如此。我們把床分開，這樣另一個人就會從中間掉下去。我們互相攻擊，把對方扔進水裡。的確，我們的所做所為都是為了迎合納粹的喜好。毫無團結可言……大家為了剩菜、為了所剩無幾的湯汁，大打出手。有人喊到：「如果你現在把麵包給我」──但其實我不該這般大叫──「如果你不把麵包給我，待會上了床……我就讓你吃不完兜著走」之類的言語挑釁。這種情況經常發生……我們感到絕望。我們成了施虐者，並且相互攻擊。[37]

工作人員讓孩子們變得不人道的做法，波爾對此強烈不滿。「你只是一個數字代號，對話到此為止！」賈庫貝克也同意，「他們踐踏了我們的尊嚴。我們毫無一點尊嚴」。然後,「當你感覺到自己似乎能做點什麼改變的時候,他們會立刻扯你後腿,真是難以置信」。[38]

有些孩子越來越習慣暴力。烏赫甚至覺得,他寧願挨打也不願屈從斯皮格朗德的管教方式。「我知道自己不聽話,也很頑皮,這些我都承認⋯⋯但他們制訂的規則才不是規則。至少對我來說不是,但別問我為什麼。我寧願被揍或者待在被懲罰的那一組。」考夫曼說明適應過程的不同階段:「一開始,當我們被打耳光或被揍的時候,我們會哭。但很快地,我們就不哭了。取而代之的是一連串的笑聲。到後來,我們只笑不哭。我們反過來笑那些管理人員⋯⋯真是一大樂事。他們越生氣,我們就笑得越開心,儘管挨揍確實很痛。」[39]

扎維爾十四歲的時候只因不服從命令,便受到極度嚴厲的懲罰。就在扎維爾晚上拒絕服用為他開立的藥片,並試圖從一個勤務員的戒護下逃脫之後,工作人員採取一種對付精神病患者的處置方法,或所謂「包裹處遇」(wrapping treatment)。

> 整整兩天,床單乾了又濕,濕了又乾。我一絲不掛,被床單包裹著像一個木乃伊⋯⋯躺在病房裡,全身用束帶綁住,只露出個頭。他們把我放在地板上,我只能面朝上望著天空,其實就是天花板。我不能左右翻轉,也無法伸縮雙腿。我們都該嘗試一下,看看能在床上平躺多久卻不用翻身,對吧。正如我一直強調的,我現在再說一次⋯⋯有一段時間,我幾乎不再祈禱,反正也不會有人來幫我。但後來我又開始祈禱,我甚至請求祂原諒我這麼長時間沒有祈禱,因為我以為這麼做能得到幫助,但結果卻非如此。當他們將你鬆綁的時候,床單不可能是乾的,因為你一直躺在自己的尿裡。最糟糕的是,當身體開始發癢的時候,你無法止

癢，你必須忍受直到它消失，這是他們做過最野蠻的事情。

後來，勤務員把扎維爾換到15號樓，他也知道那就是死亡之樓。扎維爾試圖表達他的驚恐，他說：「我只知道一件事，有些經歷是你無法描述的。它太可怕了，讓人無法形容。」當勤務員叫扎維爾脫衣時，他真的確信自己就要死了。這一切都是命，他想著：「反正我的生活早已一團糟，早晚都得一死。」 *192*

斯皮格朗德的管理者伊林過來把光著身子的扎維爾從病房帶走，然後領他來到一個坐滿年輕護理學生的講堂。扎維爾回想起那個場景，並說到：「伊林拿著指示棒一邊解釋我的生理表徵，一邊說明從基因學及社會學來看，我都低人一等。他說，我的耳朵太大，手臂的間距過長。他把我從頭到腳都說了一遍。這讓我覺得非常難為情。」到了最後，扎維爾記得「他拿指示棒打了我的屁股」。處境更尷尬的是，「大約有三十位女孩在笑。對他們來說，這就像是一場馬戲表演」。[40] 之後，扎維爾便成為課堂裡的常客。「我很害怕、憤怒，更感到無比尷尬。一直到經過了第六次、第七次的經驗之後，我才意識到究竟發生了甚麼事……我花了很長的時間才讓自己習慣這種差辱。」[41]

然而，扎維爾的處境卻每況愈下。有一次，他辱罵一位斯皮格朗德的醫生，他說自己隨即遭到輪番的痛打，同時被施以「嘔吐針」作為懲罰。一位名叫羅莎（Rosa）的護士擔心扎維爾可能還將遭遇其他的情況，因此暗中協助，並提醒他當警衛和護士在辦公室裡聊天，且病樓的門戶洞開時，趕緊逃走。扎維爾逃到維也納的市中心，過著居無定所的生活。他晚上偷偷地和母親約在羅胡斯市場（Rochus market）見面，「總是在戰時燈火管制啟動之後」。扎維爾的母親會給他一些食物和零錢，但是他不希望母親冒著生命的危險赴約，因此決定不再和她見面。某天夜裡，飢寒交迫的扎維爾在維也納北站偷了一個包裹，隨後被員警抓獲。他被判入凱澤里伯斯多夫監獄（Kaiserebersdorf prison）服刑。扎維爾形容，那裡「真的，就是一座集中營」。

　　的確曾有過一段時間，不少孩童成功逃離斯皮格朗德。阿爾弗雷德·格拉塞爾（Alfred Grasel）十五歲的時候，被交付一項為斯皮格朗德病樓運送食物的任務，而那臺負責運送物資的小型電動火車能帶他穿越病樓間的庭院。某天在運送物資的路上，格拉塞爾翻過柵欄，鑽進結核病人療養院的所在，「我自由了好幾天」。但是，格拉塞爾的養母還是把他送回斯皮格朗德。然而，格拉塞爾再次設法逃脫，這一次他躲在維也納著名的中央普拉特公園（central Prater park）。巡邏員警立即抓獲正在船上睡覺的格拉塞爾。當哈默德勒從斯皮格朗德逃脫時，他就像被磁鐵吸住那般往中央普拉特公園走去。哈默德勒與一名在斯皮格朗德工作的護士步行在渥塔克林區（(Ottakring district）時，當他們經過46號有軌電車的最後一站，哈默德勒突然衝向一輛電車，並且「跳了上去」。哈默德勒兩天之後被抓，不過他還是設法再次逃了出來——這次是穿過消防站後院的果園。但三天之後，他再次被捕。[42]

　　那些設法逃離斯皮格朗德的孩子，一旦被抓獲，將面臨更嚴重的後果。卡格爾和兩名斯皮格朗德的護士一同乘坐有軌電車穿越維也納市時，成功逃脫。卡格爾走下移動中的車廂，說道「我想家了」。他去了祖母的公寓。但兩個小時後，護士找上門，並把他帶回斯皮格朗德。卡格爾想起當他回去之後，「他們把我按壓在椅子上，剃光了我的頭髮。他們不是剃，而是拔光我的頭髮，最後禿頭」。工作人員反覆將卡格爾浸泡在冰水中，這就是「浸沒式治療」（immersion cure）。根據扎維爾的說法，他把這種療養方法形容成「水，上、下、上、

下、上、下，你感覺自己將窒息而死」。除此之外，卡格爾還被送往維也納市裡的一條叫作薩爾茨巷（Salzergasse）的地方。他形容，「左右兩旁站著男孩們，你必須裸身穿過他們之間的小道，他們會揍你，這就是薩爾茨加塞」。

卡格爾先後待在15號及17號樓，進行為期數週、表面上看似為了評估生死的觀察。最後，他來到11號樓的矯正組。卡格爾的祖母和其他孩子的家人都獲得定期探視的許可。但卡格爾沒有對祖母說起自己遭受虐待的經歷。他還記得，「他們在走廊裡放了長凳，讓我們和家人同坐。勤務員來回走動，並告訴訪客說他們對我們有多好」。可是當訪客一走，工作人員就沒收他們的食物和禮物，暴力事件重新上演。卡格爾說：「從未跟祖母提起他們對我們做了什麼，因為祖母肯定會來看我……我不希望她最後讓自己進了集中營。因此我沒有多說，我只跟她說我們過得很好。我下意識地讓自己這麼做。」[43]

如果家人們知道實情，那麼探視的重要性自然不言而喻。梅爾提起一位護士建議她的母親每週日來探視，同時還警告說「沒有人來探望的孩子將消失或死於某處」。因此，梅爾的母親每週都搭乘公共交通工具，從維也納近郊的默德林前往斯皮格朗德，這是一段長達數小時之久的「噩夢」之行。然而，假如梅爾那週把食物都吐光了，或者沒把食物吃完，或者體重減輕了——她便無法如願見到母親。母親一如往常地出現，但梅爾卻很難過。「我知道她在那兒，在會客室裡，我不能去找她。這是一種絕望、憤怒和恐懼的感受。」所幸，梅爾的母親在1944年底把她從斯皮格朗德救了出來，安全無虞。[44]

然而，絕望的家屬並不一定能來斯皮格朗德探視自己的孩子，或者提供安慰，或者要求釋放。距離遙遠的親人只能寄來令人心碎的家書，這些書信都保存在孩童的檔案中。例如1943年的聖誕節前夕，一封來自母親寫給九歲安娜・露伊絲・呂克（Anna Luise Lübcke）的信便令人動容。安娜從漢堡的一間兒童機構輾轉來到維也納。她的母親寫到：「親愛的安妮莉絲，我經常想起你，媽媽很快就能來找你，一想到就讓我非常開心……所以，親愛的安妮莉絲，繼續好好表現，並且做最棒的你，直到我們下次見面。衷心的祝福你。」然而，由於安娜的四肢癱瘓，醫生對她不抱任何希望。儘管瑪莉安・圖爾克醫生指出，「安娜這個孩子的心智能力出乎意料得好」，同時「好奇心重，經常向周遭的人提出問題」；但伊林醫師卻把安娜的檔案送到柏林，並請求批准將這名女孩處死。伊林認為，安娜的身體狀況使她「無法接受教育或實習的訓練，甚至排除了她將來工作的可能性」。1944年1月13日的凌晨，安娜死於斯皮格朗德，原因是肺炎。而她的母親前一天才剛來看她。[45]

195　　另一個悲劇則是恩斯特・奧斯坎普（Ernst Ossenkamp）被迫與住在德國蒙興格拉德巴赫（Mönchengladbach）的家人分開。恩斯特和六名同學因為一次在有軌電車上的惡作劇，而被判定有「危害公眾」之嫌，必須送往精神病院。十二歲時，恩斯特從德國轉往斯皮格朗德，抵達之後，伊林以他「無法教育且缺乏自理能力，需要長期待在收容所」為由，向柏林當局請求將他處死。恩斯特的家人想盡一切辦法與他保持聯繫，持續給他寫信和寄送包裹。1943年10月28日，他的姊姊瑪莉安（Marianne）寫信給恩斯特說：「奶媽今天烤了許多美味的餅乾，還把它們分裝成小袋。希望合你的胃口。那些梨嚐起來如何？我們很快就給你寄些水果。只要學校一放假，我就去把你接回家。只要你守規矩，我很快就來接你。」但恩斯特隔天就死了，據稱他死於潰瘍性腸炎及肺炎。[46]

　　十七歲的艾莉卡・瑪莉亞・斯坦茲爾（Erika Maria Stanzl）寫信

給她的母親，講述了她在15號樓——斯皮格朗德的死亡病房——的恐懼。艾莉卡因為不聽母親的話，偷偷離家出走而被送到了斯皮格朗德。但她現在卻向母親苦苦哀求：「在我目前所待的病房裡，大部分的孩子都沒有親人來探視。媽咪，請妳也給他們帶點東西。」艾莉卡被死亡病房的恐怖環境嚇壞了。她跟母親說：「這裡的一切都失控了。而且是一件接著一件。有個孩子倒在床上，摔斷了上排牙齒，流了滿口血。到目前為止我一切都好。只有一次，我因為一個孩子的耳朵潰瘍而感到噁心，因此不得不躺在床上。」然而，艾莉卡也死了，就像她擔憂同在15號樓裡待著的其他孩子一樣——官方認定她罹患肺炎。海倫・約克爾（Helene Jockl）醫生在呈送給柏林的納粹德國委員會的報告中提到，艾莉卡「身體發育健全，但幾乎無法工作。她的記憶力很好，但缺乏批判性思維、自制力和客觀性。幼稚的判斷力」。這些說法足以構成處死的理由。[47]

1942年的深秋，當斯皮格朗德的殺戮計畫全面啟動之際，命喪死亡之樓的青少年幾乎是活著的兩倍。而在接下來兩年半的時間裡，大約有三百名兒童自15號樓及17號樓獲釋和移轉，但仍有五百四十人死亡。[48] 納粹德國還擴大了可能成為受害對象的兒童群體。儘管兒童安樂死的計畫最初僅針對三歲以下的嬰幼兒，但隨著時間的推展，年齡上限調整至八歲，再調高至十二歲，最後定調十六歲。[49]

斯皮格朗德的工作人員在決定兒童的生死上，較納粹德國內其他「特殊兒童病房」的人員更具發言權。一般的情況下，身心障礙兒童先被機構外的醫生或當局通報給位在柏林的納粹德國委員會；然後，委員會再據此下令將這些兒童轉介到屠殺中心。然而，斯皮格朗德的運作方式正好相反。斯皮格朗德的醫生自己向柏林當局通報他們認為應該除掉的兒童。他們甚至不需要等待柏林當局的官方授權，便逕自執行屠殺。

斯皮格朗德的第二任主管伊林採行的診斷措施，對兒童造成致命的影響。譬如，氣動腦波圖（Pneumatic encephalography）便是一項極為痛苦的手術。先將腦脊髓液移除後，把空氣注入孩童的大腦，俾便對腦室進行X光掃描。[50] 斯皮格朗德的醫生也對孩童身體的各部位進行研究檢測。惡名昭彰的醫生海因里希・格羅斯就把四百多名兒童的大腦保存在罐中，貼上標籤，小心翼翼地堆放在地下室的架子上。正是因為如此，那些死於斯皮格朗德的孩童的身體器官，在戰後很長一段時間為不同的機構提供了研究的基礎。[51]

毫無疑問地，待過斯皮格朗德的孩童們都縈繞著死亡的恐懼。他們對屠殺各有不同程度的理解——從私下議論的道聽塗說，到親眼所見——但大部分的孩童都對自己所面臨的危險有所察覺。恐懼和未知是日常的一部分。

孩童們之間可怕的交談嚇壞了考夫曼。「我不敢多言，因為我聽說愛抱怨的人會被帶走之類的，那些都是傳言。」此外，令考夫曼忘不了的是每兩到三週一次的挑選。每當斯皮格朗德的醫生格羅斯「現身，並指著我們當中的一些人時，他會說『你、你、你和你』，然後這些孩子就從人群中被帶走。他們挑選的第一批孩子多半是尿床、兔唇者或思維遲緩的孩子」。考夫曼接著說：「我們不敢問孩子們被帶到哪裡去。但我們再也沒見過他們。」[52] 但帕切爾就敢於詢問孩子們被帶到哪去。「不時會發生男孩子們消失的情況，然後你問『他不回來嗎？』或者『他回家了嗎？』——『別問這麼愚蠢的問題，否則你也會跟他一樣！』這是我們經常從勤務員那裡得到的回答。」卡格爾也強調說，護士和勤務兵是如何暗示違抗命令的可怕後果。卡格爾說：

「他們不斷地威脅我們，並警告我們將自食惡果——『是的，你會親眼看到。』」[53]

　　倖存者談及那些運載孩子們的屍體穿過斯皮格朗德草坪的不祥推車。卡格爾知道這些馬車是專門用來「運送死者」的。但他說：「我們不知道裡面是誰。」帕切爾則憶起當他經過手推車工人身旁時的景況：「我們當然非常好奇，並一直盯著他們。有一次，他們其中一位衝著我們咧嘴笑說：『你也想進去待著嗎？』我們當時真的嚇壞了，因為光是露齒一笑對我來說就夠可怕的了。」有一天，考夫曼鼓起勇氣，在無人看管的情況下向一輛推車內探了頭。當他打開簾子，他看到「小卡爾・W（little Karl W.）躺在這輛綠色的車上。他已經死了。在學校裡，他就坐在我後面的課桌」。[54] 格羅斯目睹的場面更令人不寒而慄。當工人拉著一輛推車，經過一群正往斯皮格朗德的學校走去的孩子們身邊時，格羅斯形容：「在那輛推車裡——除了死去的孩子以外，什麼都沒有！他們像被丟棄的娃娃一般縱橫交錯地躺著，四肢扭曲得極不自然。多數的小孩身體上都有一種非常奇怪的顏色。那是一種紅、綠、藍相間的顏色。」根據格羅斯的說法，看管孩子的護士擔心這個景象會在青少年中引發騷亂，便喝令：「前面的，安靜！難不成你們當中有人想和他們一起坐車？」[55]

　　倖存者所描述的恐懼及可怖的經歷中，也有一些富同情心的斯皮格朗德工作人員，他們用自己的方式保護孩童免遭橫禍——例如幫助扎維爾逃脫的護士，或是建議梅爾的母親務必每週探視，以確保女兒安然無恙。帕切爾記得有位護士曾救他於死亡危機之中。當時，他的左臂下有一個嚴重的膿腫，並且身陷敗血症的風險時，夜班護士溫德哈格女士（Mrs. Windhager）偷偷地幫他擠膿。帕切爾回想起：「我當時骨瘦如柴，只剩皮包骨。她把我抱了出去，並對我說：『噓，別說話，也不要大驚小怪，因為我們不能被人發現。』」她還說：「你知道有個醫生把你列在他的名單上，可能要給你打針，但我要阻止這件事情發生。」[56]

　　然而，這種仁慈的故事並不多見。因為這些護士畢竟是在一個執行系統性屠殺的機構裡工作。若非這些護士及其他工作人員的恪盡職守，何以能發生屠殺兒童的事件。就像賈庫貝克在15號樓瀕臨死亡的經歷所說的那般，孩童們的命運被冷漠、麻木的職員阻隔了：

> 他們總是給我們打針。不，或說如果你像一個焦躁不安的孩子，偶爾過於好動，或說我們經常因為疼痛而哭鬧，他們就會給我們注射鎮靜劑。他們注射了什麼針劑其實不重要，重點是他們給我們打針，好讓我們安靜一會兒。這對我們來說太可怕了，有一些人後來也死了……這對我們來說已變得不重要，因為我們變得太冷漠，以至於我們根本不在乎他們做了什麼。所以當他們出現的時候，第一次你覺得畏懼、害怕……我的老天，他們又一次出現時，現在該怎麼辦，你會變得異常鎮定，並對自己說，既然不能改變什麼，不如接受它。[57]

　　面對這些倖存者所講述的恐怖經歷，很難理解運作這些屠殺中心的監督者的行為及信念。由於缺乏文獻資料，斯皮格朗德行兇者的想法已消失在歷史之中。戰後唯一留下的是，斯皮格朗德的被告所提供少部分的庭審證詞。可想而知，相較於受害者的訪談紀錄，這些被告的證詞很有問題。斯皮格朗德的行兇者在意的是，面對死刑的自我免責。對於行兇者的審訊是在罪行發生後的敵對政治氣氛中進行，並非──如同受害者接受訪談時的目的──意在了解幾十年之前發生的事件。

199

　　儘管如此，行兇者的辯護策略還是說明曾經發生的事件，而這些同樣屬於斯皮格朗德故事的一部分。

　　許多實行安樂死的行兇者認為，在斯皮格朗德殺害兒童的任務，是納粹政策雙管齊下的關鍵，亦即幫助那些被認為可以矯正的兒童，清除那些無可救藥的兒童。傑克留斯於1948年在莫斯科接受蘇聯內務人民委員部（NKVD）秘密警察的審訊時明確表示：「診所內的所有活動都是朝兩個方向進行：治療生病的兒童和殺死那些身患絕症的人。」[58] 三十一歲的斯皮格朗德醫生圖爾克堅信，優勝劣敗的選擇是納粹科學的準則。1945年10月，她在維也納的聽證會上陳述，「這是一種全新的概念，以觀察為基礎所進行妥善治療，將有助於正確地引導兒童的發展」。[59] 在斯皮格朗德，「觀察」意味著判定一個孩童對**民族**的潛在效益。工作人員將除去那些被認為是無益於民族共同體的，以及在生理及／或行為上無法接受教育或職業訓練的青少年。

　　斯皮格朗德的醫生利用社會效益的說法，作為他們向柏林的納粹德國委員會提出處死的證明。絕大多數的申請表都以「無法教育」、「不能工作」和「需要長期照護」等籠統的字眼來標記這些青少年。只有少部分的人對這些聲明有所疑慮——即使懷疑，也不一定能改變結果。1943年7月，當伊林向柏林當局提交兩個月大的漢內洛爾·福克斯（Hannelore Fuchs）患有唐氏症候群的報告時，他認為「儘管目前還不能確定」，福克斯「幾乎無法治癒或好轉」。雖然這份報告的措辭含糊，漢內洛爾還是在兩天後死亡。官方開立的死亡原因是「生命衰弱」。也許，正常劑量的巴比妥酸鹽對嬰兒的效用很快，斯皮格朗德的醫生也說，有時候會發生這種情況。[60]

　　至於七歲的彼得·波爾茲根（Peter Pörzgen）的健康情況，伊林向柏林當局遞交了一份更加模稜兩可的申訴書。伊林以圖表詳細描述髖關節結核菌對於彼得的影響,從充滿膿液的瘻管到毀損的化膿骨,伊林對彼得的人格特質讚譽有加。「這個孩子保有良好的溝通能力,理解力和詞彙量都是足夠的」,伊林寫到:「他總是安靜、友善和令人感到自在的。」[61] 然而,伊林罕見的讚美並不足以饒過彼得,他在兩週後死亡。

雖然殺害兒童一直是納粹醫療照護體系的一部分,但卻是秘密進行的任務。

正如傑克留斯所描述的過程那般,「在我們開始殺害兒童之前,我安排了一次醫務人員(十名醫生和護士)的秘密會議,同時向他們說明情況,並要求每一個人發誓必須對所有的相關措施嚴格保密」。[62] 斯皮格朗德的護士安娜・卡申卡(Anna Katschenka)於1946年在維也納接受審訊時指出,她得到了明確且清楚的指示;傑克留斯都這麼「跟我說,我永遠別向他人談及機構內的事,也無需探問無關緊要的問題」。[63] 兩年之後,卡申卡詳細闡述傑克留斯曾對她說:「納粹德國內政部頒布了一項秘密敕令,指示對這些無法治癒的病人(針對十六歲以下的兒童)實行安樂死。我以為這項敕令等同具有效力的公法,我也認為理由充分。」卡申卡總結道,「我從未意識到安樂死是非法的」。[64]

事實上,行兇者在審判中所做出的各自陳述,是將殺害兒童視為一種專業的臨床實踐。圖爾克強調,「我並非隨意為之,而是在深思熟慮之後,決定是否應該詳細且謹慎地呈報一個孩子的狀況」。[65] 殺戮是科學協議中的一部分。伊林在戰後的審訊中讚許了這種方式:「我認為這些新的學說是嚴肅且負責的。」[66] 他認為斯皮格朗德完成了一件很有價值的任務,因為「對我而言,所有的孩子都應該有能力接受教育或工作」。[67] 殺戮為完美成就**民族**提供了另一種方式。

死亡也成為一項例行公事。[68] 圖爾克與格羅斯甚至常駐斯皮格朗德。伊林則選擇與家人住在死亡病房所在的15號樓。[69] 戰爭結束後，圖爾克憶起她是如何習慣了殺人的生活，並且在注射針劑時，或者在孩子們愛吃的可可粉或其他的食物中加入過量的苯巴比妥、巴比妥和嗎啡。「我們有幾十個這樣的案例，在這個機構裡結束這些人類的不幸，是再自然不過的想法。」圖爾克大略描述執行死刑的任務何以變得司空見慣：

> 獲准進入藥房的護士是實際的行刑者，因為他們有權在食物裡添加安眠藥。伊林醫生會告訴他們或告訴我，關於孩子X或Y的生死已定，接著護士就知道該怎麼做了。[70]

不僅如此，斯皮格朗德的被告們還提出一項無情的說法，他們辯稱殺戮是出於同情。例如卡申卡說，傑克留斯告訴她「那些再也無法好轉的孩子們將獲得安眠藥，如此他們就可以毫無痛苦地『入睡』」。[71] 殺戮已經結束，但她主張從「純人類的角度」來看，在「情況並未改善的前提之下，應該縮短孩子們承受不必要痛苦的時間」。[72] 圖爾克堅信，孩子們並未遭受「痛苦的死亡」，只是漸漸地「睡著了」。因為殺戮是一項「仁慈的行為」。[73]

　　父母對於孩子死於斯皮格朗德的反應各異。許多人相信——或者選擇相信——郵寄來的死亡通知所說的他們的孩子死於肺炎或其他自然的原因。少部分的家長可能懷疑有不當管教；畢竟，殺害身心障礙者的說法在維也納是非常普遍的。

　　有些父母擔心他們的孩子可能命在旦夕，因此設法援救。例如君

瑟・卡思（Günther Karth）的父母將他們的五個孩子都交給維也納的
福利機構。他們的家境窮困，且被視為來自一個「無法適應社會的家
庭」。君瑟六歲時患病，被轉介到斯皮格朗德的15號樓。他的父親非
常擔憂，去信要求讓兒子回家，信中援引所謂的納粹德國的原則：
「我們不會讓這件事情發生，他是我們的骨肉，他屬於我們。我們將
不會放棄，直到孩子回到我們的身邊。我們生活在正義高於一切的第
三帝國。」君瑟的母親激動地懇求：「我再次請求將孩子還給我，避
免為時已晚。我請求您，拜託您。我的心已碎，也因為痛苦和悲傷而
疼痛不已。」儘管無法確定君瑟的母親在信中所說的「為時已晚」是什
麼意思，但實情卻真的是為時已晚。君瑟死於1944年6月。[74]

　　菲利克斯・雅諾舍克（Felix Janauschek）的母親更是明確地指出斯
皮格朗德涉及攸關生死的問題。儘管斯皮格朗德的工作人員讚許他非
凡的天賦和對鋼琴的熱愛，菲利克斯在十六歲的時候被診斷出「腦性
麻痺後的重度失智症」。菲利克斯的母親同樣援引了納粹正義，並警
告由於她的丈夫長期以來一直是納粹黨成員，她將訴請省黨部的領導
人（Gauleiter）協助釋放她的兒子。她同時指出，她知道菲利克斯的命
運終將如何，但仍要求「我要我的孩子。活蹦亂跳的孩子」。[75] 菲力克
斯死於1943年3月。

　　身為一名維也納的護士，安妮・沃德（Anny Wödl）早知她的兒子
阿爾弗雷德（Alfred）死期不遠，於是設法解決。阿爾弗雷德四歲的時
候，因為走路和說話都有困難，沃德不得不將他送往維也納近郊的古
根（Gugging）精神療養院。當她聽聞維也納的身心障礙者被殺害的消
息後，她開始擔心，並與其他的家長會面以採取行動。沃德直接向柏
林的納粹德國內政部的赫爾曼・林登（Hermann Linden）表達了她的
擔憂。當沃德得知阿爾弗雷德也面臨「轉送」時，她再次找上林登提

請訴願。據悉，林登告訴她「我們可以破例滿足你的願望。我們同意將孩子從古根轉送到斯皮格朗德，但孩子必須死」。[76] 1941 年 2 月，阿爾弗雷德被轉往斯皮格朗德；照片中，四分之三側影的他斜視著鏡頭，棕色的頭髮剪得很短，胸腔清晰可見。戰爭結束後，沃德作證說：「我請求傑克留斯醫生，如果我的孩子免不了一死，就讓它快一些，少點痛苦。他也答應我了。」然而，當沃德看到阿爾弗雷德的屍體時，她說她「因他臉上痛苦的表情而深受打擊」。[77]

赫塔‧葛斯凡特諾（Herta Gschwandtner）的母親露伊絲（Luise）公開對斯皮格朗德的工作人員就殺戮之事進行質問。赫塔出生便患有「蒙古癡呆症」（mongoloid）。1943 年當她一歲半的時候被轉往斯皮格朗德。抵達後的第十一天，赫塔死於肺炎。露伊絲對於女兒之死表示難以置信。她寫信給伊林及斯皮格朗德的護士：「我還是不明白為什麼我親愛的小赫塔這麼快就離開我，離開人世……我們仍然不能相信我們的小赫塔是無法治癒的。」露伊絲繼續寫道：「我的心都碎了。我願意為孩子犧牲自己的生命……請原諒我的措辭，我是含淚寫下這封信的。」在信中，露伊絲甚至暗示赫塔是被謀殺的。「現在我不得不承受兩倍的痛苦，因為大家明白地告訴我，她是被毒死了，或者說是被消滅了。」[78] 伊林則回信說赫塔的死沒有什麼不妥。他警告露伊絲，如果人們繼續質疑斯皮格朗德的死亡事件，他將報警處理：「我希望你抵制那些不實的謠言；如有必要，我會控告這些散布謠言的人。」[79]

然而，有關殺戮的傳言在維也納甚囂塵上，同時也加劇了家屬對孩子死亡的悲痛。海爾敏納‧多克爾（Hermine Döckl）的父母在獲悉女兒死亡之後，極度絕望；他們兩個月大的的女兒被診斷患有蒙古癡呆症，在她被轉往斯皮格朗德五個星期之後，因故死於肺炎。多克爾的家庭醫生漢斯‧蓋爾（Hans Geyer）要求伊林給他一份關於海爾敏納死亡的醫療報告，以減輕家屬的悲痛；他說，一個合理的解釋將會給這個家庭帶來「平和，並解消所有不為人知的謠言和猜測」。蓋爾警告說，海爾敏納的母親「萌生自殺的念頭，不能讓她獨處」。而伊林則簡單回覆說，嬰兒的「生命嚴重衰弱」，而稱職的醫生都應該知道，患有蒙古癡呆症的孩子壽命都比較短。[80]

在斯皮格朗德遇害的兒童案例中，絕大多數來自父母的信件都讓人心痛。他們傳遞著悲傷、懷疑和憤怒——並經常要求獲取更多有關孩子死亡的細節。然而，他們的反應也大不相同。一些家庭表示接受，甚至認同孩子過早死亡。畢竟在納粹德國境內，許多人甚至希望他們的孩子符合進入死亡病房的資格，為的是讓他們的孩子在那裡結束生命。[81] 他們也許會抱怨照顧孩子的負擔太重，或許仍掙扎於維持生計，同時還要照顧家裡的其他孩子，又或者是因為丈夫外出打仗。然而，有關殺害兒童的說法並非僅存於納粹德國的緊張局勢。早在納粹掌權之前，終結「毫無價值的生命」的想法曾風行一時。1925年，薩克森邦的療養機構負責人埃瓦爾德・麥策爾（Ewald Meltzer）曾就道德上的問題表示擔憂，他詢問機構內孩子們的父母：「倘若專家確診孩子患有無法治癒的癡呆症，你會同意讓孩子在毫無痛苦的情況之下，縮短壽命嗎？」結果令他沮喪的是，參與調查的父母之中，百分之七十三的人回答「同意」。[82]

斯皮格朗德的工作人員說，部分家長曾就孩子的死期與他們進行開誠布公的討論。剛學會走路的赫塔・薛柏（Herta Schreiber），就被亞斯伯格轉介到斯皮格朗德。她的母親對馬格瑞特・赫布許（Margarethe Hübsch）醫生說：「也許死對她而言才是解脫。」[83] 圖爾克指出，一位孩子患有癲癇的母親認為，「如果孩子能就此閉上眼睛，將令她感到寬慰」。[84] 這兩個孩子也確實都死了。

父母不一定能就孩子的最佳療程達成共識。伊爾斯・菲力波維奇（Ilse Philippovic）患有癲癇症，寄宿家庭的醫生建議她的父親「最好為孩子選擇一死」。伊爾斯的父親在她十一歲生日的前一週，申請讓她轉入斯皮格朗德，「但他什麼也沒對妻子說」。一個月後，伊爾斯因「不明」原因死亡。[85]

父母的態度並非決定孩童死亡的因素，因為斯皮格朗德聲稱執行的方式是遵循科學的原則。圖爾克在她的庭審證詞中堅稱，斯皮格朗德的醫生是在父母的壓力下執行任務的：「當父母要求的安樂死實際發生之後，他們卻總是拒絕承認。」[86] 伊林則解釋說，讓醫學專業人士掌握這些過程是非常重要的。按照伊林的說法：「也有家長來找我，讓我執行安樂死，但我拒絕了，因為他尚未達到執行安樂死的條件。在我看來，這種新方法的危險性已經解除，因為只有負責任的人才能被授權處理這些事情。」[87]

儘管，來自斯皮格朗德工作人員的說法仍舊疑點重重，但部分家長的信件確實證明，他們同意孩子的死。而箇中的說法，千奇百怪。絕大多數的情況是，父母認為早死是件好事。六歲的羅莎・修爾庫伯（Rosa Schörkhuber）在她抵達斯皮格朗德一個月後死亡——因為伊林向柏林的納粹德國委員會通報「不具就業的可能性」。她的母親寫信給海因里希：「對她來說這是好事，她因為痙攣的問題已受盡折磨。」然而，羅莎的母親也說：「我不敢相信她這麼快就死了。」[88] 十歲的馬里恩・愛森納克（Marion Eisenach）患有唐氏綜合症，照片中穿著整潔的格紋上衣，短瀏海和短髮勾勒出她的臉型。伊林向納粹德國委員會寫道：「這個孩子無法接受教育，且幾乎可以確定的是，將無法工作。」馬里恩死後，她的母親寫信給伊林說：「上帝做了一件好事，現在我的孩子得到很好的照顧，感謝您對我的小馬里恩的悉心照料。」[89]

　　部分家屬的言詞超過一般人所能接受的限度，寄出令人不寒而慄的感謝信。有兩封信涉及到十多歲的青少年——十四歲的馬克斯・賴克曼（Max Reichmann）失聰且據悉發展遲緩，還有十六歲的休伯特・伊姆坎普（Hubert Imkamp）癱瘓且單眼失明。傑克留斯向納粹德國委員會證明賴克曼的死是正當的，因為「可預期他沒有工作能力」，而且他是「猶太人」——每四名死於斯皮格朗德的兒童之中，至少有一人被認定是猶太人。賴克曼的阿姨直言不諱地說道：「我想我的妹妹會因為她不幸的孩子終於解脫而高興萬分！」她明白地指出：「死亡對他來說也許更好！我要再次感謝你。」[90] 伊姆坎普在他轉送斯皮格朗德之後的第六週死亡，他的父親對伊林大加讚揚。「請允許我們對您和貴機構的寶貴服務致上深刻的謝意，讓我們的兒子休伯特以這種方式犧牲。可惜的是，由於交通不便，我們將無法前往參加葬禮。但請放心，我們將永遠對您抱著衷心的感謝與敬意。」[91] 家屬對於這幾位青少年的死因究竟理解到何種程度，尚不清楚——但他們信中頗感欣慰的潛臺詞卻是毫無疑問的。

　　倖存者梅爾回想她在斯皮格朗德的經歷時曾表示，殘忍的共謀行為——在整個納粹體系之中——是普遍存在的，也是不可避免的。她說，人性中潛在的墮落將折磨她一輩子：

　　每個人都對我提出一個問題：你是支持，還是反對我？這一直是關乎生存的問題。這個問題仍然困擾著我，當我遇到某個人的時候，這個問題仍然困擾著我：他現在和誰站在一邊，先前那時候他又是與誰站在一邊。如果那時候他知道的話，他會向你伸出援手，或是根本不會幫你……我沒有生任何人的氣。當邪惡無名，

當邪惡只是生活的一部分，就像那裡的情況一樣，你如何能對某
人生氣。但邪惡是屬於那裡的，它就在日常的生活裡，沒有人會
對它產生懷疑。[92]

註釋

1　Lehmann, Oliver, and Traudl Schmidt. *In den Fängen des Dr. Gross: das misshandelte Leben des Friedrich Zawrel.* Vienna: Czernin, 2001, 68.

2　Gedenkstätte Steinhof, *The War Against the "Inferior": On the History of Nazi Medicine in Vienna,* "Friedrich Zawrel." Interviews: http://gedenkstaettesteinhof.at/en/interview.

3　Ertl, "NS-Euthanasie," 85. Riegele, Brigitte, "Kindereuthanasie in Wien 1940-1945," In *Die ermordeten Kinder,* 25-46; 30.「生死簿」存放於維也納市及州立檔案館（WStLA），可供線上讀取：http://gedenkstaettesteinhof.at/en/BookoftheDead/book-dead.

4　Neugebauer, "Klinik," 302-303. Dahl, *Endstation,* 131.

5　Czech, "Zuträger," 29. Selection process: Ertl, "NS-Euthanasie," 97, 102-104.

6　Krenek, Hans. "Beitrag zur Methode der Erfassung von psychisch auffälligen Kindern und Jugendlichen." *AfK* 126 (1942): 72-84; 73.

7　Gedenkstätte Steinhof, "Alfred Grasel."

8　百分之六十的受害者是通過維也納進行移轉。Dahl, *Endstation,* 57-58.

9　Dahl, *Endstation,* 55, 50-51.

10　Gedenkstätte Steinhof, "Ferdinand Schimatzek."

11　Gedenkstätte Steinhof, "Alois Kaufmann." See also, USC Shoah Foundation Institute testimony of Alois Kaufmann. VHA Interview Code: 45476. http://collections.ushmm. org/search/catalog/vha45476; Kaufmann, Alois. *Spiegelgrund, Pavillion 18: ein Kind im NS-Erziehungsheim.* Vienna: Gesellschaftskritik, 1993, and *Dass ich dich finde: Kind am Spiegelgrund; Gedichte.* Vienna: Theodor-Kramer, 2006; Kaufmann, Alois, Mechthild Podzeit-Lütjen, and Peter Malina. *Totenwagen: Kindheit am Spiegelgrund.* Vienna: Mandelbaum, 2007.

12　Gedenkstätte Steinhof, "Franz Pulkert."

13　Gedenkstätte Steinhof, "Karl Uher," Zawrel.

14　Czech, "Zuträger," 29; Ertl, "NS-Euthanasie," 102-104. Definitions of disability in Germany: Poore, *Disability,* 1-151. 至少有四位死於斯皮格朗德的孩子是猶太人，但猶太人既不是兒童安樂死計畫的目標，也非消滅的人種類別。Neugebauer, Wolfgang. "Juden als

Opfer der NS-Euthanasie in Wien 1940-1945." In *Zwangssterilisierung zur Ermordung*, vol. 2, 99-111; 105.

15　Gedenkstätte Steinhof, "Karl Jakubec."

16　Häupl, *Kinder*, 539.

17　倖存者的證詞收錄於「斯皮格朗德的倖存者有話要說」（Spiegelgrund Survivors Speak Out），是由奧地利抵抗運動檔案中心（DÖW）在維也納市政府的支持下進行的。訪談的英譯本可透過斯坦霍夫紀念館（Steinhof Memorial）的網頁瀏覽。Gedenkstätte Steinhof, *The War Against the "Inferior": On the History of Nazi Medicine in Vienna*. "Spiegelgrund Survivors Speak Out." 來自機構的譯文，僅些微更動。Other interviews are available in the documentary Spiegelgrund, directed by Angelika Schuster and Tristan Sindelgruber in 2000 (Vienna: Schnittpunkt).

18　根據馬蒂亞斯‧達爾（Mattias Dahl）的抽樣，312名被殺的兒童中，女孩占161位，男孩占151位。Dahl, *Endstation*, 49.

19　Gedenkstätte Steinhof, *Karger*.

20　Gedenkstätte Steinhof, Pulkert; Gross, Johann. *Spiegelgrund: Leben in NS-Erziehungsanstalten*. Vienna: Ueberreuter, 2000, 62.

21　Gedenkstätte Steinhof, Pacher, Schimatzek.

22　Gedenkstätte Steinhof, Maier.

23　Gedenkstätte Steinhof, Pauer, Maier.

24　Gedenkstätte Steinhof, Kaufmann.

25　Gedenkstätte Steinhof, Pauer.

26　Gedenkstätte Steinhof, Maier, Karger.

27　Czech, "Abusive," 131.

28　Gross, *Spiegelgrund*, 69; also 96, 101.

29　Gross, *Spiegelgrund*, 80-81.

30　Lehmann and Schmidt, *Fängen*, 58.

31　Gedenkstätte Steinhof, Grasel.

32　Gedenkstätte Steinhof, "Karl Hamedler."

33　Gedenkstätte Steinhof, Pulkert, Pauer.

34　Gedenkstätte Steinhof, Karger.

35　Gedenkstätte Steinhof, Maier, Pauer.

36　Gedenkstätte Steinhof, Maier, Karger, Uher.

37　Gedenkstätte Steinhof, Kaufmann.

38 Gedenkstätte Steinhof, Pauer, Jakubec.

39 Gedenkstätte Steinhof, Uher, Kaufmann.

40 Gedenkstätte Steinhof, Zawrel.

41 Lehmann and Schmidt, *Fängen*, 68-69.

42 Gedenkstätte Steinhof, Grasel, Hamedler.

43 Gedenkstätte Steinhof, Karger.

44 Gedenkstätte Steinhof, Maier.

45 Häupl, *Kinder*, 330-333.

46 Häupl, *Kinder*, 385-387.

47 Häupl, *Kinder*, 526-527.

48 Czech, "Zuträger," 27-28.

49 在1941年的上半年，斯皮格朗德的平均死亡年齡約為兩歲半；而下半年，平均死亡年齡攀升至七歲以上。Czech, "Zuträger," 172.

50 Publications: Illing, Ernst. "Pathologisch-anatomisch kontrollierte Encephalographien bei tuberöser Sklerose." *ZfNP* 176 no. 1 (1943): 160-171, and "Erbbiologische Erhebungen bei tuberöser Sklerose." *Zeitschrift für die gesamte Neurologie und Psychiatrie* 165 no. 1 (1939): 340-345.

51 Czech, "Abusive," 112-120. 德國其他地方的受害者腦部研究：Karenberg, Axel. "Neurosciences and the Third Reich: Introduction." *Journal of the History of the Neurosciences* 15 no. 3 (2006): 168-172; 169-170.

52 Quoted: Thomas, Beres, and Shevell, " 'Cold Wind," 344. Similar: Kaufmann, *Totenwagen*, 21-22.

53 Gedenkstätte Steinhof, Pacher, Karger.

54 Gedenkstätte Steinhof, Karger; Kaufmann, *Totenwagen*, 21.

55 Gross, *Spiegelgrund*, 75.

56 Gedenkstätte Steinhof, Pacher.

57 Gedenkstätte Steinhof, Jakubec.

58 Interrogation of Erwin Jekelius, 9 July 1948. Quoted: Ertl, "NS-Euthanasie," 128.

59 Interrogation of Marianne Türk, Landesrgericht Wien, 16 October 1945. Quoted: Malina, "Fangnetz," 86.

60 Häupl, *Kinder*, 133.

61 Häupl, *Kinder*, 419-420.

62 Interrogation of Erwin Jekelius, 9 July 1948. Quoted: Ertl, "NS-Euthanasie," 151.

63 Interrogation of Anna Katschenka, 24 July 1946. Quoted: Dahl, *Endstation*, 39.

64 Statement by Anna Katschenka, 27 July 1948. Quoted: Neugebauer, "Klinik," 301.

65 Interrogation of Marianne Türk, 12 March 1946. Quoted: Dahl, Endstation, 43.

66 Interrogation of Ernst Illing, 22 October 1945. Quoted: Dahl, Endstation, 43.

67 Interrogation of Ernst Illing, 22 October 1945. Quoted: Dahl, Endstation, 41.

68 Häupl, "Einleitung," 14; Lehmann and Schmidt, *Fängen*, 79.

69 Häupl, "Einleitung," 14; Lehmann and Schmidt, *Fängen*, 79.

70 Interrogation of Marianne Türk, 12 March 1946. Quoted: Dahl, Endstation, 42.

71 Interrogation of Anna Katschenka, 24 July 1946. Quoted: Dahl, Matthias. "Die Tötung behinderter Kinder in der Anstalt 'Am Spiegelgrund' 1940 bis 1945." In *NS-Euthanasie in Wien*, vol. 1, 75-92; 79-80. 安樂死計畫中護士之間的道德辯護: McFarland-Icke, Bronwyn Rebekah. *Nurses in Nazi Germany: Moral Choice in History*. Princeton, NJ: Princeton UP, 1999, 210-256. 安樂死計畫中的護士: Furstler, Gerhard, and Peter Malina. *"Ich tat nur meinen Dienst": zur Geschichte der Krankenpflege in Österreich in der NS-Zeit*. Vienna: Facultas, 2004, including trial of Katschenka, 305-310.

72 Statement by Anna Katschenka, 27 July 1948. Quoted: Neugebauer, "Klinik," 301.

73 Butterweck, Hellmut. *Verurteilt und begnadigt: Österreich und seine NS-Straftäter*. Vienna: Czernin, 2003, 71-72.

74 Häupl, *Kinder*, 256-258.

75 Häupl, *Kinder*, 230-231.

76 Österreichische Pflegezeitschrift, 3/03, 25. Quoted: Ertl, "NS-Euthanasie," 106.

77 Testimony of Anny Wödl, 1 March 1946. Quoted: Totten, Samuel, William S. Parsons, and Israel W. Charny, eds. *Century of Genocide: Eyewitness Accounts and Critical Views*. New York: Routledge, 2013, 241.

78 Häupl, *Kinder*, 174-175.

79 Häupl, *Kinder*, 175.

80 Häupl, *Kinder*, 95-96.

81 Burleigh, *Death*, 101-103.

82 Burleigh, *Death*, 101-103; 11-42; 22-23; Meltzer, Ewald. *Das Problem der Abkürzung "lebensunwerten" Lebens*. Halle: Marhold, 1925.

83 Häupl, *Kinder*, 496.

84 Dahl, *Endstation*, 106.

85 Häupl, *Kinder*, 406.

86　Interrogation of Marianne Türk, 12 March 1946. Quoted: Dahl, *Endstation*, 43.

87　Interrogation of Ernst Illing, 22 October 1945. Quoted: Dahl, *Endstation*, 43.

88　Häupl, *Kinder*, 494-495.

89　Häupl, *Kinder*, 106-108.

90　Häupl, *Kinder*, 439-440.

91　Häupl, *Kinder*, 227.

92　Gedenkstätte Steinhof, Maier.

9

為民族服務

淘汰不受期待兒童的任務反映出納粹德國消滅不良人口的野心。當納粹的精神科醫生在院內殺害被隔離在醫院和療養院牆後的青少年時,納粹德國已在整個歐洲大陸掀起毀滅性的災難。

第二次世界大戰的殺傷力如此之大,以至於歷史學家實在難以估計死亡的人數。據統計,全球大約超過六千萬人死於二戰──一千五百萬人死於戰場,其餘的四千五百萬人絕大多數是平民──這個數字占全球總人口的百分之三。七十個國家涉入這場戰爭,遍及各大海洋和四大洲。戰爭的規模難以衡量。戰事和占領對東歐的影響甚鉅,據稱多達兩千七百萬的蘇聯公民(占全國總人口的百分之十四)和五百八十萬的波蘭人(占全國總人口的百分之十六以上)在戰爭中死亡。德國則損失了六百六十萬至八百八十萬人,至少占全國總人口的百分之八。[1]

納粹德國企圖在歐洲建立新的秩序。從1939年到1942年,它的目標看似近在眼前。納粹德國成功占據領土、建立衛星國家,並聯合東歐與西歐的國家,從保加利亞到愛沙尼亞,再到挪威和法國。德國甚至對北非也虎視眈眈,先後在摩洛哥、阿爾及利亞、突尼西亞、利比亞和埃及發動戰爭。

在維也納,包括亞斯伯格在內的大多數人都支持納粹德國。許多人樂見納粹政府投入資金以重建奧地利的經濟;隨著德國將奧地利納入協同作戰的機制，失業率顯著下降、大型公司迅速增長、商業現代化，人們在工業大力發展與社會強烈流動的氛圍中享受高薪工作帶來的效益。然而，奧地利人對納粹德國廢除奧地利的自主權，甚至未將奧地利視為一個獨立實體的做法感到不滿。曾經的國家變成納粹德國的七個區域，或稱納粹德國大區（ *Reichsgaue* ），統稱奧斯特馬克（ *Ostmark* ）；1942年後，又被稱為「多瑙河和阿爾卑斯納粹德國區」（ Danubian and Alpine Reich Districts ）。新的界域讓維也納的面積擴增為原來的三倍，並使其躍升成納粹德國的第二大城——但納粹政權卻將維也納的地位從首都降為省城，基本上讓奧地利徘徊在納粹德國的邊緣。

隨著納粹吞併維也納而來的一系列有序措施，衍生出極端的反猶暴力，而維也納的居民也默許納粹對猶太人大規模的迫害和驅逐。起初，由於阿道夫・艾希曼主導的維也納猶太人移民局中心（ Central Office for Jewish in Vienna ）推動並倡議相關措施，當局積極鼓勵奧地利籍的猶太人移居國外。儘管移民的手續繁瑣、費用高昂，但據統計，在1938年至1940年間，居住在奧地利的超過192,000名猶太人中，約有117,000人成功離境，約占總數的十分之六。對於那些無法離開的人來說，生活變得越來越艱苦。猶太人被迫佩戴黃色的大衛之星，禁止他們乘坐公共交通工具，也不能涉足商店和公園。他們失去工作、事業和家園。

戰爭開始之後，猶太人移民變得更加困難；1941年10月，納粹德國的政策急轉直下，開始有計畫地消滅猶太人。當局開始將奧地利的猶太人強行送往東歐的猶太隔離區和集中營——大約47,555人。驅逐的場景在維也納比在德國更受公眾關注，民眾圍觀並嘲笑猶太人被驅逐到東歐。

納粹德國最大的野心是東歐，它企圖在那裡為日耳曼人建立一個 *209*
等級明確的種族天堂。按照「東方總計畫」（General Plan East, *Generalplan Ost*）的設想，這場戰爭將為納粹德國公民騰出「生存空間」（*Lebensraum*），並有效地殖民及控制當地居民。自1939年德國入侵波蘭，並與蘇聯簽訂互不侵犯條約之後，這項計畫隨即付諸實行。納粹當局自波蘭西部把將近一百萬的波蘭人與猶太人趕往東部地區——迫使他們遠離自己的家園，同時將大約六十萬名來自東歐其他地區的德國少數民族，遷移到這片空曠的土地上。

1941年6月，趁著入侵蘇聯的機會，納粹德國為重建東歐找到更多的機會。在巴巴羅薩行動（Operation Barbarossa）中，德意志國防軍（German Wehrmacht）開拔到距離莫斯科不到十二英里的地方，隨著大軍持續推進，德意志大軍征服了斯拉夫人，消滅當地的人口，並在廣袤的土地上建立起種族統治。德意志的軍隊同時還捕獲五百七十萬 *210*
的蘇聯戰俘，其中三百三十萬人死於德國境內——這是被納粹德國殺害的第二大族群。

但事實證明，改造東歐的計畫對後勤的組織和管理是場噩夢。混亂和失序激化了納粹當局的人口政策，伴隨著惡性的反猶主義，納粹對猶太人的種族隔離和屠殺政策逐步升級。1942年1月的萬湖會議（Wannsee Conference）上，終於定調全面根除歐洲的猶太人。機動殺人部隊在大規模的槍擊事件中殺害了大約一百萬名猶太人。大約三百萬名猶太人死於集中營，八十萬人死於猶太隔離區，數十萬人死於毒氣車、勞改營、撤退行軍的途中及巴爾幹地區的軍事行動。共有六百萬名猶太人死於大屠殺，占歐洲猶太人總數的三分之二。

奧地利人在納粹的殺戮行動中扮演著不成比例的角色。儘管奧地利的人口數只占大德意志地區總人口的百分之八，但奧地利人在黨衛軍的成員中約占百分之十四，在種族滅絕計畫的參與者中占百分之四十的比例。[2] 這種不成比例現象是因納粹在奧地利占盡肥缺，而分派奧地利人前往東歐占領地任職；但絕大部分的原因是本土的反猶主義日漸猖獗。此外，涉及種族和生物迫害的問題時，維也納的醫生與官員也在當局內享有特殊的地位。維也納是納粹德國境內的第二大城，鄰近東歐，且居住著大批的猶太人，因此在推動關鍵政策與措施的過程中，舉足輕重。

　　許多奧地利人表明認同納粹政權，並藉由參戰的經歷日益增強自身與它的臍帶關係。民眾對納粹德國於1939年至1942年所獲得的初期勝利，普遍熱情支持。但隨著1943年於史達林格勒（Stalingrad）及庫爾斯克（Kursk）戰役的接連失利，同時在1944年6月美國偕同英國成功在諾曼地登陸的結果，人們逐漸感到失望。這場戰爭事關生死存亡，也勢必將個人的生死與政權緊密相聯。

　　維也納市民對日常狀態感到不滿。人們抱怨貧困、配給不足和糧食短缺。奧地利不同階層的人口各有各的抱怨。農民因為工業發展和軍隊招募而喪失勞動力；工人面臨日趨嚴密的管控；天主教徒譴責納粹黨人襲擊教堂。奧地利的納粹黨人抱怨說，他們被德國的納粹黨人邊緣化；德國納粹黨人在政府部門擔任要職，卻把奧地利人置於次等地位。經過多年的地下抗爭，奧地利國家社會主義者認為他們理應獲得重視。同納粹德國轄下的各地一般，人們對於納粹統治的喜惡，因地區、階級和利益而有所不同。這種多樣性有效地阻絕民眾將不滿的情緒凝聚成實質的抵抗。因此，儘管人們普遍對現狀不滿，但社會依然擁護納粹政權——因為他們沒有別的選擇——大多數的公民直到最後一刻都效忠納粹德國。

　　對於亞斯伯格及他的維也納同事而言，戰爭期間的生活依然維持相當好的水準。相較於被納粹德國征服的人口，納粹德國公民的生活條件較佳，吃得好，住得好，也未遭受戰爭的破壞。與第一次世界大戰期間維也納曾面臨災難性的糧食短缺、饑荒和平民騷亂等情況不同，納粹德國主政下的維也納人仍有充足的糧食供應，且享有和平。維也納也倖免於盟軍猛烈的轟炸。盟軍在二戰爭中向納粹德國境內的六十一座城市實行轟炸，摧毀了五分之一的家園，造成六十萬居民喪命；在漢堡及德勒斯登引爆的燃燒彈，高溫讓街道瞬間攀升超過攝氏一千五百度，導致人體秒速化成灰燼。但是直到1944年的春天，在盟軍於義大利組成轟炸艦隊之前，有「納粹德國防空洞」之稱的維也納仍置身戰事之外。後來的行動主要攻擊維也納城內的戰略性目標，而非地毯式轟炸，因此僅造成兩萬四千位平民死亡。

當歐洲四分五裂，德國人及奧地利人仍維持納粹德國的版圖。亞斯伯格與他的同事們在戰爭破壞過程中依然出版、辯論和巡迴演講。儘管納粹兒童精神醫學只是當局努力重建歐洲的一項袖珍任務。然而，從業人員對於工作兢兢業業的態度，以至於當歐洲大陸陷入大規模的屠殺之際，他們依然堅守崗位。

第三帝國透過各種努力巧妙地將全面戰爭與博學思辨、將種族滅絕與期刊文章併陳串接起來。當精神科醫生針對納粹哲學進行細微討論的當下，大屠殺持續在周遭發生，因此思想形塑的任務依然重要。

戰爭期間，弗朗茲・漢伯格企圖提升維也納大學兒童醫院的教學人數及研究成果。在他開除猶太裔與自由派立場的醫生之後，校內副教授的人數從1930年的二十三人，降到1938年的十七人，第三帝國主政時期平均只剩八人。每年發表的研究論文數量從三十六篇降至二十五篇，平均為八篇。漢伯格亟欲填補這項差距。因此在短時間內，

212

九名接受他指導的學生後進在1940年至1945年間獲得晉升，其中包括亞斯伯格。漢伯格指導的博士生在論文寫作上所花費的時間，比那些在皮奎特時代的先進們所花的時間還少，平均為十年，而非十三年，而且他們畢業時年紀尚輕。[3] 亞斯伯格和他的同事一樣，工作機會似乎受益於開除猶太籍與自由派立場同事的相關政策，儘管他的論文受到這些同事的啟發。

　　三十七歲的亞斯伯格也許是因工作匆忙，因此沒有足夠的時間進行深入的研究。1942年12月，漢伯格向大學的行政部門提出，由於亞斯伯格「對託付給他的孩子們有著卓越的奉獻精神」，因此他未能多花點時間在他的博士後論文上；他才「正要開始」他的研究。[4] 結果，亞斯伯格的研究論述過於薄弱。儘管他於論文中聲稱，長達十年的實踐中，他已經參考「超過兩百多個」自閉症的精神病病例，但他對於這項含糊的數字未能詳細說明，除了主要對四位男孩的案例研究，他的論文中幾乎沒有提到其他的孩童。[5]

　　1943年10月，亞斯伯格在應召進入維也納的一個醫療單位服役之前，發表了他關於自閉精神異常的博士後論文。幾個月後，他被派往軸心國的傀儡國家（前南斯拉夫）克羅埃西亞的一個國防軍步兵師當戰地醫生，那裡是二戰中最可怕的戰場之一。直到1945年8月，亞斯伯格還在當地面臨普遍的暴行、游擊隊暴力、殘暴的國防軍報復，以及對為數超過三十二的塞爾維亞人進行種族清洗。[6] 多達百分之十一的南斯拉夫人被殺害——這個數字是歐洲地區死亡率最高的國家之一。根據亞斯伯格女兒的說法，父親在他的日記中記錄著每一次的凶險，以及同志和敵對陣營的傷亡情況。[7]

　　然而從個人的經驗來看，亞斯伯格在南斯拉夫的經歷似乎非常正面積極。他的女兒堅稱，亞斯伯格的日記中描述了他對這片荒野山區以及當地居民的熱愛——包括他們的節日、習俗和傳統服飾。除了感染痢疾，他沒有受傷。亞斯伯格也和他的戰友們建立起深厚的感情，他強調戰場是一處「你必須照顧他人的地方」。[8]

晚年，亞斯伯格特別重視他在南斯拉夫的經歷，並強調他的勇氣和英勇。呼應男人的理想是在戰鬥中證明自己的勇氣的說法，亞斯伯格回憶道：

> 我當時在克羅埃西亞，被派去參加游擊戰。我不想錯過這樣的經歷。當子彈呼嘯而過之際，察覺自身面對危險時的舉措，實屬難得。這也是一個考驗自己的地方。[9]

顯然，亞斯伯格在大屠殺及國防軍在南斯拉夫的軍事行動中，獲得不少的成就感。比如以納粹德國的報復手段為例，一名德國士兵之死必須拿一百條人命來換。然而，亞斯伯格堅稱自己沒有採取任何暴力的行為。戰後，他仍堅稱「我從未向任何人開槍，這是命運賦予我的恩賜」。[10] 因此，儘管亞斯伯格身處大規模的屠殺行動，但他本人並不是直接的行兇者，因此未受牽連。事實上，他覺得自己像個英雄。他說自己在戰爭結束部隊向西撤退的那天，及時解救迷路的同袍：

> 不得不承認，我用我在「候鳥徒步協會」（*Wandervogel*，一個青少年團體）學到的方法，帶著整個部隊越過邊境來到了奧地利。真的非常幸運。由於我能用羅盤確定方位，因此由我來領路，而星座或是其他的東西都不能指引方向。最後，我們都得救了。[11]

亞斯伯格隨軍駐紮南斯拉夫的期間，仍與他的診所保持聯繫，並與部門工作人員往來書信，追蹤工作、新聞和病人的狀況。亞斯伯格有三篇文章發表於他不在職的時候，其中一篇有關腦炎後遺症的人格障礙於1944年中出版；另外兩篇發表於1944年初，都是他的博士後論文的研究成果，主要是關於自閉精神異常的開創性專著。[12]

　　亞斯伯格的博士後論文〈兒童時期的「自閉精神異常」〉可視為他個人在第三帝國時期的巔峰之作。隨著當局政策日漸激進，亞斯伯格的文章也變得尖銳。亞斯伯格對自閉精神異常的定義一年比一年精確，他以較為主觀的、社會的和優生學的術語來描述，並將納粹兒童精神醫學的要素融入其中。他在不同的時間點寫道：

> 1937年──研究（兒童發展）的取向猶如不同的個性一樣多。要建立一套嚴格的診斷標準是不可能的事。

> 1938年──這群被我們稱為「自閉精神病」的孩子們，他們的特徵很明顯──因為自我（auto）的約制，限縮了他們與周遭環境的關係。

> 1941年 ──一群不正常的孩子，我們稱之為「自閉精神異常」……他們過著自己的生活，與環境毫無情感聯繫。

> 1944年──自閉的人只有他自己（auto），在更大的有機群體中不是一位持續受其影響或發揮影響力的積極成員。[13]

1937年，亞斯伯格告誡自己不要妄下診斷；1938年，就在納粹吞併奧地利之後的幾個月，他形容自閉症是「一群有良好特質的孩童」。1941年，自閉症成了「一群不正常的孩童」。到了1944年，亞斯伯格採取法西斯主義式的**民族**修辭，稱自閉兒童身處「更大的有機群體」之外。

亞斯伯格也提高了對社交聯繫的重視。他曾在1938年稱自閉兒童「限縮了他們與周遭環境的關係」，這個觀點到了1941年更明確地指出他們生活在「與環境毫無情感聯繫」的狀態。到了1944年，這個觀點更堅定，變成一種唯我主義的狀態：「自閉的人只有他自己。」

他對自閉兒童的批評越來越多。1944年起，一篇刊登在《維也納臨床週刊》的名為〈矯治教育照護中心〉（"The Curative Education Care Center"）的文章中，亞斯伯格鄙視「那些我行我素，無法融入社會且不斷與社會發生摩擦的自閉者」。他說，他的診所是教導孩子們「起碼的融入」（passable assimilation），並「在社群中正確地成長」。[14] 亞斯伯格警告說，父母可能危害孩子的社交發展。亞斯伯格與納粹政權的觀點一致，強調以團體關係取代家庭關係的重要性——這個觀點同樣也是希特勒青年團、德國少女聯盟、公立學校和護理中心的核心思維。[15] 倘若亞斯伯格懷疑父母對孩子融入群體的發展構成「威脅」，他的診所會要求「定期監看」，甚至進行「家訪」。[16]

在他1944年的論文中，亞斯伯格強調納粹精神醫學中有關**靈覺**與社交聯繫的概念。由於亞斯伯格為這篇論文撰寫的導言並未包含在已出版的英文譯本中，所以英語國家的讀者並不熟悉。[17] 因此，儘管亞斯伯格在他的論文中引用了著名學者例如恩斯特·克雷奇默（Ernst Kretschmer）、路德維希·克拉格斯和卡爾·榮格等人的論點——而且他的作品也透過那些主流人物被重新詮釋——但亞斯伯格在導言中還是以納粹兒童精神科醫生與**靈覺**的觀點來框定他的成果。也正是這些來自納粹德國的概念,為亞斯伯格對於自閉精神異常的最終定義奠定了基礎。[18]

亞斯伯格將**靈覺**視為性格中「最重要的一面」。決定採用這項術語之後,亞斯伯格打破了厄文‧拉扎爾在維也納大學附屬兒童醫院矯治教育診所立下的傳統。亞斯伯格後來解釋道,保羅‧施羅德與漢斯‧海因策作為「萊比錫兒童精神醫學院」的主事者,曾經「抱怨拉扎爾」,因為拉扎爾與他們「既定的說法」不同,例如**靈覺**就是其中之一。[19] 儘管亞斯伯格在拉扎爾的診所開始自己的職業生涯,但他在1944年選擇支持施羅德與海因策。他在論文的第三頁引用海因策——安樂死的最高主事者——時,首次援引**靈覺**。

後來,亞斯伯格從海因策〈論**靈覺**現象學〉("On the Phenomenology of *Gemüt*")中汲取靈感,並在導言總共八頁的篇幅中,特別用了五頁對施羅德的觀點進行討論。亞斯伯格在解釋「**靈覺**的評估之於施羅德成果的重要性」時,一併採納施羅德給予**靈覺**的定義,他認為**靈覺**是「精神層面的,『涉及與他人之間的關係,對他人感興趣、表達同情及與他人相處的能力』」。[20]

在一段非正式的談話中,亞斯伯格開玩笑說,施羅德「在關於**靈覺**的討論中,總是溯及『神聖之愛』(*Agape*)這個術語」!這是一個希臘詞,意思是無私的愛,在神學上意指早期基督徒共享膳食的宗教盛宴,以讚美基督教和兄弟般的情誼。施羅德用神聖之愛這個術語傳達孩子們的依戀、鍾愛、同情、慷慨的精神,以及社群感知,這是健康的**靈覺**在社交與精神方面的延伸。海因策也擔心孩子們「缺乏神聖之愛」(*Agapemangel*)。[21]

在1944年的這篇論文發表以前,**靈覺**在亞斯伯格的研究中不是焦點。儘管亞斯伯格傾向援引納粹兒童精神醫學的功能性目標——

融入集體——但他很少使用這個標誌性的術語。在他發表於1938
年至1943年的文章中，亞斯伯格在說明漢伯格「胸腺基因自動症」
（thymogen automatism）的理論時，經常引用**靈覺**這個術語。漢伯格
聲稱，教育工作者的高級**靈覺**可以轉移到孩子的**靈覺**上，好似這是一
個唾手可得的東西。[22] 漢伯格還主張通過希特勒青年團和軍隊等國家
機構，在社會中的個體之間傳播**靈覺**。由於漢伯格指出，**靈覺**甚至能
讓「我們的身體產生變化」——改善膚質、肌肉組織和心臟功能——
他指示醫生有責任「在大德意志健康的精神思潮」貢獻一些**靈覺**。[23]

亞斯伯格本身對**靈覺**的看法在1944年之前是相當少見的。他寫
於1937年的文章內容中，根本未提隻字片語。亞斯伯格寫於1938年
的一篇文章中曾順帶提到這一點；他說**靈覺**的級別也許是判定絕育
的幾個因素之一，他同時批評一些孩子「缺乏**靈覺**的惡意」（*gemüt-
less malice*）。在他寫於1942年的文章中，曾參照施羅德的語境提及
靈覺，「**靈覺**的質量」對評估孩子的「社交預後」（social prognosis）具有
「關鍵的重要性」。1943年，他發表一篇名為〈經驗與人格〉（ "Experience
and Personality" ）的文章，文中進一步指出，「**靈覺**的品質」是「評價性
格」的「決定性關鍵」。[24]

然而，在他寫於1944年的專著中，亞斯伯格宣稱**靈覺**有最高的
重要性。他甚至認為，「一個人的性格取決於**靈覺**」。亞斯伯格甚至把
靈覺視為診斷自閉精神異常的核心。正如他所說，「是一種質性上的
差異，感知及**靈覺**上的不協調，它經常出現令人驚訝的矛盾，同時也
導致適應上的紊亂」。[25]

在強調**靈覺**的作用時，亞斯伯格指出，他的資深同事對於納粹兒
童精神醫學領域的看法是如何在納粹德國逐步發展。海因策和施羅德
自三〇年代初期和中期開始倡導**靈覺**的概念之後，納粹安樂死領域的

217

代表人物認為**靈覺**是一個關鍵特徵。1939年，即將成為T4行動中執行成人安樂死的專家，亦即著名的兒童精神科醫生維爾納‧維林格，剖析了兒童的「社群能力」（*Gemeinschaftsfähigkeit*），並建立一個三乘四的「性格學」矩陣圖，以個人**靈覺**的質性，區分出那些「不那麼平易近人、性格冷淡的人」。[26] 精神醫學家暨神經醫學家弗里德里希‧潘斯（Friedrich Panse）也是T4行動中的「專家」，他在1940年寫到一般對於「缺乏**靈覺**的精神異常患者」的普遍看法。[27] 格哈德‧庫亞斯（Gerhard Kujath）是矯治教育的擁護者，也是德國柏林市與奧地利維托市（Wittau）威森格朗德（Wiesengrund）安樂死診所的主治醫生，他嘗試矯正「**靈覺**缺陷」。正如他在1942年的文章中所宣稱，矯治教育意味著「教學社群」，喚醒「個體內部的集體靈魂」，以及孩子們「融入我群－完形（we-*gestalt*）並與之保持一致的基本衝動」。根據青少年的能力，依次分送到感化院、拘留中心和集中營等不同的機構。庫亞斯親自主導這項醫學實驗，並造成至少八十一名兒童死亡。[28] 然而，藉由納粹精神醫學中常見的溫情詞藻，庫亞斯敦促他的同事們「以全然的教育信念，公平地對待每一個孩子，並且抱持著堅信不可能的事仍有可能發生」。通過「仔細的觀察」，精神醫學家將發現孩子的「各種才能」與「極具**靈覺**的一面」。[29]

　　四〇年代，維也納安樂死的主事者也認為**靈覺**對於一個人的價值至關重要。作為斯皮格朗德的主任，傑克留斯在1941年召開的維也納矯治教育學會的首次會議上，向與會者提問：「如果一個人完全『**缺乏靈覺**』〔*Gemütsarmut*〕，並具備反社會的傾向，那麼擁有無比的智慧與毅力又有何用？」[30] 傑克留斯甚至將斯坦霍夫的一名青少年名列可能的死亡名單之上，因為她的「反社會人格與避群特質（厚臉皮、不守規矩）」加在一起，便構成「**靈覺**貧瘠」的狀態。[31]

接替傑克留斯擔任斯皮格朗德醫療主管的恩斯特・伊林同樣堅稱，兒童具備**靈覺**。1943年，在維也納大學成立的維也納種族衛生學會的一次演講中，伊林引用施羅德與海因策的說法，將**靈覺**定義為「與他人建立情感聯繫」的能力。在伊林看來，兒童在三、四歲的時候，就能診斷出是否缺乏**靈覺**。儘管這些青少年也許具備智力上的「天賦」，但他們仍「缺乏為他人著想的能力」。他們「沒有真正的朋友，他們既不知道與親友間的關係，也不知道客觀的價值。他們不依戀，也不需要愛和同情」。[32]

對於伊林而言，由於孩子們缺乏社會情感，將進一步導致缺乏集體精神。這對納粹德國而言將是個問題。如果沒有「愛國主義和對祖國的愛」，孩子們就不會覺得自己是民族共同體的一部分。士兵們尤其需要從「熱情、正直的態度、絕對可靠和忠誠、真摯的友誼、人類的同情心」，對「**靈覺的品質進行明確的定義**」（原文強調）。畢竟，擁有靈覺就意味著成為德國人。伊林認為，**民族**的成員具有「英、美國家人民」所沒有的「**靈覺深度**」（*gemütstiefe*）；「布爾什維克」缺乏**靈覺**，或者「至少是無法充分發展」。[33]

伊林對十六歲的萊蒙德・H（Raimund H.）做出不堪設想的建議。伊林形容他「粗魯且缺乏**靈覺**，與人或事物皆無任何聯繫」。這意味著萊蒙德與周圍的環境過於疏遠；這個男孩「客觀且公正」，他的「情緒則一貫冷漠」。伊林建議將他轉往位在莫林根的黨衛軍青少年保護營。[34] 1943年，十二歲的弗里德里希・扎維爾在斯皮格朗德因「極度缺乏**靈覺**」而遭到伊林的責備。接著，斯皮格朗德的醫生海因里希・格羅斯發現伊林寫於1943年的聲明非常重要，足以在三十年後的1975年，依然適用於他對扎維爾所提出的專家意見。[35]

儘管亞斯伯格在1944年的論文中接受同事們強調**靈覺**的觀點，

219

但他賦予**靈覺**更廣的維度。亞斯伯格並未將**靈覺**看成是孩子們是否具備的一項明顯特質,而是認為「**靈覺**不是恆量的數值,它在不同的人身上以不同的數量存在」。**靈覺**是一個「極度複雜的功能」,「不同性格的人在質量上的差異頗大」。[36]

在亞斯伯格看來,導致自閉精神異常的原因不是缺乏**靈覺**,而是**靈覺**的異常。這項說法讓亞斯伯看似仁慈,並賦予自閉兒童某種形式的**靈覺**,但他對青少年**靈覺**的實際描述卻令人不安。亞斯伯格在他的論文開頭就告誡讀者,「父母、導師和朋友必須忍受,或者說,學習——自閉精神異常患者的**靈覺**是多麼的不同」。[37]

然而,亞斯伯格對於自閉精神異常患者究竟是具備不同的**靈覺**,或是缺乏**靈覺**的問題上自相矛盾。在他的導言中,亞斯伯格堅信「如果你想評判**靈覺**,用來區別或衡量缺乏**靈覺**或者『充滿**靈覺**』(*Gemütsmreichtum*)指稱之間的矛盾,是不可能的任務」。但在他後來的文章中,他評判自閉兒童「邪惡且殘忍的特質,明白呈現出他缺乏**靈覺**」。[38] 此一差異顯示,亞斯伯格於1944年採納**靈覺**的說法時,並未經過深思熟慮。此外,他也許並未像他後來所聲稱的那樣,仁慈地對待自閉兒童。

亞斯伯格在他的論文中以**靈覺**的觀點為基礎,進一步反映納粹精神醫學對社群情感的絕對關注,強調集體歸屬感的重要性,並逐步鑑定出他所謂缺乏社會精神的兒童。亞斯伯格說,「正常的兒童是與身處的社群融為一體,並與他人進行適當的互動」;而未能融入所屬社群的兒童,則是自閉的精神異常。他們也許會表現得「極其糟糕」,因為「融入團體,意味著要遵守一項共同的命令」,要不然就是表現出「完全不尊重他人」的行為。[39] 自閉青少年可能因自我中心主義而對社會造成危害,因為他們「只追隨自己的意願、興趣和自發的衝動,不考慮外界加諸的限制或建議」。[40] 他們無力成為**民族**的一員。

　　因此，正如納粹主義堅持個人必須被納入或從共同體中剔除一樣，亞斯伯格認為，自閉兒童「就像一個外星人，對周圍的噪音和活動渾然不覺，並且在他全神貫注的時候，讓人無法接近」。[41] 亞斯伯格堅信，青少年是難以接近的，因為「自閉個體的根本障礙是他們與環境的關係受到限制」。這就切斷了孩子與他人的聯繫，使孩子「獨自一人在這世上」，或「像陌生人一樣活在人群之中」。[42]

　　簡而言之，亞斯伯格指的是心智困在它自己裡頭。在他的論文的最後一頁，亞斯伯格甚至說：「內向，如果是對自我的限制，以及對環境之間關係的限縮，那在本質上就具備自閉症的傾向。」[43] 基本上，他把自閉症和納粹主義定義為悖反的存在狀態。法西斯主義（*fascio*）的字根是「捆綁」或「群體」；而自閉症的字根是「自我」的狀態。亞斯伯格作為一名希臘語和拉丁語的專家，在第三帝國時期對自閉精神異常的定義逐步細化的同時，很可能已經意識到這種對立。

　　那麼，如何解釋亞斯伯格對自閉精神異常定義的轉變？精神醫學的診斷經常受到社會發展趨勢的影響——比如歇斯底里和同性戀的歷史診斷——定義也隨之演變。但在亞斯伯格的情況中，這種轉變是迅速而明顯的。1938年至1944年間，他對自閉精神異常的診斷與他在納粹兒童精神醫學領域的資深同事相當一致，因此這個結果應該說是肇因於他當時所處的環境，而非自主研究和獨立思考發展後的成果。

　　然而，目前仍不清楚亞斯伯格是被自己對自閉精神異常定義的改變所說服，還是受到納粹兒童精神醫學的影響而改變。可以確定的是，第三帝國的末日，為亞斯伯格處理上述兩種思維的做法帶來巨大的轉變。

註釋

1　約385,000的奧地利人死亡，幾乎占其人口的百分之六。而在死亡的人口中，至少有四分之一，大約十萬人死於納粹的迫害和大屠殺。大約三分之二，即261,000人戰死沙場。

2　Steininger, Rolf. *Austria, Germany, and the Cold War: From the Anschluss to the State Treaty 1933-1955*. New York: Berghahn, 2008, 14-15.

3　Hubenstorf, "Emigration," 124-125, 122; Widhalm and Pollak, eds., *90 Jahre Universitäts-Kinderklinik*, 268-269. Throughout the University of Vienna Medical School: Ernst, "Leading," 790.

4　Löscher, *Eugenik*, 218.

5　Asperger, " 'Psychopathen,' " 128 (84).

6　Additional: Shepherd, Ben. *Terror in the Balkans: German Armies and Partisan Warfare*. Cambridge, MA: Harvard UP, 2012; Levy, Michele Frucht. " 'The Last Bullet for the Last Serb': The Ustaša Genocide against Serbs: 1941-1945." *Nationalities Papers* 37 no. 6 (2009): 807-837.

7　Felder, " 'Sehen,' " (2008), 108.

8　Felder, " 'Sehen,' " (2008), 108.

9　Felder, " 'Sehen,' " (2008), 108.

10　Felder, " 'Sehen,' " (2008), 108.

11　Felder, " 'Sehen,' " (2008), 108.

12　Felder, " 'Sehen,' " (2008), 108; Asperger, Hans. "Der Heilpädagogische Hort." *WkW* 57 no. 31/32 (1944): 392-393; "Postenzephalitische Persönlichkeitsstörungen." *MmW* 91 no. 9/10 (1944): 114-117; and " 'Psychopathen.' "

13　Asperger, "Das psychisch abnorme Kind," (1937) 1461; Asperger, "Das psychisch abnorme Kind," (1938) 1316; Asperger, "Zur Erziehungstherapie," 244; Asperger, " 'Psychopathen,' " 84 (38).

14　Asperger, "Der Heilpädagogische Hort," 393.

15　Asperger, "Zur Erziehungstherapie," 243-244.

16　Asperger, "Der Heilpädagogische Hort," 392.

17　Asperger, " 'Autistic Psychopathy' in Childhood," In *Autism and Asperger Syndrome*, edited and translated by Uta Frith, 37-92. 譯文從亞斯伯格「問題的呈現」（Presentation of the Problem）的最後一段開始，接著到他的「名稱與概念」（Name and Concept）。

18　Kretschmer, Ernst. *Korperbau und Charakter*. Berlin: Springer, 1928; Klages, *Grundlagen*;

Jung, Carl. *Psychologische Typen*. Zurich: Rascher, 1926. 斯蒂芬・哈斯韋爾・陶德（Stephen Haswell Todd）在他的論文中將亞斯伯格置於這種知識脈絡之下，"The Turn to the Self: A History of Autism, 1910-1944," University of Chicago, 2015.

19　Asperger, "Erwin Lazar—Mensch," 129.

20　Asperger, " 'Psychopathen,' " 78, 80.

21　Asperger, " 'Psychopathen,' " 80; Rudert, "Gemüt," 64, 65; Heinze, "Phänomenologie," 395.

22　Asperger, "Zur Erziehungstherapie," 246; " 'Jugendpsychiatrie,' " 355; "Das psychisch abnorme Kind," (1938), 1317.

23　Hamburger, Franz. "Psychisches Klima." *WkW* 55 no. 6 (1942): 105-108; 106, 108.

24　Asperger, "Das psychisch Abnorme Kind," (1938), 1317; " 'Jugendpsychiatrie,' " 354; Asperger, Hans. "Erlebnis und Persönlichkeit." *ZfK* 49 (1943): 201-223; 217.

25　Asperger, " 'Psychopathen,' " 128.

26　Villinger, Werner. "Charakterologische Beurteilung der schwererziehbaren Jugendlichen, insbesondere der jugendlichen Psychopathen." In *Bericht über den I. Internationalen Kongress*, edited by Hanselmann, 250, 248-249.

27　Panse, Friedrich. "Erbpathologie der Psychopathen." In *Handbuch der Erbbiologie des Menschen*, vol. 2, edited by Günther Just, 1089-1174. Berlin: Springer, 1939-1940, 1113, 1127, 1161.

28　Kujath, Gerhard. "Praktische Probleme der Jugendpsychiatrie und ihrer heilpädagogischen Auswirkungen." *MK* 38 (1942): 916-919; 917; Kujath, "Aufbau der Heim- und Sondererziehung im Rahmen der Jugendhilfe." *MK* 38 (1942): 1043-1045; 1043, 1045; Hubenstorf, "Emigration," 173.

29　Kujath, "Probleme," 917.

30　Jekelius, "Grenzen," 385.

31　Ertl, "NS-Euthanasie," 133-134.

32　Illing, Ernst. "Characterkunde und Erbforschung, I." *DE* 11 (1943): 73-84; 78.

33　Illing, "Characterkunde," 79, 81; Illing, Ernst. "Characterkunde und Erbforschung, II." *DE* 11 (1943): 110-120; 113. Ideals: Bartov, Omer. *Hitler's Army: Soldiers, Nazis, and War in the Third Reich*. New York: Oxford UP, 1992.

34　Czech, "Selektion und Kontrolle," 177.

35　Koller, "Aufarbeitung," 84, 109.

36　Asperger, " 'Psychopathen,' " 80.

37　Asperger, " 'Psychopathen,' " 80-81.

38   Asperger, " 'Psychopathen,' " 81, 125.

39   Asperger, " 'Psychopathen,' " 116 (73); 88, 105 (43, 61); 125 (81).

40   Asperger, " 'Psychopathen,' " 125 (81).

41   Asperger, " 'Psychopathen,' " 122 (78).

42   Asperger, " 'Psychopathen,' " 120-121 (77, adapted); 122 (78).

43   Asperger, " 'Psychopathen,' " 136 (90). 亞斯伯格引用了榮格的「內向型」(introverted type)，Jung, *Psychologische Typen.*

10
清算

第三帝國的滅亡並沒有給那些遭受納粹精神醫學迫害的兒童帶來幸福的結局。蘇聯軍隊於1945年4月挺進維也納，亞斯伯格當時正在南斯拉夫，斯皮格朗德的工作人員告訴孩子們要做最壞的打算，為納粹的宣傳發出了令人毛骨悚然的警告，譬如「他們會來割掉你的鼻子或耳朵」。[1] 蘇聯入侵是一段駭人而動盪的時期，儘管有些斯皮格朗德的倖存者記得紅軍士兵比他們在斯皮格朗德的同胞來得友善和慷慨，因為他們會提供麵包、蘋果，甚至香菸，這些在當時是很有價值的商品。

許多被關在斯皮格朗德的孩童父母來接他們回家。當阿洛伊斯·考夫曼的父親到達時，考夫曼估計他的體重減輕了大約二十五磅。他回憶說，他無法徒步跨過斯佩特大橋（Spetter Bridge），並且懇求：「爸爸，我沒辦法，我沒辦法。我害怕跨橋。」考夫曼說，他哭了起來，父親「用手臂把我抱起來，然後我們就這樣跨過去」。恩斯特·帕切爾不得不留在持續運作的斯皮格朗德，儘管殺人的方式沒有那麼殘忍。他指出，大多數孩子都被接走了，「但還有幾個孩子仍待著，我的母親沒來接我，她只是告訴我：『你在那裡受到了很好的照顧。』」然而，帕切爾補充道：「我們後來又遇到了他們，同樣的男女護理員再次出現在這些機構裡。」[2]

殘酷和暴力仍在繼續。讓人懷疑的是醫生和護士蓄意忽視一些兒童而導致他們死亡。對於民眾來說，從外部來看情況大不相同——但在機構內部，青少年仍然面臨著噩夢般的現實。即使斯皮格朗德在1950年關閉，孩子們和工作人員當時也只是被轉移到附近的威廉海姆堡（Wilhelminenberg Castle）。一切幾乎沒什麼變化：孩子們的毯子上仍然印著「斯皮格朗德」。[3]

斯皮格朗德的幽靈在它關閉很久後仍然是一個概念上的實在。維也納兒童之家的看護人員仍然會威脅要把孩童送回到那裡，就好像斯皮格朗德依然存在。正如一位曾受到機構監管的婦女回憶道，「總是在某些事發生的時候，當然是在那種氛圍下發生的，對吧？接下來呢？『你們都要去斯皮格朗德！』我不知道斯皮格朗德是什麼。我知道它的存在，而且一定是真的」。[4] 用斯皮格朗德威脅不守規矩的孩子甚至成了維也納的一個慣用語，整個是抽象的；戰後的幾十年間，學校老師仍會用這類可怕的場景來嚇唬行為不端的學生。

斯皮格朗德的倖存者在獲釋後繼續遭受折磨。對弗朗茲·普爾克特來說，生活並沒有改善多少。「暴力在當時很常見，我的意思是，跟在父母身邊沒有什麼不同，因為我的母親也好不到哪裡去」，弗里德里希·扎維爾回憶說：「我父親照樣酗酒。在家裡，情況和以前一樣糟。」十幾歲的卡爾·哈默德勒感到很痛苦。「在那個年紀，你不知道自己該做什麼。坦白地說，你就在這個世界上，根本沒人在乎你。」甚至連莉歐波汀·梅爾也感到很不安。她的母親每週都會到斯皮格朗德去救她。她坦承道，「我也經常從母親身邊逃跑。我的袋子裡總是裝著剩餘的食物，這樣我就不會挨餓了」。[5]

阿洛伊斯·考夫曼強調在斯皮格朗德的長期創傷和污名。「我們感到羞愧，羞愧地說我們曾經待在一個青少年矯正所，待在安樂死〔機構〕裡，我們沒有把這件事說出口。」他說繼母責備他：「你千萬別告訴任何人。沒有什麼值得驕傲的。」考夫曼一生都帶著斯皮格朗德的恐懼。「我無法在街上行走，我就是沒辦法走」，考夫曼重複道：「我總是感到害怕，不停地哭。」考夫曼承認，他的焦慮感「花了很多年」才有所改善。即便如此，「直到今天，恐懼依然是每天伴隨著我的主題。一種極度的死亡恐懼」。

其他倖存者表示，他們與童年經歷保持距離。阿弗雷德・格拉塞爾把它們從記憶中抹去，他說：「一切都還在，我該怎麼說呢？我把它們從腦海抹去了。我壓抑了一切。因為它是毫無意義的。」格拉塞爾把自己的遺忘當作一種生存策略：「瞧，我來到維也納，獨自一人。現在我必須活下去。」恩斯特・帕切爾描繪了他與過去的多層次關係。「我所看到的一切就像電影一樣從我身邊掠過」，他回想：「我妻子經常告訴我，我晚上會大聲哭喊。我不知道為什麼，我就是說不出為什麼……完全瘋了。所有這些都意味著，如心理學家所說，隨著年齡的增長，這些事物會以一種強大的方式回來，這是真的。有時這折磨著我，太瘋狂了……」[6] 魯道夫・卡格爾在晚年也重新經歷了他的斯皮格朗德創傷。當他成年後讀到他的斯皮格朗德檔案時，卡格爾描述了痛苦如何突然全面襲來：

> 這對我來說是一場災難。整整一年，我什麼也說不出來。我從一切完全地退縮，我像個孩子般哭泣，因為我不明白人們怎麼會這麼刻薄，把我們送到那裡，而且他們知道在斯皮格朗德發生了什麼。我被徹底擊倒。整整一年，我被擊倒了。[7]

令扎維爾更震驚的是，他幾乎面對面地與斯皮格朗德的裁決者對質。1975年，當扎維爾因偷竊被捕，他被送往法院指定的精神科醫生那裡。他發現在自己面前的就是斯皮格朗德的醫生海因里希·格羅斯。負責殺害數百名兒童的這個男子搖身一變成為一位著名的醫生,他為奧地利政府簽發了數千份專家意見。*

扎維爾承認:「我的第一個想法是:海因里希,你變胖了。」接著,他說他嚴厲斥責了格羅斯:「你真的能如此安穩入睡?你沒聽見陽臺的孩子們在哭嗎,你從來沒聽到嗎?那些被謀殺的人……」扎維爾敘述著:「他畏縮了許久。他臉色如天花板般蒼白。然後他向前傾,看起來好像老了五十歲。『你在那裡吧?』我說:『你以為我是在哪兒認識你的呀?』」

格羅斯在法庭上的意見與扎維爾扯平了。格羅斯不僅建議讓扎維爾長期服刑,而且他還引用了恩斯特·伊林三十年前在扎維爾的斯皮格朗德紀錄裡寫的一句話:「被檢測對象來自一個基因和社會上低劣的家庭。」[8] 不過,扎維爾並沒有被嚇倒,他花了數十年的時間將格羅斯告上法庭。

對梅爾來說,司法的追認只是冰冷的安慰。她仍然「為這些童年記憶所困」。她解釋說:「當我不注意自己的時候,我總是把脖子縮進去,好像我一直害怕被棍子或其他東西擊中脖子一樣……每當我早晨醒來,我都會告訴自己我老了,一切都結束了,對我來說,這樣的事情再也不會發生了。這是我每天早晨的儀式。我告訴自己一切都結束

---

*　　海因里希·格羅斯(1914-2005)於1945年德國戰敗後被捕,奧地利法庭卻推翻了他的謀殺罪以無罪釋放。此後,他成了奧地利的知名醫生,並於1957年擔任奧地利法院首席精神科醫生顧問,負責司法案件評估。他甚至於1975年獲得奧地利授予的科學與藝術勳章。弗里德里希·扎維爾於該年向奧地利政府舉發,但格羅斯反而提出誹謗的反告。直到1997年,他因先前私藏的兒童大腦曝光以及涉及九起直接殺害兒童案而以殺人罪被提告。

了，我活下來了。」

　　梅爾把她的一生奉獻於延續生命。她在維也納擔任一名護士，她說：「我本來很想要個孩子，為的是讓這孩子免去我不得不經歷的事。」但是梅爾發現她的輸卵管堵塞了。儘管她的檔案中沒有紀錄，但她懷疑自己是在第三帝國時期遭到絕育。梅爾透露，受斯皮格朗德身體和精神虐待的糾纏，「『不值得活命』這樣的措辭仍然在我耳邊迴響。我的生命中仍然立了一塊標語，上面寫著：嚴格來說，你沒有權利活著」。

　　當斯皮格朗德的倖存者為他們往後的生命繼續掙扎，大多數斯皮格朗德的犯罪者在戰後輕易地逃脫了。在1945年之後，大眾的憤怒浪潮只針對少數知名人士，而略過那些繼續在城市各個收容所中與孩子們一起工作的其他大批的斯皮格朗德工作人員。1946年7月15日至18日，有三名醫生出庭受審：瑪莉安・圖爾克、瑪格瑞絲・赫布希和伊林。《新奧地利報》披露了一張照片，三名醫生抱著雙臂而坐，目光從相機上移開，該照片的標題是「被告席上來自斯坦霍夫的兒童殺手」。[9] 人民法院判處伊林死刑，判處圖爾克十年監禁（她只服刑兩年），並以證據不足為由宣告赫布希無罪。1948年4月，斯皮格朗德的護士安娜・卡申卡因過失殺人罪被判八年監禁（她只服刑兩年）。[10] 與此同時，從1940年到1941年底領導斯皮格朗德的厄文・傑克留斯被蘇聯軍隊俘虜，在莫斯科被判處二十五年監禁，而他於1952年死於膀胱癌。諷刺的是，根據傑克留斯的一個獄友說，傑克留斯「是你能想到最好的夥伴！他安撫每個人。他無愧於最高的道德標準」。[11]

　　其他許多犯罪者幾乎毫髮無損。甚至連納粹德國高層的安樂死計畫要角漢斯・海因策和沃納・維林格，他們身為德國頂尖精神科醫生

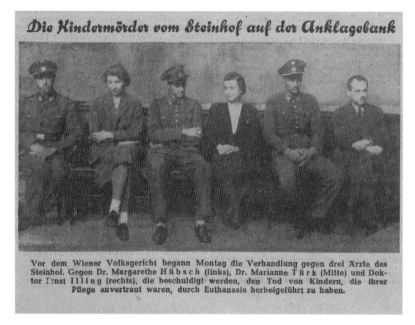

圖14：斯皮格朗德的醫生們在維也納人民法院前接受審判，1946年7月。從左至右為：
赫布希、圖爾克、伊林

的職業生涯在戰後也蒸蒸日上。1944年以名譽教授退休的弗朗茲‧
漢伯格從未面臨過審判。[12] 漢伯格的兒童醫院在殺人系統中所扮演的
重大角色也從未受到指認。漢伯格的學生埃爾瑪‧圖爾克曾與漢伯格
在兒童身上進行結核病實驗，他整個九〇年代仍在執業，並且還在運
用自第三帝國得來的人體實驗成果。在斯皮格朗德被殺害的兒童身體
器官持續在維也納的研究實驗室中流轉，它們成為維也納的醫生們幾
十年來論文發表的研究基礎。[13]

　　斯皮格朗德的醫生格羅斯在二十五年以上的時間裡發表了三十八
篇文章——其中幾篇是以第三帝國時期他在斯皮格朗德收集與保存的

四百多名兒童的大腦為基礎，並與同事共同合作，譬如命名了雷特氏症候群（Rett syndrome）的安德雷亞斯・雷特（Andreas Rett）。[14] 格羅斯成為奧地利知名的醫生，並於1975年獲頒政府的科學與藝術榮譽十字勳章。儘管法庭在1948年和1981年對格羅斯提起訴訟，但他還是巧妙避開了謀殺罪的指控。2000年，一次鐵證如山的案件終讓格羅斯上了法庭，但格羅斯因患有晚期失智症被認為不適合接受審判——許多觀察人士對他這個病症提出了異議。格羅斯於2005年去世，享年九十歲。[15]

斯皮格朗德的倖存者直到九〇年代才開始獲得認可和補償，當時德國和奧地利的自由化政治和社會氛圍，引發對第三帝國進行更大力的審視。媒體對格羅斯審判的關注也大大提高了人們的意識。[16] 2002年，斯皮格朗德的受害者遺體受到埋葬與追悼——包括格羅斯所收集的大腦，它們是在斯皮格朗德的地下室被發現，整齊地疊放在玻璃罐裡。有不少展示、書籍、研討會以斯皮格朗德為主題，它現在被視為是奧地利在第三帝國的主要罪行之一。2013年，斯皮格朗德甚至成為奧地利議會大廈現場直播的歌劇主題，劇中的成年人被關在籠子裡遭受酷刑。事實上，納粹精神醫學已經受到部分的清算。

戰後，亞斯伯格被洗清罪名。亞斯伯格的大部分同事曾在納粹黨任職，但在戰後不久就被取消了領導職務；亞斯伯格從這場真空中獲益，並於1946年至1949年被任命為維也納大學兒童醫院的臨時院長。[17]

矯治教育診所獲得重建。1944年9月10日，它被盟軍轟炸摧毀，護士長維克托琳・查克把其他孩子從診所帶到一個防空所之後，她抱著一個孩子被炸死。重建工作非常細緻。1937年移居國外的前

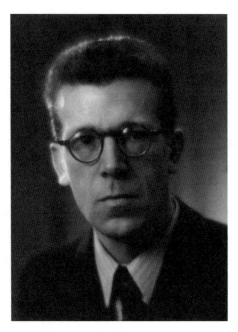

圖15：亞斯伯格，約於1956攝

醫務人員喬爾格‧弗蘭克於1949年拜訪該診所，並且對病房「沒有改變」感到奇怪。弗蘭克說，診所是「透過相片的精確性來重建的……你難以想像的怪異，建築體完全相同」。[18]

　　亞斯伯格對兒童的直觀取向也沒有改變。他延續了漢伯格著重情感和個人的兒科傳統，而不是讓兒童醫院回歸到皮爾奎那種對系統科學的強調。對兒童的病症和性格的處遇方式上，亞斯伯格仍繼續提倡本能勝於智力。他享有一段長期的職業生涯。1957年，亞斯伯格被任命為因斯布魯克大學兒童醫院院長；1962年，亞斯伯格步隨漢伯格之後成為維也納大學兒童醫院的永久院長。亞斯伯格寫了一本名為

《矯治教育》(*Heilpädagogik*)的教科書，該書的幾次改版都相當暢銷，
他的「矯治教育」領域也擴展並逐漸轉變成主流的「特殊教育」。[19]

矯治教育診所把兒童送到斯皮格朗德的繼任機構——威廉海姆堡
(Wilhelminenberg)。其中一位孩童是艾莉卡·泰勒(Erika Thaler)，
她細述了在1951年，那裡的工作人員因為她的黑頭髮而認為她是猶
太人，並多次毆打她，將她鎖在單獨禁閉室。泰勒多次受傷而住院治
療。安娜·特萊西亞·坎摩爾(Anna Theresia Kimmel)到過亞斯伯格
的診所，日後描述了她與亞斯伯格的相遇過程。「我站著面對一名穿
著白袍的高個子男人。淡色頭髮。身高差異很大。所以我只知道他向
我母親打了個招呼，然後他看著我，並在我的肚子上用力打了一拳。
怎麼了？我的反應是：沒有叫喊，什麼也沒有，但我可能生氣地盯著
他。因此他告訴我，他告訴我母親說我有攻擊性。」坎摩爾說，她受
到機構監管，關在籠子的床上一個月。後來，坎摩爾回想，「我再也
沒有收到亞斯伯格的訊息。我不知道，我是個測試對象嗎？我是個人
嗎？我是一塊木頭嗎？還是天竺鼠？我不知道」。[20]

維也納福利兒童接收辦公室的一名護理人員解釋說，亞斯伯格的
矯治教育診所在他們的轉診中以嚴苛著稱。她經常與亞斯伯格的工作
人員打交道；她覺得，他們的討論相當「駭人」，以至於「經常」她和院
裡的心理學家會因為無法接受而退席。她說，直到七〇年代，亞斯伯
格的診所都將「著重在麻煩製造者身上」，她認為這是「落後的」。在她
看來，亞斯伯格自己的看法「不是最糟的」，但他「睜隻眼閉隻眼」。[21]

亞斯伯格在戰後表示，他曾反對納粹的兒童安樂死計畫，稱其「完
全非人性」。[22]正如他在1977年以第三人稱接受採訪時所宣稱的那
樣，「黑袍(天主教徒)亞斯伯格並沒有將那些腦部受傷的人予以匯報

消滅」。[23]

　　他宣稱，在第三帝國時期，他曾因拒絕提報兒童而使他處於險境。在1974年，他說：「我從不願意……按照我們所接受的指示，把弱智兒童通報衛生辦公室，這對我來說是真正危險的處境。」[24] 亞斯伯格在同一個採訪中表示，他曾兩次面臨蓋世太保的逮捕，但漢伯格撇開意識形態的不同來為他辯護。漢伯格是一位「堅定的國家社會主義者……他知道我的態度，但他用整個生命保護了我，對此我非常信任他」。[25] 雖然到目前為止還沒有發現這些事件的紀錄，但亞斯伯格形塑了一個納粹抵抗者的名聲，甚至成為了這個政權的受害者。他在1977年確信地說：「如果納粹贏得了戰爭，我將會為此付出代價。」[26]

　　雖然亞斯伯格很可能盡力保護一些面臨死亡的孩童，但有紀錄顯示，他曾建議將其他兒童轉介到斯皮格朗德，其中數十人遭到殺害。正如亞斯伯格所說，他很可能也感到自己處於「真正危險的處境」，並被迫參加安樂死計畫。任何人在他所處的周圍環境中與他的同事在一起，都會感到壓力。不過，亞斯伯格選擇了他的周遭環境與同事。他與安樂死計畫有著千絲萬縷的、出於自願的聯繫，而且這種聯繫遍及他的專業世界。

　　如果亞斯伯格在這段時期處於嚴重的危險中或遭受迫害，這似乎並沒有阻礙他的事業蒸蒸日上。留在黨外並沒有妨礙亞斯伯格在維也納擔任學術和國家領導職位。雖然亞斯伯格聲稱他的反納粹聲譽延遲了他獲得特許任教資格（Dozent）或晉升為副教授，但他仍然在1943年10月以年輕的三十七歲獲得了這個職位。[27]

　　亞斯伯格毫不含糊地聲稱自己是納粹主義的抵抗者，令人疑惑的是他在第三帝國時期是如何與自己的行為妥協。他在戰後發表的著作或許可以讓我們洞見，他是如何理解自己在安樂死體系中的角色，這也暗示了他是如何與安樂死角力並最終與它妥協。亞斯伯格寫了大量關於兒童靈魂、兒童死亡和自由意志的文章。他關注那些身患絕症或處於自然死亡邊緣的青少年，而不是那些健康卻被視為身心障礙的兒童。把亞斯伯格戰後的文章與納粹德國的殺戮體系聯繫起來純粹是推論性的；然而，他的沉思揭露了他對兒童死亡和道德的界限（parameters）所持的態度。

　　1969年，亞斯伯格寫了一篇不尋常的文章，標題為〈絕症兒童的早期心靈完滿性〉（"Early Spiritual Completion in Terminally Ill Children"），把他的宗教性關懷與兒童的早期死亡聯繫起來。他認為「生命歷程是有其律則的，即便碰到疾病和死亡也沒有偶然」。亞斯伯格說，甚至由「意外或戰爭」導致的死亡也「包含於此律則之中」。[28] 他認為，兒童的死亡也源自「內在律則」。[29]

　　亞斯伯格認為，絕症青少年的靈魂「總是相當不同於『正常人』」。他說：「他們精神上的細微差別，是來自於他們原始生命力因疾病的存在而衰弱的結果──一種疾病的後果。」[30] 換句話說，疾病改變了兒童的靈魂，使他們過早地衰老，完滿了他們的發展歷程。他們早於其他人衰亡是適得其所。在1975年的文章〈垂死的孩子〉（"The Dying Child"）中，亞斯伯格援引《聖經》來總結這一點，他引用了《所羅門智訓》：早逝的孩子「在短期內成為完人，與滿享高壽無異」。[31] *

　　第三帝國時期討論的「無法矯治」的診斷絲毫無關乎絕症，但亞斯伯格可能把絕症採較為寬泛的界定來為他自己辯護。如果亞斯伯格把「絕症兒童的早期心靈完滿性」的觀念應用到他認為無法矯治的孩

---

* 　此處譯文參考華語天主教會普遍使用的《思高聖經譯釋本》。

童身上，那就意味著該名孩童的靈魂已經到了盡頭。這孩童將準備好面對死亡：這就是「生命歷程的律則」。這種理路可能有助於亞斯伯格消解宗教信仰和殺戮的迴圈。由於亞斯伯格聲稱孩子的死「掌握在上帝的手裡」，亞斯伯格的宿命論免除了醫生對孩子命運的責任。[32]在亞斯伯格看來，醫生的角色是，沿著死亡的路上，引導孩童和他或她的父母，尤其是悲傷的母親——「履行他作為引導者的崇高職責，通往自然之境」。[33]

　　在他1975年〈垂死的孩子〉這篇文章中，亞斯伯格還寫道，醫生應該「在死亡之中服務」（serve in death）。亞斯伯格這句話的含意並不十分明確，但他把這句話與他所說的「主動安樂死」（active euthanasia）相提並論。亞斯伯格說，對兒童實施「主動安樂死」意味著「用一隻褻瀆的手干預生命機制」，但他隨後又立刻強調，儘管如此，醫生仍可能伸出一隻引導的手：

> 有些情況下，我們必須，為一個垂死的孩子，在死亡之中服務——醫生、護士、父母，正是我們所有人，當我們受召如此做的時候。這是一項艱難艱的職責——而人性本身就是艱難的。[34]

亞斯伯格對於「在死亡中服務」的確切用意是含糊不清的。它可能僅僅意味著給孩子提供安慰。然而，亞斯伯格把它與「主動安樂死」進行比較是有點奇怪，而且「在死亡中服務」可能確實涉及更多的事物，尤其是因為它是一項「艱難的任務」。亞斯伯格極力區分這兩種行為，一邊譴責「主動安樂死」，一邊稱許「在死亡中服務」的「人性」。當然，將亞斯伯格1975年的文章牽連到他三十年前參與的安樂死計畫是一種延伸，尤其它們所針對的似乎是完全不同的範疇——絕症患

者相對比於據稱有障礙或殘疾的人。然而，亞斯伯格有可能把他認定
為無法接受教育或嚴重損傷的孩童視為絕症。所以，當他把他們送往
斯皮格朗德時，亞斯伯格當時可能相信──或在回想時想要相信──
這就是「在死亡中服務」的含義。他在輔助上帝，而不是扮演上帝。

　　亞斯伯格在戰後發表的有關個人價值觀的著作也同樣耐人尋味。
相較於他在第三帝國時期的研究，亞斯伯格在戰後時期撰寫大量關於
道德、抉擇和宗教信仰的文章。他摒棄了納粹時代的語彙，並推翻了
納粹種族衛生和精神醫學研究「基因決定論」，轉而批評現代化、技
術和社會規範的轉變，並頌揚傳統社會的價值和美德。[35]

　　他開始在他的研究中融入宗教主題，引用《聖經》，呼籲讀者作為
基督徒，把照顧者視為基督徒，並按照上帝的意志解釋醫療結果。[36]
亞斯伯格曾多次引用馬丁・路德（Martin Luther）關於「基督徒的自
由」的觀點。1948年，也就是納粹德國垮臺三年後，亞斯伯格寫
道：一個人的不道德行為能夠獲得赦免，如果他自己承認那是錯誤
的。[37] 亞斯伯格在他的文章〈自由意志的決定因素：一項科學發現〉
（"Determinants of Free Will"）中指出，個人擁有的行動自由是有限
的，因而自由意志也是有限的。然而，由於個人擁有充分的思想自
由，思想才是衡量一個人的真正尺度。放棄不道德的行為──對自己
而言──比從事不道德行為本身更重要。亞斯伯格解釋說：

> 有一種自由比行動自由所受到的限制來得更少，這就是為什麼我
> 們認為它是一種更大的責任：當行動完成之後，對它採取立場的
> 自由……這關乎一種決定：如果一個人接受道德原則，服從它並
> 承擔責任──或是，如果一個人出於怨恨或自我欺瞞而加以拒
> 絕，使得道德原則起不了作用。這樣的決定當中存在著最終的辯

233

白或是定罪，亦是個人作為人類價值的最後衡量……這關乎一種
內在決定，就外在而言個人不需要做任何事，無須行動，無須言
語，無須擺態。[38]

所以亞斯伯格認為最終重要的不是做錯了什麼，而是知道它是錯的。
這是一種內在的心智狀態，不需要外在的贖罪。在納粹政權倒臺三年
後，在他的納粹同僚的清洗和恥辱中，他對個人誠信的界限感到擔憂。

　　無論亞斯伯格在戰後的文章是否與第三帝國和安樂死計畫有關，
很明顯的是，亞斯伯格的腦海裡縈繞著兒童早死、「主動安樂死」對
比於「在死亡中服務」、自由意志、道德和贖罪等問題。同樣明顯的
是，亞斯伯格一直嘗試去設想一套能在這些領域中評斷個體的框架，
而且他似乎認為評斷是必要的。

234　　　納粹時代或許比歷史上任何時期更鼓勵對個人進行評斷。人們樂
於將行為舉止歸類為道德或不道德、清白或有罪，並在平衡表上對每
一項行為以正面或負面的清算方式進行最終評價。

　　然而，對許多生活在納粹主義下的人來說，生命並不是按照抽象
原則而存活的。在納粹德國裡的大多數人並非居住在一個黑白分明的
世界裡，而是在灰色地帶中營生。人們每天都要面對無數的決定。某
人可能會經過當地一家掛著「不歡迎猶太人」（Jews unwanted）牌子的
商店，卻什麼也不能說──只能到下一個街區猶太人開的商店裡購買
優惠商品。某人可能會幫助一名受到政權威脅的鄰居──當另一位鄰
居消失時，他只能視若無睹。人們在坦露自己的同時，也巡視確認日
常中的各種選項，並且在個人與專業領域中臨機應變。一旦陷入生活
的漩渦中，人們可能在同一個午後表現出順從、抗拒，甚至做出傷害

之舉。納粹世界的殘酷性是無可避免的。

　　既然日常生活存在著無止盡的、不加思考的決定，把人分類得太過井然有序反而可能造成誤導，包括那些表面上看起來分際鮮明的舉動。在納粹主義之下有太多的稜面得活生生去面對。同樣的，第三帝國裡的生活也處於不斷變化的狀態。在納粹奪取政權後不久做出的正確決策，過了幾年當納粹統治規章制訂之後，原先的決策就不必然具有同樣的含義，在戰爭開始後它們的含義又再度不同。例如，那些選擇加入納粹黨的人，他們所面臨的是不斷轉變的政治格局。越是貼近觀看，越是眼花繚亂。

　　人們繪製出獨特的路徑在政權中通行，積累了各種抉擇與習慣，最後構成了臨機應變的生活樣態。這種臨場反應的元素意味著第三帝國不是一個不可動搖、靜態的、抽象的政權：它的組成來自於個人為自己尋找出路，對其他個人做出判定。

　　從第三帝國崩解的那一刻起，見證者一直奮力不懈地評判個人的罪行和責任。1945年，法律訴訟將人民劃分了不同級別的究責。紐倫堡審判（the Nuremberg Trials）是世界上第一個國際法庭，主要以「反人類罪」（crimes against humanity）來審判納粹領導人。與此同時，「去納粹化」（denazification）的訴訟程式是把全體人民——包括數百萬納粹黨員和備受關切的公民——視為該政權的潛在同謀者。當地的去納粹化委員會運用問卷、偵察和品德證人（character witnesses）等方式對個人進行了一到五級的分類，範圍從「主要罪犯」（major offenders）一直到「無罪」（exonerated）。實際上，很少有人被追究責任。在德國西部盟軍占領區受審的人中，超過百分之九十的人被認定為「跟隨者」（第二級至最小的罪責）或「無罪」；同樣，奧地利的去納粹化措施判定，在487,067名前納粹黨員中，超過百分之九十的人是「次要罪犯」

235

（lesser offenders, *Minderbelastet*）。[39]

歷史學家也試圖評判第三帝國的罪責。不同於司法審判通常以個人責任和度量損害程度的究責方式，學者們著重於整體脈絡及個別代理人方面──去質問個人採取主動的程度，或是他們牽涉情事的程度，甚至是遭到脅迫。他們對各種可能的參數進行評估。

有許多著名的大屠殺犯罪的研究框架。例如，克里斯多夫‧布朗寧（Christopher Browning）描述了「平常人」（ordinary men）的轉變，去追查在東部戰線（eastern front）的德國人，當他們服從命令，感受到群體壓力，隨著時間的推移變得麻木不仁，大量酗酒，最後是如何犯下對猶太人的大規模射殺──儘管仍有可能選擇不殺人。[40] 楊‧格羅斯（Jan Gross）描述了在波蘭的一個社區中「鄰人」（neighbors）的轉變。在那裡，居民屠殺猶太人，不是因為他們服從命令，而是在蘇聯和納粹連續占領的過程中，他們隨著戰爭脈絡下的集體暴力而行。[41] 普利摩‧李維（Primo Levi）描述了大屠殺的受害者變成了犯罪者的一種「灰色地帶」，比如猶太集中營囚犯參與了特遣隊（*Sonderkommandos*）──這支特殊的工作隊協助運作毒氣室和火葬場。[42] 在另一個極端，漢娜‧鄂蘭（Hannah Arendt）描述了在集中營系的官僚機構中工作的獨立「案牘殺人犯」（desk murderers），他們藉由她所說的「惡的平庸性」（banality of evil）來執行大屠殺機器。[43]

這些都是強而有力的研究典範。儘管如此，兒童安樂死犯罪者的行動並不太符合大屠殺的範疇。特殊兒童病房的醫生和護士既非面露兇殘也非面目空洞──他們自己也不是潛在的暴力受害者。當納粹國家判定猶太人是一個要被消滅的種族時，在這場無差別的種族滅絕中，兒童安樂死的工作人員擁有上帝般的自主權來決定一名孩童的生存價值，在親密、個人的基礎上決定生與死。醫生和護士並非遵循一套明確的守則，而是由他們自己在一個促使個人隨機應變的診斷政權中制訂標準。

　　雖然亞斯伯格的生平受到完善的紀錄，但它們的意義還有待詮釋。讀者可能會有不同的判斷。即便一個人能夠或應該在多大程度上做出道德判斷，這也是一個開放性的問題。亞斯伯格在納粹兒童安樂死計畫中是一個小角色，遠不如他的一些同事夥伴那麼活躍。他並沒有親自參與殺戮，而且與大屠殺中數百萬人的死亡相比，亞斯伯格牽涉的死亡人數看來微不足道。那些審視亞斯伯格與第三帝國以及安樂死制度的關係的研究者，從各種角度看待他：一位拯救兒童的抵抗者，一名確切的犯罪者，或者一位被動的追隨者。[44] 最熟悉亞斯伯格作品的維也納歷史學家赫維希‧柴克認為，亞斯伯格是「機器的一部分」。[45]

　　這些都是耐人尋味的解釋。只不過，亞斯伯格的行為可能並不像這些標籤所表明的那麼直截了當。他以一種主動的、個人作風的方式審視各種決策，有意識地做出抵制政權某些方面的抉擇，並且有意識地做出參與其他方面的選擇。他決定不加入納粹黨，繼續做一個虔誠的天主教徒，這對亞斯伯格這樣的職位的人來說是一個困難且不尋常的抉擇，但他也選擇參與無數的組織和機構，它們宣揚政治信條、種族衛生政策，以及第三帝國的系統性殺戮。納粹黨的高級官員和同事們認為亞斯伯格是可靠的，並將敏感資訊託付給他。維也納安樂死計畫的首要人士把亞斯伯格納入他們的核心圈子，以及進入他們領域的領導地位。這位脫穎而出的不是某種類型的人，而是一個個人，他必須以自己對各種決定的積累結果來接受評判，而這樣的評判會隨著時間推移而演變與波動。

　　當談到兒童安樂死計畫時，亞斯伯格似乎不是一個順從的人，他是在一個超出自己影響所及的體系中工作。他似乎也沒有受到強迫，因為他的許多抉擇都是選擇性的。亞斯伯格得知安樂死計畫後，公開敦促他的同事將孩童送到斯皮格朗德；他參與了許多把孩童送往斯皮格朗德的納粹德國職務；而且他也將孩童從診所直接送交斯皮格朗德。他與許多青少年進行了一對一的會面，與他們的父母交談，並在一段時間對他們進行了密切研究。現有的紀錄表明，亞斯伯格把數十名兒童送到了斯皮格朗德，而這些兒童都死了，他還送走了許多冒著死亡風險的兒童到斯皮格朗德，但他們都存活了下來。這些都不是簡單或平常的舉動。它們需要主動性、決心和臨機應變。

亞斯伯格的行動也許比那些更重要的人士更能反映出第三帝國的犯罪本質。納粹德國的滅絕體系仰賴像亞斯伯格這樣的人們，他們在自己的職位上自行運籌帷幄，或許絲毫不加批判。像亞斯伯格這類的個人既不是殺人兇手，也沒有直接參與到死亡的過程。然而，正是欠缺謀殺的罪念，他們使納粹德國的殺戮體系得以運行。

最終，選擇在滅絕計畫中進行合作，都是納粹德國所有行兇者所共同面臨的一個關鍵道德時刻，無論其具體角色為何。與亞斯伯格的戰後形象背道而馳，他絕非是一位獨來獨往的研究者，隔絕在他的診所裡，不受納粹的影響。正好相反，亞斯伯格活躍於他的周圍環境中；在任何一天，他與這個政權都有多方面的接觸。他的行動規模或許看似細瑣微小，一旦把系統性的殺戮體系納入考量時，他種種的決策究竟直接導致多少確切人數死亡的爭論，使得他的行動成了關鍵。人們無法迴避一個事實，亞斯伯格作為一個有意識的參與者，在一個大規模殺戮的體系裡工作，他個人的世界和這世界的恐怖存在密切的聯繫。

註釋

1　Gedenkstätte Steinhof, Pauer.

2　Gedenkstätte Steinhof, Kaufmann, Pacher.

3　Gedenkstätte Steinhof, Pacher; Helige, Barbara, Michael John, Helge Schmucker, and Gabriele Wörgötter. "Endbericht der Kommission Wilhelminenberg." Vienna: Institut für Rechts-und Kriminalsoziologie, 2013, 84.

4　Mayrhofer, Hemma. "Zwischen rigidem Kontrollregime und Kontrollversagen: Konturen eines Systems des Ruhighaltens, Schweigens und Wegschauens rund um das ehemalige Kinderheim Wilhelminenberg in den 1970er Jahren." Vienna: Institut für Rechts-und Kriminalsoziologie, 2013, 13; Sieder and Smioski, "Gewalt," 277 (164).

5　Brainin, Elisabeth, and Samy Teicher. "Terror von außen am Beispiel Spiegelgrund: Traumatische Erfahrungen in der Kindheit und deren Folgen." PdKK 58 no. 7 (2009): 530-552; Gedenkstätte Steinhof, Hamedler, Maier.

6　Gedenkstätte Steinhof, Grasel, Pacher.

7　Gedenkstätte Steinhof, Karger.

8　Gedenkstätte Steinhof, Zawrel. Koller, "Aufarbeitung," 84, 109.

9　"Die Kindermörder vom Steinhof auf der Anklagebank," (and "Die Kindermörder vom Steinhof vor Gericht") Neues Österreich, 14 July 1946.

10　Haider, Claudia Kuretsidis. "Die Rezeption von NS Prozessen in Österreich durch Medien, Politik und Gesellschaft im ersten Nachkriegsjahrzehnt." In NS-Prozesse und deutsche Öffentlichkeit: Besatzungszeit, frühe Bundesrepublik und DDR, edited by Clemens Vollnhals, 403-430. Göttingen: Vandenhoeck & Ruprecht, 2012, 420. Excerpted testimony: Malina, "Fangnetz," 70-73; Vörös, "Kinder- und Jugendlicheneuthanasie," 70.

11　Excerpted testimony: Totten, Parsons, and Charny, Century, 239-242; Frankl, Man's Search, 134.

12　Hamburger's postwar activities: Seidler, "...vorausgesetzt," 52. 海因策在德國的蘇占區被判處七年徒刑，並要求擔任營地醫生五年。1952年後，他被任命為下薩克森州伍斯朵夫（Wunstorf）醫院的兒童暨青少年精神醫學主任。維林格參與T4計畫的經歷，直到他本人去世的那年才為人所知；在此之前，他曾在精神病院和機構中擔任過多項職位。其餘惡名昭彰的行兇者於戰後的維也納仍享有成功的職業聲望，包括漢斯‧克列內克（1942年後擔任斯皮格朗德的「教育」部主任），及漢斯‧伯沙（T4計畫的「專家」，並於1944年至1945年擔任斯坦霍夫紀念館館長）。Czech, "Zuträger der Vernichtung?" 30.

, -;

;;;
;;-.

13　Hubenstorf, "Emigration," 174-181. English summaries: Angetter, Daniela. "Anatomical Science at University of Vienna 1938-1845." *Lancet* 355 no. 9213 (2000): 1454-1457; Hubenstorf, Michael. "Anatomical Science in Vienna, 1938-1945." *Lancet* 355 no. 9213 (2000): 1385-1386; Neugebauer, Wolfgang, and Georg Stacher. "Nazi Child 'Euthanasia' in Vienna and the Scientific Exploitation of its Victims before and after 1945." *Digestive Diseases* 17 no. 5-6 (1999): 279-285; Spann, Gustav, ed. *Untersuchungen zur Anatomischen Wissenschaft in Wien 1938-1945.* Vienna: Akademischer Senat der Universität Wien, 1998. Details: Czech, Herwig. "Forschen ohne Skrupel: die wissenschaftliche Verwertung von Opfern der NS-Psychiatriemorde in Wien." In *Zwangssterilisierung zur Ermordung,* vol. 2, 143-164; 157-160.

14　Ronen, Gabriel, Brandon Meaney, Bernhard Dan, Fritz Zimprich, Walter Stögmann, and Wolfgang Neugebauer. "From Eugenic Euthanasia to Habilitation of 'Disabled' Children: Andreas Rett's Contribution." *JCN* 24 no. 1 (2009): 115-127; 120.

15　English summaries: Czech, "Abusive," 116-120; Seidelman, William. "Pathology of Memory: German Medical Science and the Crimes of the Third Reich." In *Medicine and Medical Ethics in Nazi Germany: Origins, Practices and Legacies,* 93-111. New York: Berghahn, 2002, 101-104. Timeline: Neuge-bauer, Wolfgang, and Peter Schwarz. *Der Wille zum aufrechten Gang.* Vienna: Czernin, 2005, 267-295.

16　它甚至催生出一部加拿大的紀錄片。*Gray Matter,* directed by Joe Berlinger in 2004. Postwar attitudes: Neugebauer, Wolfgang. "Zum Umgang mit der NS-Euthanasie in Wien nach 1945." In *NS-Euthanasie in Wien,* vol. 1, 107-125; Neugebauer, Wolfgang, Herwig Czech, and Peter Schwarz. "Die Aufarbeitung der NS-Medizinverbrechen und der Beitrag des DÖW." In *Bewahren, Erforschen, Vermitteln: das Dokumentationsarchiv des österreichischen Widerstandes,* edited by Christine Schindler, 109-124. Vienna: DÖW, 2008. Attitudes in Germany: Peiffer, Jürgen. "Phases in the Postwar German Reception of the 'Euthanasia Program' (1939-1945) Involving the Killing of the Mentally Disabled and its Exploitation by Neuroscientists." *Journal of the History of the Neurosciences* 15 no. 3 (2006): 210-244. Regarding other crimes of the Third Reich in Austria: Schulze, Heidrun, Gudrun Wolfgruber, and Gertraud Diendorfer, eds. *Wieder gut machen? Enteignung, Zwangsarbeit, Entschädigung, Restitution: Österreich 1938-1945 / 1945-1999.* Innsbruck: Studien, 1999.

17　Hubenstorf, "Emigration," 183-186. Children's Hospital: Swoboda, W. "Die Nachkriegsperiode und die späteren Jahre." In *90 Jahre Universitäts-Kinderklinik,* 257-260.

18　Asperger, "Erwin Lazar—Mensch," 133. Felder, " 'Sehen,' " (2008), 109.

19 Hubenstorf, "Emigration," 193, 191-196. Overview: Berger, H. "Professor Dr. Hans Asperger zum 70. Geburtstag." *Pädiatrie und Pädagogik* 11 no. 1 (1976): 1-4; Oehme, Johannes. "Hans Asperger (1906-1980)." *Kinderkrankenschwester* 7 no. 1 (1988): 12; Asperger, Heilpädagogik, 1956, 1961, 1965, and 1968.

20 Sieder and Smioski, "Gewalt," 173, 274-275.

21 Sieder and Smioski, "Gewalt," 443. 到20世紀八〇年代，矯治教育診所診斷出大約百分之二的兒童患有「社會背離性」（相比之下，五〇年代和六〇年代約為百分之十的比例）。工作人員診斷出大約百分之三十的人患有「學習與成就障礙」，另外百分之三十的人患有「紀律障礙」。Groh, Tatzer, and Weninger, "Krankengut," 108.

22 ORF Radio, Hans Asperger, 1974.

23 H. O. Glattauer, "Menschen hinter grossen Namen," Salzburg 1977, WStLA 3.13.A1-A: A; Olbing, "Eröffnungsansprache," 329; Topp, Sascha. *Geschichte als Argument in der Nachkriegsmedizin: Formen der Vergegenwärtigung der nationalsozialistischen Euthanasie zwischen Politisierung und Historiographie.* Göttingen: Vandenhoeck & Ruprecht, 2013, 116.

24 ORF Radio, Hans Asperger, 1974.

25 ORF Radio, Hans Asperger, 1974; Löscher, *Eugenik*, 218.

26 H. O. Glattauer, "Menschen hinter grossen Namen," Salzburg 1977. WStLA 3.13.A1-A: A; Olbing, Herman. "Eröffnungsansprache zur 77. Tagung der DGfK." *MfK* 130 (1982): 325-329; 329; Topp, *Geschichte*, 116.

27 Löscher, *Eugenik*, 218.

28 Asperger, Hans. "Frühe seelische Vollendung bei todgeweihten Kindern." *WkW* 81 (1969): 365-366; 366.

29 Asperger, Hans, "Das sterbende Kind." In *Befreiung zur Menschlichkeit: die Bedeutung des Emotionalen in der Erziehung,* edited by Hans Asperger and Franz Haider, 91-100. Vienna: Bundesverlag, 1976, 95.

30 Asperger, "Frühe seelische Vollendung," 366.

31 Wisdom of Solomon, 4:13, Common English Bible, "Früh vollendet, hat er viele Jahre erreicht;" Asperger, Hans. "Das sterbende Kind." *Internationale katholische Zeitschrift* 4 no. 6 (1975): 518-527; 522.

32 Asperger, "Frühe seelische Vollendung," 365.

33 Asperger, "Das sterbende Kind," (1976) 100.

34 Asperger, "Das sterbende Kind," (1975) 526.

35 e.g., Asperger, Hans. "Das Leibesbewusstsein des Menschen in der Technischen Welt." In

Erziehung angesichts der technischen Entwicklung, edited by Leopold Prohaska, 58-69. Munich: Österreichischer Bundesverlag, 1965; "Personale Entfaltung in der Geschlechtlichkeit." In *Bedrohung der Privatsphäre: Erziehung oder Manipulation in einer offenen Gesellschaft*, edited by Hans Asperger and Franz Haider, 91-100. Salzburg: Selbstverlag der Internationalen Pädagogischen Werktagung Salzburg, 1977; Asperger and Haider, "Einleitung."

36　Asperger, Hans. "Die Psychopathologie der jugendlichen Kriminellen." In *Jugendkriminalität*, edited by Friedrich Schneider, 26-40. Salzburg: Otto Müller, 1952, 34; "Konstitution, Umwelt und Erlebnis in ihrer dynamischen Bedeutung für kriminelle Entwicklungen." *Österreichisches Wohlfahrtswesen* (1955): 1-4. For example, Asperger, "Determinanten," "Konstitution, Individualität und Freiheit." *Arzt und Christ* 4 (1958): 66-68; "Zur Einführung." In *Krise und Bewährung der Autorität*, edited by Hans Asperger and Franz Haider, 15-17. Vienna: Bundesverlag, 1972, 16. Relationship between religion and science: "Mensch und Tier." In *Ein Chor der Antworten: Glaube und Beruf*, edited by Hans Asperger, Charlotte Leitmaier, and Ferdinand Westphalen, 9-25. Vienna: Herold, 1969.

37　Asperger, Hans, and Franz Haider. "Einleitung." In *Das Werden sozialer Einstellungen in Familie, Schule und anderen Sozialformen*, 7-9. Vienna: Bundesverlag, 1974, 7-9; Asperger, "Der Student vor Fragen der Sexualität." *Universität und Christ; evangelische und katholische Besinnung zum 500jährigen Bestehen der Universität* (1960): 164-181; 174; Asperger, "Determinanten des Freien Willens: ein naturwissenschaftlicher Befund." *Wort und Wahrheit* 3 no. 10 (1948), 256.

38　Asperger, "Determinanten," 255.

39　Bessel, Richard. *Nazism and War*. New York: Random House, 2009, 214.

40　Browning, Christopher. *Ordinary Men: Reserve Police Battalion 101 and the Final Solution in Poland*. New York: Harper Collins, 1993.

41　Gross, Jan. *Neighbors: The Destruction of the Jewish Community in Jedwabne, Poland*. Princeton, NJ: Princeton UP, 2001.

42　Levi, Primo. *The Drowned and the Saved*. New York: Summit, 1988.

43　Arendt, Hannah. *Eichmann in Jerusalem: A Report on the Banality of Evil*. New York: Penguin, 1963.

44　Most recently argued, respectively, in Silverman, *Neuro Tribes*; Donvan and Zucker, *Different*; and by Herwig Czech in Hager, "Hans Asperger."

45　Hager, "Hans Asperger."

後記

　　第三帝國垮臺後，亞斯伯格離開了納粹時期關於自閉精神異常的研究。雖然亞斯伯格在戰後這段期間寫了三百多篇文章，但很少文章探討日後讓他成名的那個診斷。亞斯伯格似乎沒再對該病症進行其他的系統性研究；至少直到他於1979年發表最後一篇關於這個主題的文章之前的三十五年之間，他都沒再提起過。綜覽亞斯伯格一長串的出版清單，你可能永遠不會猜想到自閉精神異常是他對精神醫學的主要貢獻。[1]

　　亞斯伯格在1945年之後重新整理兩篇關於自閉精神異常的著作，並在一些出版物上再版。第一篇是在他的306頁的教科書《矯治教育》[2]中篇幅二十七頁的章節。這本書出版於1952年，大部分章節都是逐字逐句地從他1944年那篇自閉症的論文而來，雖然經過重新排版並且刪除了他案例研究中男孩的名字。隨後《矯治教育》的各種版本——1956年、1961年、1965年和1968年——內容大致相同。

　　亞斯伯格的診斷在與他直接相關的專業網絡之外便鮮為人知；他以德語發表文章，也沒有廣泛參加國際會議。1943年，李奧・肯納在美國發表了自閉症的定義，並受到英語系國家採用。精神科醫生們把肯納的自閉症診斷應用到被認為有明顯認知障礙的兒童和成人身上，他們的語言和社交互動都比亞斯伯格所描述的兒童還來得少。

　　國際上對亞斯伯格的認可進展緩慢。1968年，他將關於自閉精神異常的研究工作發展為較簡短的第二種版本，刊登在國際兒童與青少年精神醫學及相關專業協會（International Association for Child and Adolescent Psychiatry and Allied Professions）的官方期刊《兒童精神醫學學報》（*Acta Paedopsychiatrica*）的 1968 年專刊上。這份卷期有十位撰稿者，探討自閉症研究的現狀。肯納以一篇討論詳盡的文章開頭；隨後是亞斯伯格一篇四分之一篇幅的文章，將他對自閉精神異常的觀念與一般人的工作進行概括性的比較。在接下來的十年裡，亞斯伯格把這份材料以縮簡的形式重新發表在五篇短文中。這些文章有其中兩篇出現在會員通訊中，還有一篇則是在弗萊堡（Fribourg）給瑞士自閉症兒童家長協會（Swiss Association of Parents with Autistic Children）的演講稿。[3]

在他於 1977 年給瑞士的家長協會的演講中，亞斯伯格承認他還未展開自閉精神異常的研究，更不用說思考這個問題。他告訴聽眾，受邀演講「讓我有機會再次思考這個迷人的問題，讓我自己更加清晰，也幫助其他人釐清問題」。[4]

然而，亞斯伯格晚期關於自閉精神異常的文章與他在納粹時期的作品在兩個主要方面有所不同。首先，亞斯伯格把自己與納粹兒童精神醫學的**靈覺**概念劃清界限。1962 年，他甚至批評了他所稱的「施羅德學派（Schröder School）關於『靈覺貧瘠』的觀點」，說它過於「簡化」。[5] 戰後，他不再引用保羅‧施羅德和漢斯‧海因策。海因策是兒童安樂死計畫的領導者，曾著有〈論**靈覺**現象學〉，而他們的研究在他 1944 年的論文中相當突出。[6]

同樣的，亞斯伯格在 1968 年以後的文章對他診斷患有自閉精神異常兒童的批評，遠遠少於他在第三帝國的研究工作。在描述兒童的障礙時，他的寫作更加仁慈，而且一面倒地強調兒童的特殊能力。如果說亞斯伯格在第三帝國時期凸顯自閉兒童的技能，是為了保護他們免受兒童安樂死計畫的傷害，那麼，他對自閉兒童的讚美在戰後變得異乎尋常地誇張，儘管他們的生命在當時不再處於生死關頭。

也許對亞斯伯格個人來說，有些事情確實處於利害攸關之中。在他關於自閉精神異常的文章裡，亞斯伯格試圖將自己的診斷與肯納更為人所知的「早期嬰兒自閉症」的觀念區分開來。亞斯伯格堅持認為他所研究的孩童比肯納描述中的那些孩童來得優秀。儘管亞斯伯格確實承認兩群孩童的某些特質是相同的，即非典型社交接觸這個部分，但他的文章重申「肯納的早期嬰兒自閉症是瀕臨甚至就是一種精神疾病狀態（psychotic state）」，而「亞斯伯格的典型個案是非常聰明的兒童，擁有思考方面的非凡創意以及活動的自發性」。[7]

亞斯伯格還淡化了他在納粹時代把自閉精神異常視為一種精神異常的觀點。他現在把那種症狀稱為「性格違常」（character anomaly）或「性格變異」（character variant）。[8] 他說，「任何人」都可能有「自閉般的舉止表現」——尤其是在憂鬱狀態下，或「處於高度創造性和心智活動狀態」時。[9] 相較之下肯納的自閉症是指一種「嚴重病理狀態」。[10]

雖然亞斯伯格在這些文章中去引用其他的實證研究，但他確實對他的診斷設定一些微小條件限定。他聲稱，自閉精神異常在城市比在農村更明顯，因為個體有更多的機會發展他們的個人興趣，有更多的資源支持他們的「文化和藝術方面的能力」，因此能夠「完成他們性格中註定促使他們達到的傑出成果」。[11] 此外，儘管亞斯伯格持續表示自閉精神異常是男性智力的一種「極端變體」，而且在奧地利「只存於男孩之中」，但他也承認，在美國的女孩中也有些類似的案例，因為那裡的女性變得較為「陽剛化」。[12]

亞斯伯格在第三帝國之後幾乎沒有撰寫過有關自閉精神異常的文章，也沒有進行其他系統性的研究，這讓人不禁懷疑，他究竟在多大

241　程度上相信他在納粹時期的研究工作。如果國際學者沒有在六〇年代
發現亞斯伯格，並把他與肯納的診斷進行比較的話，人們就會懷疑，
亞斯伯格是否會發表後來那些探討自閉精神異常的文章。當然，亞斯
伯格的興趣和信念可能會隨著時間的推移而演變。然而，由於亞斯伯
格在1937年至1944年間如此迅速地採用納粹兒童精神醫學語彙，並
且強化他對診斷的定義，因此很有可能，亞斯伯格至少在某種程度
上，在尚未充分確信他自己的研究工作的情況下，就去調整他1944
年的論文以符合那個時代的意識形態。

　　令人意想不到的是，雖然亞斯伯格在戰後似乎不再堅持他於
1944年的自閉精神異常的定義，其他人倒是相當支持。

　　將近四十年後，英國精神科醫生蘿娜・維恩於1981年發表了亞
斯伯格對於自閉精神異常的診斷方式。當維恩的女兒蘇茜（Susie）被
診斷為自閉症時，她便把研究領域轉向兒童精神醫學。維恩針對那些
不全然符合肯納的自閉症觀點的青少年進行廣泛的研究，因此當她得
知亞斯伯格的研究後就產生高度興趣。[13] 她搜尋到亞斯伯格1944年
的那篇論文——她的丈夫協助她翻譯——並從亞斯伯格的描述中辨識
出她在許多孩子身上研究過的行為。維恩認為，肯納和亞斯伯格所
描述的是同一病症的不同面向，他們的研究可以合併為一種自閉症的
「頻譜」。

　　亞斯伯格並不同意維恩。七〇年代末，他和維恩在倫敦莫茲利
醫院（Maudsley Hospital）的自助餐廳會面，「一邊喝茶」一邊討論這件
事。維恩提到「亞斯伯格教授非常禮貌地聽取了我的論點，我們真誠
地同意彼此的異見」。亞斯伯格想要在他所描述的「非凡」能力孩童和
肯納所描述潛在「精神疾病」孩童之間，有一個更清晰的區別。[14]

　　維恩認為肯納和亞斯伯格描述的是同一種自閉症的不同部分。
然而，諷刺的是，她於1981年針對此主題發表開創性文章〈亞斯伯格
症候群：一個臨床紀錄〉（"Asperger's Syndrome: A Clinical Account"），
其標題到頭來把亞斯伯格症候群變成自成一格的類別。以亞斯伯格來 *242*
命名這種症候群是基於某種職業禮貌，畢竟維恩在該領域發表的文章
比亞斯伯格要廣泛得多。但亞斯伯格在前一年，即於1980年去世，
維恩認為這有利於把她所確認亦是他所描述的那一類型的孩子予以判
分出來。然而，維恩日後表示，創造「亞斯伯格症候群」這個術語就像
「打開潘朵拉的盒子」，因為它可能被當成一項獨立的診斷來討論。[15]

　　維恩的標題有另一個關鍵面向是「症候群」這個詞。雖然亞斯伯格
稱自閉症為「精神異常」，但維恩認為他指的是「人格違常」（abnormality
of personality），而不是「社會病態行為」（sociopathic behavior）。她想
採用一個「中性術語」（neutral term），因而選擇「症候群」這個詞。然
而，亞斯伯格並沒有使用過中性的術語。長期以來，精神異常在德國
精神醫學就意味著社會偏差和頑固不化，這也體現於他在納粹時期的
診斷。[16] 因此，當亞斯伯格的研究成為主流時，它的歷史脈絡卻被淨
化了。或者更確切地說，它之所以成為主流，也許正因為它的歷史脈
絡受到淨化。

　　在八〇年代，亞斯伯格症候群在英國精神醫學社群日益廣為人
知。出生於德國、在倫敦工作的發展心理學家烏塔·弗里斯（Uta Frith）
於1991年出版了亞斯伯格1944年著作的英譯本。[17] 弗里斯的翻譯將亞
斯伯格診斷的歷史脈絡變得柔和。和維恩一樣，她避開了亞斯伯格的
「自閉精神異常」這一用語，而是將診斷結果改譯為「自閉症」，這是
亞斯伯格沒有使用的字眼。此外，弗里斯沒有將亞斯伯格論文的序言
納入英譯本，這篇序言論及了納粹兒童精神醫學的關聯，以及將診斷

置於第三帝國的知識框架內。

亞斯伯格症候群的觀念盛行於九〇年代。1992年，世界衛生組織將亞斯伯格症候群作為一種明確診斷列入《國際疾病分類第十次修訂本》。1994年，美國精神醫學學會將亞斯伯格症候群列入《精神疾病診斷與統計手冊》第四版（DSM-IV）。以亞斯伯格之名作為該診斷名稱之前，似乎沒有任何單位就亞斯伯格在第三帝國時期的生活進行過徹底的檢視。任何機構組織在指定人名定名診斷（eponymous *243* diagnoses）之前，一般都會追查該人士的歷史背景，以避免把曾從事不光彩行為的人來命名一項疾病。診斷標籤的倫理議題已經受到廣泛討論，許多以納粹時期參與滅絕計畫的醫生之名來命名的疾病，現在都有了不同的名稱。[18]

引介亞斯伯格的研究工作擴展了對自閉症頻譜的看法，涵蓋了許多不同類型的兒童。DSM-IV於1994年的定義變得相當複雜。廣泛性發展障礙（pervasive development disorder，簡稱PDD）這一寬泛的類別，包含了自閉、亞斯伯格症和待分類的廣泛性發展障礙（PDD-NOS）*。簡而言之，專業人士和家長開始將青少年劃分為「低功能」、「中功能」或「高功能」自閉症，這與亞斯伯格在他的論文中提出的等級制度如出一轍。由於亞斯伯格症在美國日益被視為一種「高功能自閉症」，美國精神醫學學會在2013年的《精神疾病診斷與統計手冊》第五版（DSM-V）中取消了這一診斷（以及PDD-NOS），只給出了自閉症頻譜障礙的總體診斷。

當自閉症頻譜擴展了判斷標準，診斷率也隨之飆升。自閉症成為美國成長最快速的發展性障礙（developmental disability）。儘管統計資

---

*   亦稱非典型自閉症。

料的來源存在著爭議，但根據美國疾病管制與預防中心的一項常見測量，自2000年起，被診斷為自閉症頻譜障礙的兒童數量每年增長百分之六至百分之十五，到了2016年則是每六十八名兒童中就有一名。被貼上這個疾病標籤的青少年，無論是在障礙類型或是在個性方面，彼此之間可能鮮少有相似之處。根據DSM-V，他們的共同之處是「社交溝通及社交互動方面的缺損」，以及「侷限、重複的行為、興趣或活動模式」。[19] 這些都是相當寬泛的判準──唯一個共同點是亞斯伯格的概念提到的無法適應社會群體。

最終，維恩後悔自己把亞斯伯格的想法帶到英語世界，從而改變了自閉症的面貌。她於2014年去世前說：「我希望我沒有這麼做過。直至今日我想把所有的標籤都扔掉，包括亞斯伯格症候群，轉而採用『維度取向』（dimensional approach）*。標籤沒有任何意義，因為你握有如此廣泛多樣的個人資料。」[20]

亞斯伯格這個名字現在已經成為我們日常生活的一部分。它是我們用於親近的人身上的一個術語，是用來描述那些被視為不善交際的人的一個形容詞，甚至是通俗文化中的一種性格原型。雖然亞斯伯格症不再是美國精神醫學學會DSM-V的一項官方精神醫學診斷，但這

244

---

* 或稱「向度取向」。DSM-IV 著重「類別取向」（categorical approach）的診斷方式，它強調疾病診斷本身的明晰性以及不同診斷之間的互斥性，並據此施以特定的處遇或治療。然而，尤其在精神醫學領域，病狀數目不足診斷便不成立，或者不同診斷之間可能有共同病狀，這可能導致不給予診斷或是試圖給出更多類型的診斷，故而衍生出「待分類的障礙」（disorder not otherwise specified）作為需要分類診斷卻又尚無確切類別的「籠統類別」。因此，在 DSM-V 引進「維度診斷」，可以將症狀視為連續性的發展，並著重不同症狀在個體受到描述的可能。

個術語可能會作為一個社會標籤繼續存在。況且在國際上，亞斯伯格症候群仍然是ICD-10的一項官方診斷。[21]

　　但是，亞斯伯格對自閉精神異常的原始定義是無法從其歷史脈絡之中移除的。它是那個時代的產物，是在一連串的政治和智識的動盪中打造出來。1920年代紅色維也納的社會主義造就干預主義式的社會工作，從而創立了亞斯伯格的診所。在三〇年代，奧地利法西斯主義致使亞斯伯格的醫院在極右氛圍中的孤立處境。他的矯治教育診所的工作人員共同發展了「自閉」這個術語，作為對具有社交障礙兒童的一項描述詞（descriptor）——而不是一種病名。然而，就在1938年納粹占領奧地利幾個月後，原先反對把診斷應用於兒童的亞斯伯格，提議將自閉症視為精神疾病。追隨著他在納粹兒童精神醫學領域的資深同事，亞斯伯格年復一年地強化診斷標準，並逐步識別出他認為缺乏社會精神的那群兒童，從而發展出自閉症的概念，並作為納粹主義在心理學方面的對立項。

　　從整體上看，亞斯伯格、自閉症和維也納的完整歷史暴露出個性科學（the science of selfhood）的悲劇性軌跡。在西格蒙德・佛洛伊德那些著名的精神分析學家和精神科醫生的世代之後出生的下一個世代的兒童，遭受歷史上最嚴重的監視、管制和迫害。兩次世界大戰期間，維也納的社會工作者創造了一個著名的福利制度，最終卻毀滅了這個制度所要照顧的兒童。維也納精神醫學和福利制度的陰暗成分浮出了檯面，結果到了第三帝國，新的標準創造出一個診斷政權，它需要更大量的侵入性檢測去對更大量的缺陷進行判定。這是一種自我實現預言（self-fulfilling prophecy）*，對於有些孩子來說，它帶來的結果是密集矯正——而對於其他孩子來說，則是滅絕。

　　哲學家伊恩・哈金曾探討過診斷是如何達到「以類造人」（making up people）的效果。[22] 診斷定義的生成來自醫生、病人和社會力量之間的積累互動，並且在一個持續的反饋迴路中，隨著時間的推移而改變。多重的因素塑造了我們目前對待自閉症的方式，比如研究經費、身心障礙立法、公共服務、學校政策、家長的積極行動、意識的提升、非營利組織和媒體宣傳。接下來，診斷的術語會影響被診斷者的感知；例如，當一位孩童的舉止被診斷為自閉症，經由診斷的目光他可能會被解讀為某種與生俱來的自閉，從而掩蓋了這名孩童作為個體的獨特性。有研究表明，基於一套假設來對待孩童會影響該孩童的行為。不久之後，該名孩童的行為演變會牽動診斷觀念的演變，進而又影響孩童的行為，依此類推。

　　在最極端的意義上，第三帝國是在「以類造人」。在納粹德國這個縝密的診斷政權中，兒童精神科醫生的診斷大多是基於對**民族**的意識形態關切，而不是根據他們眼前兒童的實際特質。與納粹國家的整體情況一樣，納粹精神醫學是藉由否定人性來重塑人性的一種策略。毫不誇張地說，納粹兒童精神醫學有能力毀滅人類。

　　大屠殺的研究已經剖析了社會死亡（social death）如何先於個人的肉體死亡，也追溯了針對猶太人的泛類化（generalization）、排斥和去人化（dehumanization）的不斷蔓延，致使大屠殺成為可能。[23] 兒童安樂死也包含類似的進程。納粹精神醫學抹殺了成千上萬兒童的個體性，宣判他們無法矯治，把他們從親朋好友身邊帶走，並隔離在噩夢

---

*　由美國社會學者羅伯特・莫頓（Robert Merton）於1948年提出的概念。「自我實現預言」剛開始只是對情境的一種虛假預設，後續卻引發了符合此預設的行為，導致虛假觀念真的實現。

般的機構裡，而這些機構為他們的生物性死亡（biological death）鋪平了道路。

亞斯伯格的故事和他的診斷指出了帝國政策和個人行為背後的彈性和即興的性質。亞斯伯格的生活和工作引導著他那個時代的歷史軌跡，同時一點一滴地融入時代的價值觀和壓力。然而，儘管亞斯伯格對自閉精神醫學的定義流動多變，但他在1944年那一段最後的描述卻產生了持久的影響。他的話流傳至今，塑造了數百萬人的生命和自我形象。

亞斯伯格的研究工作如何與現在銜接起來是一個懸而未決的問題。這本書並沒有明確的答案，而是讓人們了解歷史事實和各種觀點，為現今關於自閉症的討論提供更廣闊的背景脈絡。

為什麼亞斯伯格對自閉症的觀念在九〇年代中期開始流行？一個以順從和社會精神等納粹理想為依歸的診斷，何以引起20世紀末的個人主義社會的共鳴？姑且不論自閉症診斷率上升背後可能的醫學因素（這是本書沒有探討的課題），九〇年代似乎催生了它自身的診斷政權，在此一政權下兒童受到越來越多的嚴格檢視造就更多的缺陷標籤。[24] 在親職文化、心智健康護理和學校諮詢方面，壓力的加劇導致了兒童發展朝向更高的標準。青少年無法達到預先設定的發展階段進程，助長了精神疾病診斷的增長，最明顯的是注意力不足過動症和注意力缺失症（attention deficit disorder，簡稱ADD）——它們導致一整個世代的兒童是在服用利他能（Ritalin）和其他精神藥物的情況下長大。兒童精神醫學的擴展還體現在「自閉症頻譜」的觀念上，障礙程度比較輕的兒童也涵蓋在內。

對於亞斯伯格和他同時代的人來說，當今的自閉症觀念來自於對融入一個完美主義和快速變化的世界的焦慮。自閉症頻譜放寬了兒童能夠存在於社會的範圍。一方面，自閉症青少年可能會面臨終生的嚴重身心障礙和孤立處境，另一方面，他們有可能適應環境，並被認為擁有更優異的能力。隨著科技在我們日常生活中的普及，自閉症的適用範圍不僅對害怕疏離和無能力適應虎視眈眈，它也覬覦著這個新時代擁有天賦技能的對象，像是天才型工程師、科學家和程式設計師。我們的時代投射出一個分叉的雙維度頻譜，延續了亞斯伯格對於能予以融合與無法融合者之間的區別方式。自閉症的診斷仍意味著問題的存在，亦即亞斯伯格症或「高功能自閉症」暗示了他們是能夠被收編、有創造力，甚至是更優秀的一群人。不斷擴展的頻譜概念觸及到我們對孩子和社會最大的希望和恐懼。

247

亞斯伯格在其他方面研究的影響力仍持續至今。自閉症這個觀念還是以男孩為主要對象。誠如亞斯伯格宣稱自閉症是「男性智力」和「男性性格」的「極端變體」，男孩和女孩被診斷為自閉症的比例幾乎是五比一，甚至還有一種關於自閉症的「極端男性腦理論」（extreme male brain theory）*。[25] 在處遇方面，亞斯伯格的診所運用的一種強化認知和關係導向的取向，這是當今治療的核心。它強調社交情感的重要性以及兒童的轉變潛力。以不同的感受、思考以及與世界的互動來激發青少年，這樣的目標是診斷的共同願景的核心。有些人提到兒童的「治癒」或「恢復」。對於徹底蛻變的期待通常不會出現在其他的兒

---

* 英國心理學家西蒙・巴龍科恩（Simon Baron-Cohen）於2003年提出的理論，他以「同理－系統化理論」（Empathizing-Systemizing Theory）為基礎，認為自閉症盛行率的性別差異來自於女性大腦傾向於同理，男性則傾向於系統化，因此男性在科學、技術、工程、數學的學科表現較為優異。男女大腦功能的本質差異使得男性自閉症特質比女性自閉症來得顯著。

童診斷中,譬如智力障礙。隨著自閉症診斷率的上升,智力障礙的診斷率則在下降。2015年的一項研究表明,從2000年到2010年,自閉症有百分之六十四的增長率,這可能是由於診斷的重新分類所造成的。[26] 診斷替代(diagnostic substitution)的現象帶來令人愉快的結果,因為對許多人來說,**自閉症**這個觀念隱含著改進的冀盼,並且意味著能控制心智的潛在力量。

最重要的是,自閉症通常是一種針對行為而不是潛在生理狀況的診斷。事實上,科學研究越來越認識到自閉症是異質性的:即便自閉症兒童有共同的特質,但他們可能有不同的生物學原因。研究人員表示,自閉症可能包括許多不同的生理狀況,有朝一日將被拆分成不同的診斷。目前為止,**自閉症**是一種廣泛的綜合診斷。

從19世紀到20世紀早期有一個包羅萬象的術語,它把各種不同的生理狀況──從癲癇、焦慮、思覺失調到梅毒──集結在一起,那就是女性歇斯底里。歇斯底里症具有廣泛的推測性症狀表現的頻譜。

248 但當時的醫療機構認為,被診斷為歇斯底里症的女性都有一個共同點,那就是她們無法控制自己的情緒。女性在公共生活中扮演著鮮明角色的年代,歇斯底里女性的形象引起了公眾的注意。[27]

就像歇斯底里症一樣,被診斷為自閉症的個體在彼此之間幾乎沒有相似之處。圍繞自閉症的公開論辯是針對性別、文化、世代和社會等規範進行檢視,因為它們正在經歷深刻的變化。歇斯底里症被視為過度情緒化女性的一項診斷,自閉症則被視為情感過低男孩的診斷。雖然被歸類為這種病狀的兒童可能會有非常不同的障礙形式,但媒體往往刻板化了他們的形象。就像被診斷為歇斯底里症的女性一樣,被診斷為自閉症的男孩通常被描繪成與社會脫節的人,而這些孤獨的角色形象主要來自困在自身腦袋裡的白人中產階級。通俗的形象往往掩蓋了標籤背後人的多樣性。

　　歇斯底里症和自閉症標籤的異質性顯示了對一個人的心智進行分類的挑戰。在發展界定他人的診斷方式上，社會發揮了一定的作用。特定的個人和專業人士可能對這些病症加以命名，但它們不是簡單地就能套用在我們身上。我們自己接受了它們，維繫了它們，並參與對它們的創造。當我們援用自閉症的標籤時，應該對它的起源和含義有充分的認識。

　　社會對種族、宗教、性別、性向和國籍等議題上的細微差別變得越來越敏感。隨著對神經多樣性認識的增長，我們可能開始理解到從多樣特質歸納出單一整體標籤的危險性，因為標籤影響了個體的處遇，而處遇方式又影響了他們的生命。亞斯伯格和自閉症的歷史應該要強調針對每位兒童的心智要給予尊重與審慎對待的倫理態度——即把社會塑造診斷的過程揭露出來。

註釋

1　由於本書的主題關注為自閉症，這些說明並未呈現亞斯伯格於戰後寫就的各式主題文章。

2　Asperger, *Heilpädagogik*, 1952, 1956, 1961, 1965, and 1968. 此頁數引自1968年的版本。

3　Asperger, Hans. "Zur die Differentialdiagnose des kindlichen Autismus." *Acta Paedopsychiatrica* 35 no. 4 (1968): 136-145; "Formen des Autismus bei Kindern." *Deutsches Ärzteblatt* 71 no. 14 (1974): 1010-1012; "Frühkindlicher Autismus"; Probleme des kindlichen Autismus; "Problems of Infantile Autism," 48. Arranged posthumously by Franz Wurst: Asperger, "Kindlicher Autismus, Typ Asperger," 293-301, and "Kindlicher Autismus, Typ Kanner," 286-292, both in *Psychotherapie und Heilpädagogik bei Kindern*, edited by Hans Asperger and Franz Wurst, 293-301. Munich: Urban & Schwarzenberg, 1982.

4　Asperger, *Probleme des kindlichen Autismus*, 2. 在一些戰後的出版物中，亞斯伯格的確將「自閉」當作形容詞來用，並作為一種系列的屬性，而非一種精神異常，參見 "Heimweh des Erlebnis des Verlassenseins bei autistischen Kinder." In *Psychologie et traitement pédagogique du sentiment d'abandon*, 17-22. Leuven: Société internationale de l'orthopédagogie, 1962, 122; "Konstitution, Individualität," 3; "Die Psychopathologie"; "Seelische Abwegigkeiten als Ursachen der Jugendverwahrlosung." In *Die Jugendverwahrlosung und ihre Bekämpfung*, edited by Friedrich Schneider, 21-36. Salzburg: Otto Müller, 1950.

5　Asperger, "Heimweh," 18.

6　亞斯伯格確實援引了靈覺的「胸腺體質療法」（thymotropic therapy），這是漢伯格關於以同理心對待孩子的想法；但他沒有在參考文獻中引用漢伯格。e.g., "Suggestivtherapie." In *Psychotherapie und Heilpädagogik bei Kindern*, edited by Hans Asperger and Franz Wurst, 74-79. Munich: Urban & Schwarzenberg, 1982.

7　重複的段落為亞斯伯格自己的翻譯，Asperger, "Problems of Infantile Autism," 48; also: Asperger, "Formen des Autismus," 1010; *Probleme des kindlichen Autismus*, 6.

8　Asperger, "Kindlicher Autismus," 287; Asperger, "Formen des Autismus," 1010.

9　e.g., Asperger, "Problems of Infantile Autism," 50-51, *Probleme des kindlichen Autismus*, 10, "Kindlicher Autismus," 286-292.

10　e.g., Asperger, "Formen des Autismus," 1012.

11　Asperger, Hans. "Typische kindliche Fehlentwicklungen in der Stadt und auf dem Lande." In *Das Landkind heute und morgen: Gegenwartsfragen der Landjugend*, edited by Franz Wurst, 85-94. Vienna: Österreichischer Bundesverlag, 1963, 86, 89.

12　Asperger, *Heilpädagogik*, 199. Also: Asperger, "Kindlicher Autismus," 298.

13　van Krevelen, Dirk Arn. "Early Infantile Autism and Autistic Psychopathy." *Journal of Autism and Childhood Schizophrenia* 1.1 (1971): 82-86.

14　Wing, Lorna. "Reflections on Opening Pandora's Box." *Journal of Autism and Developmental Disorders* 35 no. 2 (2005): 197-203; 198; Asperger, "Problems of Infantile Autism," 48. Asperger and Kanner's definitions: Eyal, Gil, et al. *The Autism Matrix: The Social Origins of the Autism Epidemic*. Cambridge, UK: Polity, 2010, 214-221.

15　Wing, Lorna. "Asperger's Syndrome: A Clinical Account." *Psychological Medicine* 11.1 (1981): 115-129; "Reflections."

16　Wing, "Asperger's Syndrome," 115. Eghigian, "Drifting," 296-300.

17　Frith, ed., *Autism and Asperger Syndrome*.

18　Vajda, F. J. E., S. M. Davis, and E. Byrne. "Names of Infamy: Tainted Eponyms." *Journal of Clinical Neuroscience* 22 no. 4 (2015): 642-644. e.g., Reiter syndrome, Wegener's granulomatosis, Van Bogaert-Scherer-Epstein Syndrome, Cauchois-Eppinger-Frugoni syndrome, Hallervorden-Spatz disease, Seitlberger disease, the "Clara cell," and the Spatz-

Stiefler reaction. The ethics of eponymous diagnoses and the Third Reich: Strous, Rael. D., and Morris C. Edelman. "Eponyms and the Nazi Era: Time to Remember and Time for Change." *Israel Medical Association Journal* 9 no. 3 (2007): 207-214.

19 American Psychiatric Association, DSM-5, "Autism Spectrum Disorder," 299.00 (F 84.0).

20 Quoted: Feinstein, *History*, 204.

21 World Health Organization, ICD-10, "Asperger's Syndrome," Diagnosis code 84.5.

22 Hacking, Ian. "Kinds of People: Moving Targets." British Academy Lecture. London, 11 April 2006; Sontag, Susan. *Illness as Metaphor*. New York: Farrar, Straus and Giroux, 1978.

23 Term: Kaplan, Marion A. *Between Dignity and Despair: Jewish Life in Nazi Germany*. New York: Oxford UP, 1998.

24 Social influences on the autism diagnosis: Nadesan, Majia Holmer. *Constructing Autism: Unravelling the "Truth" and Understanding the Social*. London: Routledge, 2013; Hacking, Ian. *The Social Construction of What?* Cambridge, MA: Harvard UP, 1999.

25 Asperger, " 'Psychopathen,' " 129, 130 (84, 85); Baron-Cohen, Simon. "The Extreme Male Brain Theory of Autism." *Trends in Cognitive Sciences* 6 no. 6 (2002): 248-254.

26 十五歲的年齡則高達百分之九十七。Polyak, Andrew, Richard M. Kubina, and Santhosh Girirajan. "Comorbidity of Intellectual Disability Confounds Ascertainment of Autism: Implications for Genetic Diagnosis." *American Journal of Medical Genetics, Part B: Neuropsychiatric Genetics* (2015): Part B 9999, 1-9; 3. Eyal et al. *Autism Matrix*, 46-58.

27 Gilman, Sander. *Hysteria beyond Freud*. Berkeley: UP California, 1993; Goldstein, Jan E. *Console and Classify: The French Psychiatric Profession in the Nineteenth Century*. Chicago: UP Chicago, 2002; Arnaud, Sabine. *On Hysteria: The Invention of a Medical Category between 1670 and 1820*. Chicago: University of Chicago Press, 2015.

致謝

感謝這些年來支持我完成這本書的許多人。

瑪格莉特・拉維尼亞・安德森（Margaret Lavinia Anderson）、約翰・康納利（John Connelly）、羅伯特・莫勒（Robert Moeller），還有詹姆斯・希恩（James Sheehan）鼓勵我去探尋一個起初看起來不太可能完成的主題。當我在維也納著手我的研究時，凱薩琳・希普勒（Kathrin Hippler）、羅珊・蘇斯克（Roxanne Sousek）、赫維格・柴克（Herwig Czech）、卡佳・蓋格（Katja Geiger）、湯瑪斯・邁爾（Thomas Mayer）和卡羅拉・薩克斯（Carola Sachse）慷慨地為我引介維也納精神醫學界。感謝奧地利國家檔案館（Austrian State Archives）的伯托・康拉斯（Berthold Konrath）和魯道夫・傑拉貝克（Rudolf Jerabek），維也納城市和地區檔案館（Vienna City and Regional Archives）的安德魯・席蒙（Andrew Simon）和蘇珊娜・弗里茲－魯布薩門（Susanne Fritsch-Rubsamen）以及維也納大學檔案館（University of Vienna Archives）的托瑪斯・梅索（Thomas Maisel）提供研究援助。我還要感謝史丹佛圖書館的凱薩琳・史密斯（Kathleen M. Smith），以及瑪莉・路易士・穆尼爾（Mary Louise Munill），他們設法找到了我原以為不存在的資料來源。

這本書從學術交流中獲益匪淺。史丹佛大學的一項人文獎助促進了與多個學科的同事進行為期一年的對話。在澤菲爾・法蘭克（Zephyr Frank）、傑森・赫普勒（Jason Heppler）和麥特・布萊恩（Matt Bryant）

所主持的史丹佛大學空間歷史計畫（Stanford's Spatial History Project）的研究工作，使我和米雪兒・康恩（Michelle Kahn）能夠了解數位研究取向。這本書也在很大程度上歸功於參與了研究報告的教師和學生，特別是芝加哥大學的塔拉・薩拉（Tara Zahra）、邁克・蓋耶（Michael Geyer）、艾利奧諾・吉爾伯德（Eleonor Gilburd）和斯蒂芬・哈斯韋爾・陶德（Stephen Haswell Todd）；明尼蘇達大學的蓋瑞・柯恩（Gary Cohen）、霍華德・盧森（Howard Louthan）、丹尼爾・平克頓（Daniel Pinkerton）；埃莫里暨亞特蘭大科學節（Emory and the Atlanta Science Festival）的阿斯特麗德・埃克特（Astrid Eckert）和桑德勒・吉爾曼（Sander Gilman），以及馬庫斯自閉症中心（Marcus Autism Center）的阿米・克林（Ami Klin）；加州大學柏克萊分校德國歷史研究組的詹妮弗・艾倫（Jennifer Allen）和斯蒂芬－路德維希・霍夫曼（Stefan-Ludwig Hoffmann），以及加州大學柏克萊分校德國和歐洲研究中心的和諾瑪・費爾德曼（Norma Feldman）和貝芙麗・凱・克勞福德（Beverly Kay Crawford）。

感謝同事們對手稿提出了廣泛的建議：詹姆斯・T・坎貝爾（James T. Campbell）、蓋瑞・柯恩、桑德勒・吉爾曼、詹姆斯・哈里斯（James C. Harris）、大衛・哈洛維（David Holloway）、諾曼・內馬克（Norman Naimark）、羅伯特・普羅克托（Robert Proctor）和李察・羅伯特斯（Richard Roberts）。J・P・多爾頓（J. P. Daughton）協助閱讀並腦力激盪出許多篇草稿。格雷格・埃希安（Greg Eghigian）、艾蜜莉・班威爾（Emily Banwell）和娜妲莎・邁爾（Nastassja Myer）為這項計畫提供了物質上的協助。代理商唐・費爾（Don Fehr）在這本書的出版過程中發揮了重要作用，編輯艾蓮・梅森（Alane Mason）對該書進行了關鍵啟發性的修訂。我特別感謝密切的學術對話者安妮・萊斯特（Anne Lester）、艾倫‧米哈伊爾（Alan Mikhail）、塔拉‧薩拉和麗莎茲‧威克（Lisa Zwicker）。我感謝與我的研究生伊恩‧畢考克（Ian Beacock）、米雪兒‧張（Michelle Chang）、本傑明‧海因（Benjamin Hein）、山繆爾‧胡奈克（Samuel Huneke）和米雪兒‧康恩進行的熱烈而寶貴的討論。

　　我曾希望我已故的父親羅伯特‧雷普羅格（Robert Replogle）能看到這本書的出版。身為一名醫生，他堅信著使命。我要感謝派翠夏（Patricia）和艾倫‧薛弗（Alan Sheffer）一直以來的承諾和建議——還有我的母親卡羅‧雷普羅格（Carol Replogle），她以多種方式與我一起參與這份手稿，用愛和智慧的話語閱讀每一份草稿。我很珍視丈夫史考特（Scott）無條件的支持和洞見，以及女兒愛麗絲（Alice）的熱忱。我寫作時，她坐在我身邊，我試著為她稱之為令人感到非常沉悶的話題增添希望。

　　我深愛的兒子艾瑞克（Eric），我想要我把這本書獻給他；我很樂意這麼做。艾瑞克在七個月大的時候被診斷為自閉症。多年來，他與巨大的困難奮戰多年，表現出比我在其他人身上看到的更強烈的進取心和韌性。十三歲的艾瑞克對自閉症的觀念很反感。當然，儘管有許多人認同這種診斷，艾瑞克還是想透過這本書表達自己的心聲：

251

> 自閉症不是真實的；我們本身都有課題。然而，有些人比其他人更引人注目。自閉症不是一種障礙或診斷，它是對特定個人的一種刻板印象。有自閉症的人們應該像任何一個人一樣被看待，因為如果他們不被如此對待，他們就會更缺少社交。所有孩子無論自閉與否，他們的父母都應從孩子的視角去思考，並從孩子的視角來協助他們。
>
> 　　四年級的時候，我看到自閉症在卡通裡的表現是一名孩童正

在和玩具火車玩耍，我想，**這有點像我**，因為我留意到像是缺乏眼神交流以及缺乏社交行為等症狀。這讓我感到被羞辱，我想要終止自閉症的標籤。

因為這是一本關於分類行為的書，艾瑞克的話意味著標籤對那些被標籤的人產生的影響。無論其他人是否認同艾瑞克的觀點，我們都同意，標籤有很大的權力，其歷史和後果遠遠超出標籤所標示的個人。

縮寫

維也納市暨地方檔案館（Wiener Stadt- und Landesarchiv）

1.3.2.202.A5 Personalakten 1. Reihe / Asperger. WStLA 1.3.2.202.A5 P: A

1.3.2.202.A5 Personalakten 1. Reihe / Franz Hamburger. WStLA 1.3.2.202.A5 P: H

1.3.2.209.1.A47 prov-Kinderklinik; Heilpadagogische Station: Krankengeschichten, Christine Berka. WStLA 1.3.2.209.1.A47 HP: CB

1.3.2.209.1.A47 prov-Kinderklinik; Heilpadagogische Station: Krankengeschichten, Elfriede Grohmann. WStLA 1.3.2.209.1.A47 HP: EG

1.3.2.209.1.A47. B.H.2-B.J.A.2/L. prov-Kinderklinik; Heilpadagogische Station: Krankengeschichten, Margarete Schaffer. WStLA 1.3.2.209.1.A47 HP: MS

3.13.A1-A. Biographical File, Hans Asperger. WStLA 3.13.A1-A: A

奧地利國家檔案館（Osterreichischen Staatsarchiv）

(AdR) K 10/02. Bundesministerium für Unterricht/Personalakten, Prof. Dr. Hans Asperger, vols. D, I & II. OStA (AdR) K 10/02 BfU: A (AdR 02) Zl36.055. Gauakt—Asperger. OStA (AdR 02) Zl36.055. G: A

維也納大學檔案館（Archiv der Universitat Wien）

MED PA 17 Personnel file, Dean of the Medical Faculty

精選期刊

《美國矯正精神醫學期刊》*American Journal of Orthopsychiatry, AJO*

《小兒科學檔案》*Archiv für Kinderheilkunde, AfK*

《艾爾巴爾策特》*Der Erbarzt, DE*

《神經醫學家》*Der Nervenarzt, DN*

《德國特殊學校》*Die deutsche Sonderschule, dS*

《教育與教學》*Erziehung und Unterricht, EU*

《特殊教育》*Heilpädagogik, HP*

《特殊教育學校暨家長日報》*Heilpädagogische Schul- und Elternzeitung, HS-E*

《國際護士理事會》*International Council of Nurses, ICN*

《兒童神經醫學期刊》*Journal of Child Neurology, JCN*

《小兒科學期刊》*Journal of Pediatrics, JP*

《小兒科實踐》*Kinderarztliche Praxis, KP*

《臨床週刊》*Klinische Wochenschrift, KW*

《醫學臨床》*Medizinische Klinik, MK*

《小兒科月刊》*Monatsschrift für Kinderheilkunde, MfK*

《精神醫學及神經醫學月刊》*Monatsschrift für Psychiatrie und Neurologie, MfPN*

《慕尼黑醫學週刊》*Münchner Medizinische Wochenschrift, MMW*

《奧地利小兒科暨兒童福利雜誌》*Österreichische Zeitschrift für Kinderheilkunde und Kinderfürsorge, OZfKK*

《兒童心理學與兒童精神醫學的實踐》*Praxis der Kinderpsychologie und Kinderpsychiatrie, PdKK*

《精神醫學暨神經學週刊》*Psychiatrisch-Neurologische Wochenschrift, P-NW*

《維也納內科醫學檔案》*Wiener Archiv für Innere Medizin, WAfIM*

《維也納臨床週刊》*Wiener klinische Wochenschrift, WkW*

《維也納醫學週刊》*Wiener Medizinische Wochenschrift, WMW*

《神經醫學與精神醫學綜合雜誌》*Zeitschrift für die gesamte Neurologie und Psychiatrie, ZfNP*

《特殊教育雜誌》*Zeitschrift für Heilpädagogik, ZfH*

《兒童福利雜誌》*Zeitschrift für Kinderfürsorge, ZfK*

《兒童精神醫學雜誌》*Zeitschrift für Kinderpsychiatrie, ZfKp*

《兒童保護暨家庭與職業救濟雜誌》*Zeitschrift für Kinderschutz und Familien- und Berufsfürsorge, ZfKFB*

《兒童暨青少年福利雜誌》*Zeitschrift für Kinderschutz und Jugendfursorge, ZfKJ*

《教育雜誌》*Zeitschrift für Pädagogik, ZfP*

圖片來源

圖1　（頁55，原文頁34）：維也納大學兒童醫院，維也納。ANL/Vienna, no. 12849041.

圖2　（頁56，原文頁35）：大學兒童醫院，維也納：兒童在屋頂花園的躺椅和柳編床上，1921年。Wellcome Library no. 28603i.

圖3　（頁58，原文頁36）：大學兒童醫院，維也納：遊戲區，1921年。Wellcome Library no. 28455i.

圖4　（頁105，原文頁71）：希特勒青年團，在沃姆斯，1933年。BArch, Bild 133-151/Unknown/CC-BY-SA 3.0.

圖5　（頁112，原文頁75）：公民投票的宣傳。 ANL/Vienna, no. 1072942.

圖6　（頁115，原文頁78）：愛德華・佩爾科普夫院長在維也納大學醫學院的演說，1938年4月26日。ANL/Vienna, no. 12851777.

圖7　（頁134，原文頁88）：赫里勃・戈爾在兒童醫院的健檢車內。Republished with permission of Springer Science and Bus Media B V, from Wiener Klinische Wochenschrift, vol. 35, images on pp. 704 and 705. Niederdonau, January 1, 1940; permission conveyed through Copyright Clearance Center, Inc.

圖8　（頁135，原文頁89）：司機、護士與兒童。（Erfahrungen mit dem ersten Gesundheitswagenim Kreise Zwettl）。Republished with permission of Springer Science and Bus Media B V, from Wiener Klinische Wochenschrift, vol. 35, images on pp. 704 and 705. Niederdonau, January 1, 1940; permission conveyed through Copyright Clearance Center, Inc.

圖9　（頁154，原文頁102）：斯坦霍夫的鳥瞰圖。ETH-Bibliothek Zürich, Bildarchiv/Stiftung Luftbild Schweiz/Fotograf: Mittelholzer, Walter/LBS_MH02-14-0017/Public Domain Mark.

圖10　（頁163，原文頁111）：希特勒青年團露營，在沃姆斯，1933年。BArch, Bild 133-043/CC-BY-SA 3.0.

圖11　（頁207，原文頁146）：薛柏於1941年在斯皮格朗德。WStLA, Wiener Stadtische Nervenklinik fur Kinder, A2: Schreiber Herta, born September 1, 1938.

圖12 （頁216，原文頁149）：亞斯伯格診所內的手寫紀錄表示，克莉絲汀缺乏社會感受、「缺乏靈覺」。WStLA, M.Abt.209.1, Allgemeines Krankenhaus, A47, Kinderklinik; Heilpadagogische Station: Krankengeschichten: Christine Berka.

圖13 （頁235，原文頁167）：瑪格麗特於1944年4月19日在亞斯伯格的診所繪製。WStLA, M.Abt. 209.1, Allgemeines Krankenhaus, A 47, Kinderklinik; HeilpadagogischeStation: Krankengeschichten: Margarete Schaffer.

圖14 （頁312，原文頁226）：斯皮格朗德的醫生們接受審判。"Die Kindermorder vom Steinhof auf demAnklagebank." Neues Osterreich, July 16, 1945, vol. 2, no. 163, p. 1. ANNO/Austrian National Library.

圖15 （頁314，原文頁228）：漢斯・亞斯伯格的肖像（1906-1980），1956年。ANL/Vienna, no. 8081531-Pf27300:C (1).

索引

（索引頁碼為英文版頁碼，英文版全書頁碼依序見於本書內文頁面的對應位置兩側）

國立交通大學文化研究國際中心出版系列

「亞洲現代性與批判思想」系列

《革命－後革命：中國崛起的歷史、思想、文化省思》賀照田／著，交通大學出版社

《思想的分斷：陳映真與朴玄埰》延光錫 연광석／著，台灣社會研究雜誌社

《鑑往知來：中國與全球歷史變遷的模式與社會理論》王國斌 R. Bin Wong／著，李立凡／譯，交通大學出版社

《農民工與新工人：當代中國階級問題研究》潘毅、孟捷／主編，潘毅、沈原、孟捷、李怡樂、任焰、盧暉臨、郭于華、黃斌歡、黃宗智、鄭廣懷、張慧鵬、許怡、佟新、何明潔、張銜、汪建華、邱林川／著，交通大學出版社

《文革的政治與困境：陳伯達與「造反」的時代》白承旭 백승욱／著，延光錫 연광석／譯，胡清雅／校對，交通大學出版社

《歷史的記憶與日常：資本主義與東亞批判研究——哈若圖寧選集》哈若圖寧 Harry Harootunian／著，劉紀蕙、陳春燕／主編，王梅春、王琬葶、周俊男、陳春燕、陳莉萍、謝樹寬／譯，交通大學出版社

「生命政治」系列

《亞斯伯格的孩子們：自閉症在納粹維也納的起源》伊迪絲·薛弗 Edith Sheffer／著，吳哲良、黃明慧／譯，交通大學出版社

《求生意志：愛滋治療與存活政治》João Biehl／著，陳秋山、李佳霖、曹寶文／譯，林淑芬、陳秋山／審訂，交通大學出版社

「批判理論翻譯叢書」系列

《錯開的交會：傅柯與中國》布洛薩 Alain Brossat／著，謝承叡、郭亮廷、羅惠珍、湯明潔、林士鈞／譯，羅惠珍／校閱，交通大學出版社

《波灣戰爭不曾發生》尚·布希亞 Jean Baudrillard／著，邱德亮、黃建宏／譯，朱元鴻／校閱，麥田出版社

《欺矇的戰略》保羅·維希留 Paul Virilio／著，陳惠敏、蕭旭智／譯，邱德亮／

校閱，麥田出版社

《恐怖主義的精靈》尚·布希亞 Jean Baudrillard ／著，邱德亮、黃建宏／譯，朱
　　元鴻／校閱，麥田出版社

《歡迎光臨真實荒漠》斯拉維·紀傑 Slavoj Žižek ／著，王文姿／譯，林淑芬／
　　校閱，麥田出版社

《例外狀態》阿岡本 Giorgio Agamben ／著，薛熙平／譯，林淑芬／校閱，麥田
　　出版社

《岐義：政治與哲學》賈克·洪席耶 Jacques Rancière ／著，劉紀蕙、林淑芬、陳
　　克倫、薛熙平／譯，洪世謙／法文審訂，麥田出版社

《傅柯：危險哲學家》Alain Brossat ／著，羅惠珍／譯，朱元鴻、楊成瀚、蕭旭
　　智、陳惠敏／校訂，麥田出版社

《歷史之名》賈克·洪席耶 Jacques Rancière ／著，魏德驥、楊淳嫻／譯，麥田出
　　版社

「台灣研究」系列

《從科學月刊、保釣到左翼運動：林孝信的實踐之路》王智明／主編，聯經出版
　　公司

《日治時期台灣現代文學辭典》柳書琴／主編，陳萬益／總顧問，聯經出版公司

《回望現實·凝視人間：鄉土文學論戰四十年選集（修訂版）》，王智明、林麗
　　雲、徐秀慧、任佑卿／編，聯合文學出版社

《階級攸關：國族論述、性別政治與資本主義的文學再現》謝世宗／著，群學出
　　版社

《砂糖之島：日治初期的臺灣糖業史1895-1911》黃紹恆／著，交通大學出版社

「左翼文學書寫政治」系列

《蝸牛在荊棘上：路翎及其作品研究》宋玉雯／著，交通大學出版社

國家圖書館出版品預行編目（CIP）資料

亞斯伯格的孩子們：自閉症在納粹維也納的起源／伊迪
絲・薛弗(Edith Sheffer)作. -- 初版. -- 新竹市：交大出版
社，民109.01
376 面；14.8×21 公分. -- (生命政治系列)
譯自：Asperger's children: the origins of autism in Nazi Vienna
ISBN 978-957-8614-35-2（平裝）

1.亞斯伯格症 2.自閉症 3.兒童精神醫學 4.歷史

415.988   108020114

「生命政治」系列

亞斯伯格的孩子們：自閉症在納粹維也納的起源

Asperger's Children: The Origins of Autism in Nazi Vienna

策　　畫：國立交通大學文化研究國際中心
總 主 編：劉紀蕙
作　　者：伊迪絲・薛弗（Edith Sheffer）
翻　　譯：吳哲良、黃明慧
執行編輯：郭佳
行政編輯：蘇淑芬
文字編輯：呂怡婷
美術設計：黃瑪琍
內頁排版：顏麟驊

出 版 者：國立交通大學出版社
發 行 人：陳信宏
社　　長：盧鴻興
執 行 長：陳永昇
執行主編：程惠芳
編　　輯：陳建安
行銷專員：劉柏廷

地　　址：新竹市大學路1001號
讀者服務：03-5131542
　　　　　週一至週五上午 8:30 至下午 5:00
傳　　真：03-5731764
網　　址：http://press.nctu.edu.tw
e - m a i l：press@nctu.edu.tw

製版印刷：中原造像股份有限公司
出版日期：109年1月初版一刷
定　　價：430元
I S B N：978-957-8614-35-2
G P N：1010900007

著作權所有　侵權必究

Copyright © 2018 by Edith Sheffer. Published by
agreement with Trident Media Group, LLC, through The
Grayhawk Agency.

展售門市查詢
交通大學出版社
http://press.nctu.edu.tw
三民書局
臺北市重慶南路一段 61 號
網址：http://www.sanmin.com.tw
電話：02-23617511

或洽政府出版品集中展售門市
國家書店
臺北市松江路 209 號 1 樓
網址：http://www.govbooks.com.tw
電話：02-25180207
五南文化廣場臺中總店
臺中市中山路 6 號
網址：http://www.wunanbooks.com.tw
電話：04-22260330

教育部高教深耕計畫特色領域研究中心
國立交通大學文化研究國際中心　資助